Christian Vogelberg, Albrecht Bufe (Hrsg.)

Pädiatrische Allergologie

Christian Vogelberg, Albrecht Bufe (Hrsg.)

Pädiatrische Allergologie

DE GRUYTER

Herausgeber

Prof. Dr. med. Christian Vogelberg
Universitätsklinikum Carl Gustav Carus
Klinik u. Poliklinik f. Kinder- u. Jugendmedizin
Fetscherstr. 74
01307 Dresden
christian.vogelberg@uniklinikum-dresden.de

Prof. Dr. med. Albrecht Bufe
Henkenbergstraße 24
44797 Bochum
bufealb@gmail.com

ISBN: 978-3-11-064388-6
e-ISBN (PDF): 978-3-11-064402-9
e-ISBN (EPUB): 978-3-11-064413-5

Library of Congress Control Number: 2020945450

Bibliografische Information der Deutschen Nationalbibliothek
Die Deutsche Nationalbibliothek verzeichnet diese Publikation in der Deutschen Nationalbibliographie; detaillierte bibliografische Daten sind im Internet über http://dnb.d-nb.de abrufbar.

© 2021 Walter de Gruyter GmbH, Berlin/Boston
Einbandabbildung: Prof. Dr. med. Christian Vogelberg, Dresden
Satz/Datenkonvertierung: L42 AG, Berlin
Druck und Bindung: CPI books GmbH, Leck

www.degruyter.com

Vorwort

Die Inzidenz allergischer Erkrankungen hat in den letzten Jahrzehnten kontinuierlich zugenommen, so dass inzwischen vielerorts sogar von einer Volkskrankheit Allergie gesprochen wird. Vor allem Kinder sind in einem besonderen Maße und auch in einem zunehmend jüngeren Alter von allergischen Erkrankungen betroffen. Die Allergologie als medizinische, fachübergreifende Spezialisierung wiederum hat in den vergangenen Jahren eine Reihe von bedeutenden Fortschritten in den diagnostischen wie auch therapeutischen Möglichkeiten durchlebt. Dadurch ist inzwischen nicht nur das Verständnis, warum und wie allergische Erkrankungen entstehen, gewachsen. Vielmehr existiert längst die Möglichkeit einer sehr zielgerichteten und differenzierten Diagnostik, sowie, zumindest bei den meisten allergischen Erkrankungen, einer zielgerichteten Therapie.

Mit dem vorliegenden Buch möchten die Herausgeber vor allem angehenden Fachärztinnen und Fachärzten sowie solchen, die eine Weiterbildung in der Allergologie anstreben, aber auch Interessierten eine solide, aber kurzweilig und aufs Wesentliche konzentrierte Quelle des Verstehens der Allergologie zur Verfügung stellen. Alle Autorinnen und Autoren sind langjährig in der Versorgung allergisch kranker Kinder und Jugendlicher tätig und können dementsprechend auf einen breiten Erfahrungsschatz und Kenntnisstand im Fach zurückgreifen. An diesen sollen die Leserinnen und Leser teilhaben, gemäß dem Vorsatz „Konzentration auf das, worauf es wirklich ankommt". Die Inhalte der klinischen Kapitel sind zusätzlich durch Kasuistiken unterlegt, so dass die diagnostischen und therapeutischen Vorgehensweisen gleich mit dem praktischen Fall verknüpft werden können.

Es ist unser Wunsch, dass dieses Buch dazu beiträgt, dass sich viele junge Kolleginnen und Kollegen mit Freude und Begeisterung der Betreuung allergiekranker Kinder und Jugendlicher widmen können. Unser Dank gilt daher allen Autorinnen und Autoren, die unser Anliegen mit ihrem Beitrag teilen, und Frau Ute Skambraks, Frau Anne Hirschelmann, Frau Simone Witzel und Frau Karola Seitz des De Gruyter Verlags für ihre professionelle Unterstützung.

Dresden und Bochum im November 2020
Christian Vogelberg   Albrecht Bufe

https://doi.org/10.1515/9783110644029-201

Inhalt

Verzeichnis der Autoren

Dr. med. Susanne Abraham
Universitätsklinikum Carl Gustav Carus Dresden
Klinik und Poliklinik für Dermatologie
Fetscherstr. 74
01307 Dresden
E-Mail:
susanne.abraham@uniklinikum-dresden.de
Kap. 8

Alisa Arens
Auf der BULT
Kinder- und Jugendkrankenhaus
Janusz-Korczak-Allee 12
30173 Hannover
E-Mail: arens@hka.de
Kap. 12

PD Dr. med. Katharina Blümchen
Universitätsklinikum Frankfurt
Klinik für Kinder- und Jugendmedizin
Abteilung Allergologie, Pneumologie
und Mukoviszidose
Theodor-Stern-Kai 7
60590 Frankfurt am Main
E-Mail: Katharina.Bluemchen@kgu.de
Kap. 13

Prof. Dr. med. Albrecht Bufe
Henkenbergstraße 24
44797 Bochum
E-Mail: bufealb@gmail.com
Kap. 2, 3, 15

Dr. med. Susanne Büsing
Christliches Kinderhospital Osnabrück
Johannisfreiheit 1
49074 Osnabrück
E-Mail: s.buesing@ckos.de
Kap. 9

PD Dr. med. Heinrich Dickel
Ruhr-Universität Bochum, St. Josef-Hospital
Klinik für Dermatologie, Venerologie und
Allergologie, Abteilung für Allergologie,
Berufs- und Umweltdermatologie
Gudrunstraße 56
44791 Bochum
E-Mail: h.dickel@klinikum-bochum.de
Kap. 15

PD Dr. med. Oliver Fuchs, MD PhD
Universitätsklinik für Kinderheilkunde,
Inselspital
Pädiatrische Pneumologie und Allergologie
Freiburgstrasse 15
CH-3010 Bern
E-Mail: oliver.fuchs@insel.ch
Kap. 1

Dr. med. Michael Gerstlauer
Universitätsklinikum Augsburg
Funktionsbereich Kinderpneumologie und
pädiatrische Allergologie
II. Klinik für Kinder und Jugendliche
Stenglinstr. 2
86156 Augsburg
E-Mail: Michael.Gerstlauer@uk-augsburg.de
Kap. 11

Prof. Dr. med. Michael Kabesch
Krankenhaus Barmherzige Brüder
Regensburg – Klinik St. Hedwig
Klinik und Poliklinik für Kinder-
und Jugendmedizin
Abteilung für pädiatrische Pneumologie
und Allergologie
Steinmetzstraße 1–3
93049 Regensburg
E-Mail:
Michael.Kabesch@barmherzige-regensburg.de
Kap. 2

Dr. med. Lars Lange
St. Marien-Hospital
Robert-Koch-Straße 1
53115 Bonn
E-Mail: lars.lange@gfo-kliniken-bonn.de
Kap. 6

Dr. med. Jochen Meister
HELIOS Klinikum Aue
Klinik für Kinder- und Jugendmedizin
Gartenstraße 6
08280 Aue
E-Mail: jochen.meister@helios-gesundheit.de
Kap. 5

Dr. med. Katja Nemat
Kinderzentrum Dresden-Friedrichstadt (Kid)
Kinderpneumologie/Allergologie,
Kinderfachärztliche Praxis
Friedrichstraße 38–40
01067 Dresden
E-Mail: katja.nemat@kid-dresden.de
Kap. 8

Prof. Dr. rer. nat. Monika Raulf
Institut für Prävention und Arbeitsmedizin der
Deutschen Gesetzlichen Unfallversicherung,
Institut der Ruhr-Universität Bochum (IPA)
Bürkle-de-la-Camp-Platz 1
44789 Bochum
E-Mail: raulf@ipa-dguv.de
Kap. 3

PD Dr. med. Sebastian M. Schmidt
Universitätsklinikum Greifswald
Klinik und Poliklinik für Kinder-
und Jugendmedizin
Sauerbruchstr. 1
17475 Greifswald
E-Mail:
sebastian.schmidt@med.uni-greifswald.de
Kap. 4

Dr. Thomas Spindler
Hochgebirgsklinik Davos
Abteilung für Kinder und Jugendliche
Herman-Burchard-Strasse 1
CH-7265 Davos Wolfgang
E-Mail: thomas.spindler@hgk.ch
Kap. 7, 14

Kristina Stamos
Universitätsklinikum Carl Gustav Carus Dresden
Klinik und Poliklinik für Kinder-
und Jugendmedizin
Fetscherstr. 74
01307 Dresden
E-Mail: kristina.stamos@uniklinikum-dresden.de
Kap. 12

Prof. Dr. med. Christian Vogelberg
Universitätsklinikum Carl Gustav Carus Dresden
Klinik und Poliklinik für Kinder-
und Jugendmedizin
Fetscherstr. 74
01307 Dresden
E-Mail:
christian.vogelberg@uniklinikum-dresden.de
Kap. 7, 10

1 Epidemiologie

Oliver Fuchs

1.1 Einleitung

Traditionell werden Asthma bronchiale, allergische Rhinokonjunktivitis (entweder in Kombination oder als primär auftretende allergische Konjunktivitis oder Rhinitis) und atopische Dermatitis oder Neurodermitis unter dem Begriff *atopische Erkrankungen* zusammengefasst. Im weiteren Sinne können hierzu auch Lebensmittelallergien gezählt werden, insofern sie z. B. auf dem Boden einer atopischen Dermatitis und der Gefahr transkutaner Sensibilisierung auftreten. Die genannten Erkrankungen haben neben unterschiedlichen Häufigkeiten auch verschiedene zeitliche Entwicklungsverläufe. Zudem entwickeln sich die *atopischen Erkrankungen* vor dem Hintergrund komplexer genetischer und umweltbedingter Interaktionen. Diese wirken als protektive Faktoren oder Risikofaktoren. Dabei weisen sie unterschiedliche Zeitfenster (sogenannte *windows of opportunity*) für ihren Einfluss auf.

Vor der Darstellung der Häufigkeiten der einzelnen Erkrankungen und darauf Einfluss nehmender Faktoren ist die Unterscheidung zwischen den Begriffen *Atopie* und *atopische Erkrankungen* wichtig. Mit *Atopie* bezeichnet man die Möglichkeit der Entwicklung allergischer Symptome, v. a. bei entsprechendem genetischem Hintergrund. Diese ergibt sich aus einer Erhöhung des totalen Immunglobulin E (tIgE) und allergen-spezifischer IgEs (sIgE), also einer Sensibilisierung, beispielsweise mittels nachweisbarem sIgE gegen Gräser-Extrakt oder als Ausdruck einer genuinen Sensibilisierung gegen Gräser mittels vorrangig nachweisbarem sIgE gegen die Komponenten Phl p 1 und 5 (*Phleum pratense 1 und 5*, Hauptallergene des Lieschgrases als Vertreter der Poaceae). Bei Auftreten einer manifesten *atopischen Erkrankung* ist hingegen auch eine klinische Relevanz dieser Sensibilisierung mit passender Symptomatik gegeben. Dies lässt sich in o. g. Beispiel anhand einer passenden Anamnese, d. h. unter Beachtung des Pollenflugkalenders und eines Symptomtagebuchs, passende Beschwerden während der Gräser-Saison oder von Symptomen bei entsprechender Provokation, z. B. Beschwerden bei nasaler oder konjunktivaler Provokation mittels Lieschgras-Extrakt, zeigen.

Der alleinige Nachweis von tIgE oder sIgE ohne dazu passende „Klinik" korreliert daher mit den genannten *atopischen Erkrankungen* nur wenig. Es finden sich auch bei gesunden Kindern und Jugendlichen sowie generell in der gesunden Bevölkerung teilweise hohe Spiegel an tIgE und sIgE ohne Vorhandensein einer klinischen Symptomatik [1,2]. In Deutschland zeigen laut der zweiten Folgeerhebung der Studie zur Gesundheit von Kindern und Jugendlichen in Deutschland (KiGGS Welle 2) 37,1 % der Kinder und Jugendlichen irgendeine Sensibilisierung gegen Inhalationsallergene (gemessen mittels Immunocap sx1) innerhalb der letzten 12 Monate, eine deutlich geringere Zahl, nur 8,8 %, zeigt jedoch Symptome z. B. im Sinne einer aller-

https://doi.org/10.1515/9783110644029-001

gischen Rhinokonjunktivitis und sind allergisch gegen Gräser [2]. Hinzu kommt, dass *atopische Erkrankungen* in der Bevölkerung teilweise einzeln oder auch in unterschiedlichen Kombinationen auftreten können (siehe Abb. 1.1).

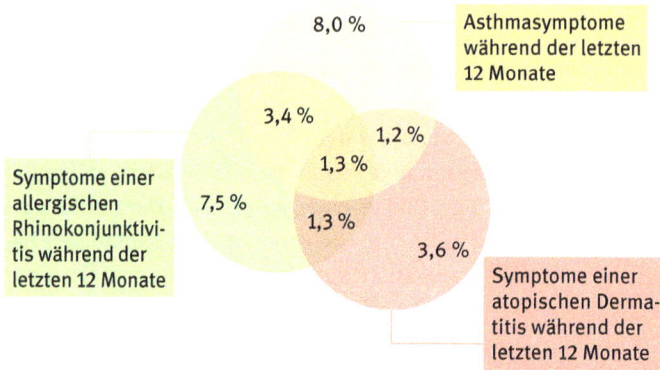

Abb. 1.1: Prävalenz von Asthmasymptomen, Symptomen einer allergischen Rhinokonjunktivitis sowie Symptomen einer atopischen Dermatitis während der letzten 12 Monate und deren Überlappung bei Teilnehmern der ISAAC-Studie, Phase I (nach [5]).

Die oben genannten protektiven und Risikofaktoren unterscheiden sich in Bezug auf die einzelnen *atopischen Erkrankungen.* Generell lässt sich sagen, dass es sich bei diesen, v. a. aber dem Asthma bronchiale, um komplexe Erkrankungen handelt, welche eher einem „Syndrom" als einzelnen, klar definierten Erkrankungen entsprechen. Es finden sich oftmals unterschiedliche Phänotypen, welche teilweise auch unterschiedliche pathophysiologische Ursachenkomplexe bzw. Endotypen aufweisen und sich damit nur im Beschwerdebild entsprechen [3]. Bei der Suche nach Einfluss nehmenden Risiko- und protektiven Faktoren sind daher die unterschiedlichen Phäno- und Endotypen sowie Umwelt- und genetischen Einflüsse und deren *Timing* entscheidend.

Bevor wir zur Besprechung der protektiven und Risikofaktoren *atopischer Erkrankungen* kommen, werden im Folgenden zuerst Grundlagen der Epidemiologie behandelt.

1.2 Prinzipien

1.2.1 Grundlagen der Epidemiologie

Die Epidemiologie untersucht die Häufigkeit und Verteilung von Erkrankungen in der Bevölkerung oder in Bevölkerungsgruppen sowie darauf Einfluss nehmender protektiver und Risikofaktoren. Dieses Wissen kann in der Folge dazu verwendet werden, den Gesundheitszustand der untersuchten Bevölkerung zu verbessern. Die Epidemiologie ist daher im Spannungsfeld zwischen der Gesundheit des Individuums (inkl. individueller Gesundheitsvorstellungen) bzw. der Bevölkerung, den politischen und gesellschaftlichen Rahmenbedingungen sowie der klinischen Versorgung und entsprechender präventiver Maßnahmen angesiedelt. Im Falle der *atopischen Erkrankungen* hat die epidemiologische Forschung die Veröffentlichung evidenzbasierter S3-Leitlinien zur Prävention ermöglicht [4], auf die im Folgenden aus Platzgründen nicht detailliert eingegangen werden kann.

Anders als im klinischen Alltag ist nicht das Individuum bzw. die Familie, sondern die Bevölkerung i. A. oder eine bestimmte Bevölkerungsgruppe die primäre Bezugseinheit in der Epidemiologie. Aus praktischen Gründen wird in epidemiologischen Untersuchungen nie die gesamte Bevölkerung, sondern eine hinreichend große Gruppe von Menschen untersucht, welche für die wissenschaftliche Fragestellung repräsentativ erscheint und so Rückschlüsse auf die untersuchte Bevölkerung zulässt (repräsentative Stichprobe). Daher sind epidemiologische Studien bzw. deren Ergebnisse bezüglich ihrer unmittelbaren Aussage zunächst auf die untersuchte Studienpopulation beschränkt.

In der Folge stellt sich die Frage der *externen Gültigkeit* der Ergebnisse: können die gewonnenen Ergebnisse auf andere Bevölkerungsgruppen übertragen werden? Die Basis für die *externe Gültigkeit* bildet die *interne Gültigkeit*, welche sich aus der Vergleichbarkeit der untersuchten Gruppen von Menschen ergibt und im Studiendesign berücksichtigt wird. Hierdurch werden Störgrößen (sog. *Confounder*) minimiert, welche Zusammenhänge aus untersuchten Einflussfaktoren und Erkrankungen vortäuschen können, ohne dass diese existieren, also die tatsächlichen Assoziationen „verschleiern" (vgl. engl. *to confound*).

Zum besseren Verständnis (siehe auch Abb. 1.2) werden kursorisch einige wichtige Maßzahlen der Epidemiologie dargestellt, welche die Häufigkeit des Auftretens einer Erkrankung in der untersuchten Population, damit auch *atopischer Erkrankungen*, behandeln oder den Zusammenhang zwischen den o. g. protektiven und Risikofaktoren und dem Auftreten einer Erkrankung untersuchen, daher im folgenden Text immer wieder auftauchen. Die Verwendung der unterschiedlichen Maßzahlen ist vom verwendeten Studiendesign abhängig.

1.2.2 Prävalenz

Wird eine *atopische Erkrankung* epidemiologisch untersucht, interessiert zunächst deren Häufigkeit als Maß der Morbidität. Maßzahlen der Morbidität sind Prävalenz und Inzidenz. Die Prävalenz ist der Anteil der Bevölkerung, welcher diese Erkrankung zu einem genau definierten Zeitpunkt, z. B. an einem Stichtag (Punktprävalenz), oder während eines bestimmten Zeitraums (Periodenprävalenz, z. B. Lebenszeitprävalenz, 12-Monats-Prävalenz, s. u.) aufweist (siehe Abb. 1.2). Die Prävalenz

Maßzahl	Berechnung
Auftreten einer Erkrankung	

Maßzahl	Berechnung
Prävalenz	$\dfrac{\text{Anzahl der zu einem Zeitpunkt oder während einer Periode Erkrankten } n_E}{\text{Anzahl der Individuen } n_R \text{ unter Risiko}}$ / Zeitpunkt o. -spanne
Inzidenz	$\dfrac{\text{Anzahl der Neuerkrankten } n_{NE}}{\text{Anzahl der Individuen } n_R \text{ unter Risiko}}$ /Zeitspanne
Inzidenzrate	$\dfrac{\text{Anzahl der Neuerkrankten } n_{NE}}{\text{Summe aller Zeiten der beobachteten Individuen } n_R \text{ unter Risiko}}$
Mortalität	$\dfrac{\text{Anzahl der Verstorbenen } n_V}{\text{Anzahl der Individuen } n_R \text{ unter Risiko zu Beginn der Beobachtung}}$ / Zeitspanne
Mortalitäts-rate	$\dfrac{\text{Anzahl der Verstorbenen } n_V}{\text{Summe aller Zeiten der beobachteten Individuen } n_R \text{ unter Risiko}}$
Letalität	$\dfrac{\text{Anzahl der Verstorbenen } n_V}{\text{Anzahl der während einer Periode Erkrankten } n_E}$ / Zeitspanne

Abb. 1.2: Epidemiologische Maßzahlen für das Auftreten einer Erkrankung und deren Berechnung.

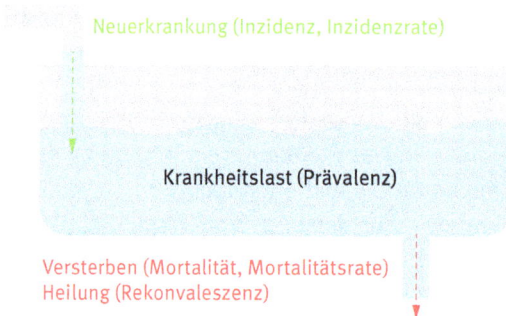

Neuerkrankung (Inzidenz, Inzidenzrate)

Krankheitslast (Prävalenz)

Versterben (Mortalität, Mortalitätsrate)
Heilung (Rekonvaleszenz)

Abb. 1.3: Zusammenhang zwischen Inzidenz, Prävalenz und Mortalität sowie Rekonvaleszenz.

stellt dabei den Pool der Personen mit einer bestimmten Erkrankung dar (siehe Abb. 1.3). Gefüllt wird der Pool mit Personen, bei denen die Erkrankung neu auftritt (Inzidenz), heraus gehen Personen, welche entweder geheilt werden (Rekonvaleszenz) oder die an der Erkrankung versterben (Mortalität). Obwohl sie am einfachsten zu messen ist, z. B. mittels Fragebögen, anhand derer nach Symptomen bzw. Vorliegen einer Erkrankung gefragt wird, spielt die Prävalenz bei der genauen Erforschung von Risiko- und protektiven Faktoren trotz des primären Interesses nicht die Hauptrolle, da sie neben diesen Determinanten auch von anderen Faktoren, v. a. der Anzahl der Neuerkrankungen sowie der Dauer der Erkrankung beeinflusst wird.

Bisherige Studien zeigen, dass die Prävalenz *atopischer Erkrankungen* in entwickelten, westlichen Gesellschaften höher ist als in Entwicklungs- oder sich entwickelnden Ländern. Die weltweite Prävalenz atopischer Erkrankungen wurde erstmals in der *International Study of Asthma and Allergy in Childhood* (ISAAC) in 463.801 Kindern in insgesamt 155 Studienzentren in 56 Ländern untersucht [5]. Hierbei zeigten sich große Unterschiede bezüglich der Häufigkeit der untersuchten *atopischen Erkrankungen* in den einzelnen Ländern (siehe Abb. 1.4 für Asthma bronchiale). Analog hierzu zeigten sich auch in weiteren Studien große Unterschiede mit höheren Prävalenzen *atopischer Erkrankungen* in damals westeuropäischen Staaten im direkten Vergleich zu Staaten des ehemaligen Warschauer Pakts (Ost-West-Vergleiche). Nach Fall des Eisernen Vorhangs, Angleichen der Gesellschaftssysteme und damit auch der Umweltbedingungen (siehe unten) glichen sich jedoch auch die Prävalenzen rasch einander an, z. B. in Polen nach dem Beitritt zur Europäischen Union. Analog zu den Ost-West-Unterschieden zeigten sich in zahlreichen Studien auch höhere Prävalenzen *atopischer Erkrankungen* in städtischen gegenüber ländlich geprägten Gebieten. Diese Unterschiede zeigen sich besonders klar in Ländern, in denen sich diese Lebensumstände auch besonders deutlich unterscheiden, z. B. im ländlichen China gegenüber chinesischen Städten oder in der chinesischen Provinz Mongolei gegenüber der Provinzhauptstadt Ulan-Bator. In westlichen Ländern unterscheiden sich ländliche und städtische Regionen mittlerweile immer weniger, daher findet man in aktuellen Studien z. B. in Europa, auch geringere Unterschiede im generellen Vergleich Stadt-Land.

Viele der bis vor Kurzem durchgeführten Studien ergaben neben den o. g. Unterschieden in Hinblick auf Prävalenzen *atopischer Erkrankungen* zwischen verschiedenen Ländern, Gesellschaftsformen und Lebensumständen auch eine Zunahme der Prävalenz i. A. über die Zeit, v. a. in den Jahren zwischen 1960 und 1990 und dies v. a. in Bezug auf Kinder. Aktuelle Daten deuten auf das Erreichen eines Plateaus hin, neben internationalen Studien auch Studien auf nationaler Ebene aus Deutschland und der Schweiz. Solche internationalen Trends wurden in Folgestudien zur o. g. ISAAC Studie (Phase I) untersucht, zuletzt in der 2006 publizierten ISAAC Phase III [6].

Aktuelle Prävalenzen – Lebenszeitprävalenzen („jemals") sowie 12-Monats-Prävalenzen – atopischer Erkrankungen in Deutschland nach Geschlecht, Alter, sozioökonomischem Status (niedrig, mittel, hoch) und Wohnregion (Ost, West) liefert wiederum die oben bereits genannte KiGGS Welle 2 [2]. Die Lebenszeitprävalenzen sowie die 12-Monatsprävalenzen (Mädchen/Jungen) für Asthma bronchiale, allergische Rhinokonjunktivitis und eine atopische Dermatitis betrugen hier 6,0 % (4,5/7,5 %), 11,0 % (8,9/13,0 %) und 12,8 % (12.6/13,1 %). Es zeigte sich die bereits bekannte Knabenwendigkeit atopischer Erkrankungen im Kindes- und Jugendalter. Anders als die atopische Dermatitis traten Asthma bronchiale und allergische Rhinokonjunktivitis im Westen häufiger als im Osten Deutschlands auf. Den klarsten Zusammenhang mit höheren Prävalenzen bei hohem sozioökonomischem Status zeigte die atopische Dermatitis. Für weitere Details wird auf die entsprechende Publikation verwiesen.

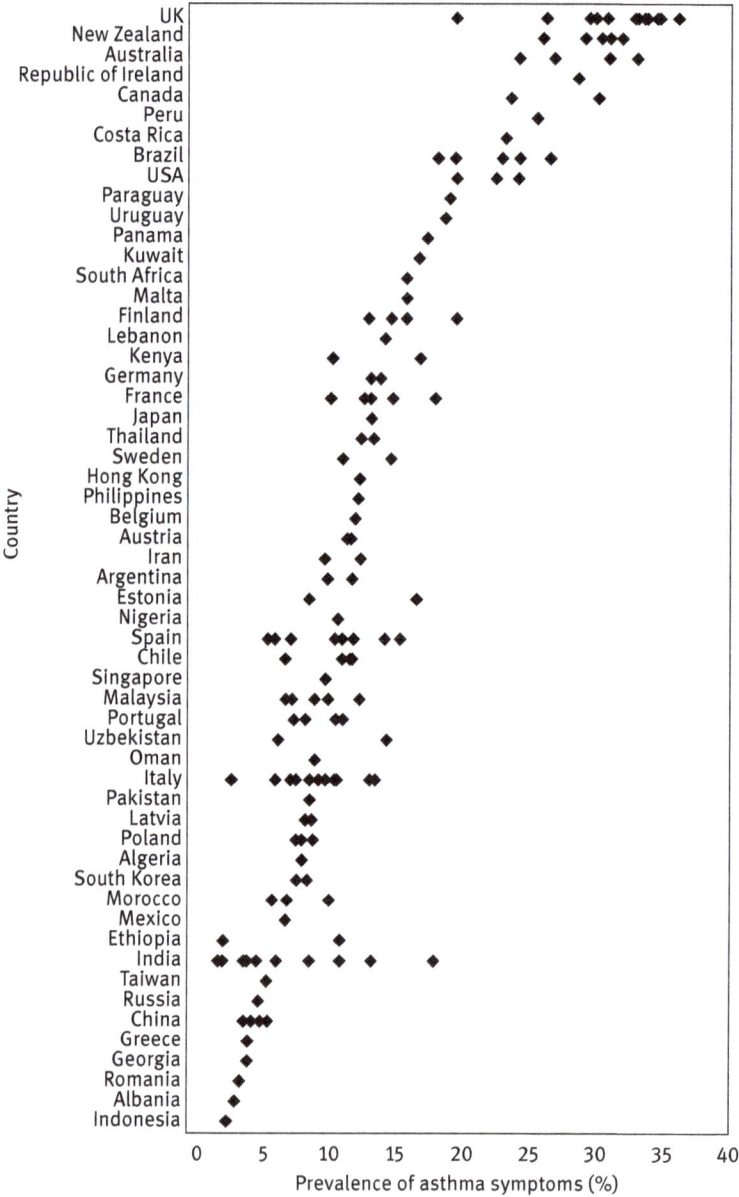

Abb. 1.4: Prävalenz von Asthmasymptomen (Fragebogen) während der letzten 12 Monate von Teilnehmern der ISAAC-Studie, Phase I (aus [5]).

1.2.3 Inzidenz und Inzidenzrate

Die Inzidenz als Maßzahl der Morbidität beschreibt den Anteil der Bevölkerung unter Risiko, bei dem die untersuchte Erkrankung in einem bestimmten Zeitabschnitt (häufig auf ein Jahr bezogen) *neu* auftritt. Sie ist daher in der epidemiologischen Ursachenforschung ein besseres epidemiologisches Maß als die Prävalenz und ist wie diese mathematisch gesehen ein Anteil bezogen auf einen Zeitraum (bez. der Inzidenz meist pro Jahr oder pro fünf Jahre). Beide entsprechen einem „Risiko", eine untersuchte Erkrankung zu entwickeln, dabei unter Beachtung des Zeitraums, auf welche man sich bezieht. Die Inzidenz ist jedoch wie die Prävalenz immer noch von der absoluten Größe der Bevölkerung „unter Risiko" der Entwicklung untersuchter Erkrankungen abhängig, welche sich im Beobachtungszeitraum verändern kann. Ein noch genaueres Maß ist die Inzidenzrate, die sich im Gegensatz zur Inzidenz nicht auf eine über die Zeit variable, absolute Größe der Bevölkerung, sondern auf die Zeit bezieht, welche die Bevölkerung explizit unter Risiko verbracht hat (gerechnet als Personenjahre) und damit die genaue Anzahl der Personen unter Risiko auf einen Zeitraum bezogen und den Beobachtungszeitraum kombiniert (siehe Abb. 1.2). Zusätzlich zu den o. g. Maßzahlen sind in Abb. 1.2 auch Mortalität und Mortalitätsrate sowie als Maß der Tödlichkeit einer Erkrankung die Letalität angegeben.

1.2.4 Quotientenmaße und Differenzmaße

Um die Stärke des Zusammenhangs zwischen der Exposition gegenüber Risiko- oder protektiven Faktoren und dem Auftreten *atopischer Erkrankungen* zu untersuchen, eignen sich für die epidemiologische Forschung Quotienten- und Differenzmaße noch besser als die oben genannten Größen wie Prävalenz, Inzidenz oder deren Raten.

Am verbreitetsten sind sicher die erstgenannten Quotientenmaße, bei denen typischerweise die Anzahl der Erkrankten bei den Exponierten durch diejenige bei den Nicht-Exponierten geteilt wird. Sind die Quotientenmaße < 1, liegt ein protektiver Faktor vor, im umgekehrten Fall handelt es sich um einen Risikofaktor. Am häufigsten wird die sogenannte *Odds Ratio* verwendet, welche statt des Erkrankungsrisikos die Erkrankungswahrscheinlichkeit verwendet und insgesamt mathematisch einfacher zu modellieren ist. Als Faustregel gilt: handelt es sich um eine eher seltene Erkrankung, d. h. beträgt die Inzidenz < 10 %, ist die *Odds Ratio* auch eine gute Annäherung an das *Relative Risiko*, bei welchem die Inzidenzen zur Berechnung verwendet wird (siehe Abb. 1.5). Der ebenfalls dargestellte Prävalenzquotient ist von untergeordneter Bedeutung.

Eine andere Möglichkeit, die Stärke epidemiologischer Zusammenhänge zu untersuchen, ist die Verwendung von Differenzmassen, welche zusätzlich zu dem bloßen epidemiologischen Zusammenhang (Assoziation) auch eine zugrunde liegende

Stärke des Zusammenhangs

Maßzahl	Berechnung
Odds Ratio	$\dfrac{\text{Anzahl der exponierten Erkrankten } n_{eE}}{\text{Anzahl der nicht-exponierten Erkrankten } n_{neE}}$
Relatives Risiko	$\dfrac{\text{Anzahl der exponierten Neuerkrankten } n_{eNE}}{\text{Anzahl der nicht-exponierten Neuerkrankten } n_{neNE}}$
Prävalenzquotient	$\dfrac{\text{Anzahl der zu einem Zeitpunkt oder während einer Periode exponierten Erkrankten } n_{eE}}{\text{Anzahl der Individuen } n_{R} \text{ unter Risiko}} \Bigg/ \dfrac{\text{Anzahl der zu einem Zeitpunkt oder während einer Periode nicht-exponierten Erkrankten } n_{neE}}{\text{Anzahl der exponierten Neuerkrankten } n_{eNE}}$
Risikodifferenz	$\dfrac{\text{Anzahl der nicht-exponierten Neuerkrankten } n_{neNE} - \text{Anzahl der exponierten Neuerkrankten } n_{eNE}}{\text{Anzahl der Individuen } n_{R} \text{ unter Risiko}}$
Number needed to treat	$\dfrac{1}{\text{Risikodifferenz}}$
Populations-attributables Risiko	$\dfrac{\text{Anzahl aller Neuerkrankten } n_{NE} - \text{Anzahl der exponierten Neuerkrankten } n_{eNE}}{\text{Anzahl der Individuen } n_{R} \text{ unter Risiko}}$

Abb. 1.5: Epidemiologische Maßzahlen für die Stärke eines Zusammenhangs protektiver oder Risikofaktoren mit dem Auftreten einer Erkrankung und deren Berechnung.

Kausalität hinter diesem Zusammenhang zwischen protektiven und Risikofaktoren und dem Auftreten einer Erkrankung vermuten. Hier wird am häufigsten die *Risikodifferenz* oder absolute Risikoreduktion verwendet. Diese beschreibt mathematisch das zusätzliche Risiko für das Auftreten einer Erkrankung bei Exponierten. Analog der Quotientenmaße gibt deren Maß die Richtung des Effekts der Exposition an: Ist die Zahl negativ, handelt es sich um einen protektiven Faktor, im umgekehrten Fall handelt es sich wiederum um einen Risikofaktor. Der Kehrwert der *Risikodifferenz* ist die sog. *number needed to treat*, diese ist eine gerade in randomisiert-kontrollierten Studien häufig verwendete Maßzahl. Sie gibt an, wie viele Patienten behandelt werden müssen, um einen Todesfall zu verhindern bzw. in epidemiologischen Studien, wie viele Individuen exponiert werden müssen, um die Entstehung der untersuchten Erkrankung zu verhindern. Ist ein kausaler Zusammenhang zwischen Exposition und dem Auftreten einer Erkrankung gesichert, lässt sich das *populationsattributable Risiko* berechnen. Auch dieses ist ein Differenzmaß und gibt an, wie viele Erkrankte in einer Population auf eine bestimmte Exposition zurückzuführen sind.

1.2.5 Protektive und Risikofaktoren für die Entstehung einer atopischen Erkrankung

Welches sind derzeit bekannte protektive und Risikofaktoren für die Entstehung *atopischer Erkrankungen*? Wie zuvor bereits dargestellt, handelt es sich dabei grundsätzlich um komplexe Erkrankungen, welche aufgrund des Einflusses einer Vielzahl von Faktoren entstehen. Diese lassen sich in Faktoren einer „inneren Umwelt" und einer „äußeren Umwelt" unterteilen. Ein Paradebeispiel hierfür ist das Asthma bronchiale. Asthma besteht aus mehreren Unterformen (*Phänotypen*) von Erkrankungen, welche in ihrer klinischen Präsentation ähnlich bis gleich sind und aufgrund teils überlappender zugrunde liegender pathophysiologischer Prozesse (*Endotypen*) auch auf dem Boden einer individuellen genetischen Suszeptibilität („innere Umwelt") entstehen. Diese interagiert mit einer Vielzahl von Umwelteinflüssen („äußere Umwelt"), welche ihren jeweiligen Einfluss im komplexen Zusammenspiel in Hinblick auf Risikoverminderung oder -erhöhung für die Entstehung eines Asthma bronchiale ausüben.

Im Folgenden werden v. a. die derzeit bekannten protektiven und Risikofaktoren v. a. für die Entstehung eines (allergischen) Asthma bronchiale im Kindes- und Jugendalter aufgeführt. Dabei lassen sich eine Vielzahl von Prinzipien darstellen, welche in unterschiedlichem Umfang auch für die Entstehung der anderen *atopischen Erkrankungen* relevant sind, deren komplette Darstellung den Rahmen dieses Kapitels aber deutlich sprengen würde.

1.2.5.1 Genetische Faktoren
Die Heritabilität, also das Maß der Erblichkeit eines Asthma bronchiale im Kindes- und Jugendalter beträgt zwischen 35–95 % und ist durch genetische und epigeneti-

sche Effekte zu erklären. Die Kenntnis des genetischen Hintergrundes könnte in Zukunft ggf. dazu beitragen, die verschiedenen Asthma-Phänotypen und -Endotypen besser zu verstehen, ein Asthma bronchiale aber auch von anderen, parallel hierzu vorliegenden *atopischen Erkrankungen*, dann als Komorbiditäten bezeichnet, abzugrenzen. Es gibt mittlerweile zunehmende Evidenz für genetische Pleiotropie oder Polyphänie, d. h. gleiche genetische Marker liegen verschiedenen Phänotypen eines Asthma bronchiale zugrunde. Dies unterstreicht die Wichtigkeit des Einflusses der „äußeren Umwelt". Zudem konnten verschiedene genetische Marker für Asthma bronchiale und damit assoziierte Komorbiditäten (z. B. allergische Rhinokonjunktivitis) und Pathophysiologie (z. B. verminderte Lungenfunktion) identifiziert werden. Dies unterstreicht wiederum die Wichtigkeit genetischer Determinanten im Gesamtkontext für die Forschung.

Während historisch eher Genkoppelungsanalysen in Familien betroffener Patienten durchgeführt wurden, führte die Entwicklung von Hochdurchsatzverfahren zu den aktuell verwendeten genomweiten Assoziationsstudien (GWAS) im Rahmen systembiologischer Ansätze (sog. *Omics*, vgl. Transkriptomik, Metabolomik, etc.). Hierbei konnten ca. 20 genetische Marker mit ausreichender Signifikanz (typischerweise $p < 10^{-8}$) und Replizierbarkeit identifiziert werden (siehe Kap. 2). Während die dabei gefundenen statistischen Assoziationen stark sind, ist der jeweilige Effekt der gefundenen Marker für das individuelle Asthmarisiko nur klein. Dies bedeutet, dass die bisher gefundenen Marker die o. g. Heritabilität noch nicht gänzlich erklären können. Ein Grund hierfür könnte sein, dass in den bisherigen Studien zu viele verschiedene Phänotypen eines Asthma bronchiale zusammengefasst wurden, sodass Effekte verwischt werden. Zudem werden in diesen Studien Einflüsse der „äußeren Umwelt" oftmals komplett ausgeblendet. Diese spielen jedoch eine große Rolle, z. B. virale Infekte und frühkindliches *Wheeze*. Der im Rahmen genetischer Analysen identifizierte, wichtigste Lokus ist *17q12-21*, welcher u. a. für die Genprodukte *ORM1-like 3* (ORMDL3) und *Gasdermin B* (GSDMB) kodiert [7]. Neben genetischen Markern konnten in weiteren Studien auch Assoziationen von Faktoren oberhalb der Ebene der DNA, also z. B. Methylierung von Basen, Histonmodifikation sowie posttranslationelle Modifikation gefunden werden, auch hierzu wird auf das Kapitel 2 verwiesen. Aktuell sind wir von einer Vorhersagbarkeit von frühkindlichem *Wheeze* bzw. späterem Asthma bronchiale aufgrund genetischer oder epigenetischer Marker noch weit entfernt, der unmittelbare klinische Nutzen ist daher aktuell (noch) nicht vorhanden.

1.2.5.2 Umweltfaktoren

Neben genetischen Faktoren („innere Umwelt") spielen Umweltfaktoren im eigentlichen Sinn („äußere Umwelt") eine tragende und im klinischen Alltag im Vergleich derzeit ungleich wichtigere Rolle für die Entstehung eines Asthma bronchiale wie für die aller *atopischen Erkrankungen*. In der epidemiologischen Forschung lässt sich der Einfluss der „äußeren Umwelt" exemplarisch am besten in Populationen untersuchen, welche genetisch ähnlich oder gar identisch sind, bei denen es aber Unterschiede bezüglich von Umwelteinflüssen gibt, also eine Unbekannte der Gleichung fixiert ist.

Mittlerweile fast historische Beispiele für solche Analysen sind Studien nach der deutschen Wiedervereinigung mit Untersuchung unterschiedlicher Umwelteinflüsse in den ehemaligen beiden deutschen Staaten, damit der Deutschen Demokratischen Republik (DDR) gegenüber der damaligen Bundesrepublik Deutschland (BRD) in Bezug auf Prävalenzen *atopischer Erkrankungen*. Neueren Datums sind Studien aus Karelien, einer historischen Landschaft in Nordosteuropa, welche heute zum einen Teil zu Finnland und zum anderen Teil zu Russland gehört, deren Bewohner jedoch größtenteils ethnische Finnen sind. Beide Beispiele beschreiben wie o. g. genetisch eng verwandte Individuen mit Unterschieden in der „äußeren Umwelt". Im Falle des Vergleichs BRD/DDR zeigten sich schon 14 Jahre nach dem Fall der Mauer (2003–2006 vs. 1989) gleiche Prävalenzen atopischer Erkrankungen in den beiden ehemaligen deutschen Staatsgebieten, nachdem die BRD zuvor deutlich höhere Zahlen als die DDR aufwies [1], analog zu den Studien in Polen und Karelien ein Beispiel für den Einfluss sich verändernder Umwelteinflüsse.

Rauchen, Luftschadstoffe

Der robusteste und in Studien am häufigsten identifizierte Risikofaktor für frühkindliches *Wheeze* und späteres Asthma bronchiale aber auch *atopischer Erkrankungen* i. A. ist die Exposition gegenüber Zigarettenrauch (*environmental tobacco smoke*, ETS), v. a. mütterliches Rauchen während der Schwangerschaft, aber auch Passivrauchexposition der Mutter und des Ungeborenen in der Schwangerschaft oder später als Kind. Dieser Befund aus epidemiologischen Studien kann für eine präventive Intervention genutzt werden, siehe hierzu auch die aktuellen Empfehlungen zur Prävention atopischer Erkrankungen in Deutschland [4]. So zeigte sich in Schottland beispielsweise eine Reduktion der Krankenhausaufnahmen aufgrund von akuten Exazerbationen eines Asthma bronchiale bei Erwachsenen um ca. 15 %, nachdem dort 2006 ein totales Rauchverbot an öffentlichen Plätzen in Kraft trat.

Neben Exposition gegenüber Zigarettenrauch ist auch Luftverschmutzung ein häufig untersuchter Risikofaktor mit replizierbarem Einfluss auf Asthmaentstehung. In epidemiologischen Studien wird deren Einfluss neben direkter Messung von Ozon (O_3), Stickstoffdioxid (NO_2) und Partikeln mit aerodynamischen Durchmessern zwischen 2,5 μm ($PM_{2,5}$, sind klein genug, um die Alveolen zu erreichen) und 10,0 μm (PM_{10}, sind zu groß, um in die Alveolen zu gelangen) in der Außenluft häufig auch über die Sammlung von Daten zur Nähe des Wohnortes in Bezug auf verkehrsreiche Straßen bzw. Autobahnen, v. a. in Bezug auf LKW-Verkehr, untersucht.

Hier zeigte sich, dass die Exposition, sogar pränatal, gegenüber O_3, NO_2 sowie $PM_{2,5-10}$ mit vermindertem Lungenwachstum, reduzierter Lungenfunktion und Entzündung der Atemwege bei Kindern, dabei schon sehr früh im Leben, assoziiert ist.

Dies unterstreicht die Wichtigkeit des ungünstigen Einflusses von Risikofaktoren während für die Entwicklung – in diesem Fall des Respirationstraktes – vulnerabler Phasen und damit günstiger Gelegenheiten für deren Einfluss (*window of opportunity*). Dies ist neben Luftverschmutzung und ETS auch auf andere Innenraumbelastungen neben ETS wie z. B. Feuchteschäden und Schimmelpilzbefall anwendbar.

Ernährung

Stillen ist nicht nur zur Prävention *atopischer* Erkrankungen empfohlen, sondern auch zur Vorbeugung einer ganzen Reihe anderer Erkrankungen. In Bezug auf Allergien wird der Nutzen von Stillen i. A. und die Länge des Stillens bis zum Beginn der Beikosteinführung immer wieder kontrovers diskutiert Dies ändert jedoch nichts an der Gültigkeit der aktuellen allgemeinen Empfehlung [4]. Neue Daten zeigen sogar einen positiven Nutzen schon frühzeitig eingeführter möglicher Allergene sowie diversifizierter Beikost, v. a. in Bezug auf die Entstehung der atopischen Dermatitis und eines Asthma bronchiale.

In Bezug auf Ernährung i. A. gibt es mittlerweile eine ausreichende Datenlage bezüglich des positiven Einflusses einer ausgewogenen Ernährung sowie des im Gegenteil schädlichen Einflusses von Übergewicht bzw. eines erhöhten Body-Mass-Index. Neben rein mechanischen Auswirkungen auf die Lungenfunktion wird ein erhöhter Körperfettanteil auch mit einer proinflammatorischen Neigung des Immunsystems in Verbindung gebracht, damit auch mit der Entstehung *atopischer Erkrankungen* und wiederum vor allem mit der Entstehung eines Asthma bronchiale, v. a. bei adoleszenten Mädchen.

Allergenexposition

Eine Reihe von Studien konnte eine lineare Dosis-Wirkungs-Kurve bezüglich der Exposition gegenüber möglichen Allergenen, v. a. Inhalationsallergenen und der Entstehung *atopischer Erkrankungen* zeigen. Im Gegensatz dazu steht die Tatsache, dass für eine Anzahl von Inhalationsallergenen keine lineare Beziehung besteht, sondern diese einen glockenkurvenförmigen Verlauf aufweisen, so zum Beispiel auch für Exposition gegenüber Katze und Hund als perennialen Allergenen. Die gezeigten Unterschiede mögen ihre Ursache in der unterschiedlichen Natur der Allergene haben und damit durch eine allergenspezifische Wirkung begründet sein. Ein weiterer wichtiger Faktor könnte der Umstand sein, dass das Vorhandensein einer allfälligen Allergenquelle (z. B. eines Hundes) in der häuslichen Umgebung auch mit einem veränderten Lebensstil vergesellschaftet sein kann. Familien mit Hunden im Haushalt können zum Beispiel einen viel aktiveren Lebensstil aufweisen, welcher selbst schon mit einer schützenden Wirkung assoziiert ist.

Die Exposition gegenüber Hausstaubmilben als weiteres perenniales Allergen wurde ebenfalls mit einem erhöhten Risiko der Entstehung allergischer Erkrankungen in Verbindung gebracht. Interessanterweise zeigten sich hier jedoch keine Erfolge bei Untersuchungen zur primären Prävention mittels *Encasings* in entsprechenden Studien, genauer keine Verhinderung einer Sensibilisierung vor Auftreten irgendwelcher Symptome. Im Gegensatz dazu sind sekundär-präventive Maßnahmen zur Vermeidung bzw. Verminderung einer Hausstaubmilbenexposition, genauer *Encasing*, genauso wie die Vermeidung gegenüber anderen Allergenen nach Auftreten einer Sensibilisierung dagegen sowie von Symptomen einer *atopischen Erkrankung* gut etabliert, auch wenn deren direkter Nutzen ebenfalls immer wieder diskutiert wird, da es z. B. bez. Hausstaubmilben neben der Exposition im Schlafbereich noch weitere Allergenquellen im täglichen Leben gibt.

Eine wichtige Rolle spielt auch die genaue Route der Allergenexposition. Wie oben bereits aufgeführt, ist die Möglichkeit einer transkutanen Sensibilisierung, v. a. auch früh im Leben aufgrund einer Hautbarrierestörung im Rahmen einer atopischen Dermatitis mit der Gefahr der Entstehung einer Lebensmittelallergie (Intoleranz) vergesellschaftet, wohingegen der frühe Kontakt von Zellen des Immunsystems im Magen-Darm-Trakt bei transoraler Exposition gegenüber Lebensmittelallergenen eher mit Toleranz gegenüber diesen assoziiert ist [8].

Hygienehypothese

Im Jahre 1989 veröffentlichte David Strachan eine grundlegende Arbeit zum schützenden Effekt der Haushaltsgröße [9]. Anhand der publizierten Daten, welche einen inversen Zusammenhang zwischen der Anzahl Geschwister und dem Auftreten einer Atopie sowie *atopischer Erkrankungen*, v. a. in Bezug auf atopische Dermatitis sowie allergische Rhinokonjunktivitis und weniger für Asthma bronchiale zeigten und mittlerweile mehrfach repliziert werden konnten, legte er den Grundstein für die sog. „Hygiene-Hypothese".

Analog hierzu konnte gezeigt werden, dass Kinder mit früher Betreuung außerhalb des elterlichen Haushalts (Kita, Kindergarten) ebenso ein erniedrigtes Risiko für die Entstehung *atopischer Erkrankungen* besitzen. Man versucht dies anhand frühzeitiger und gehäufter Infekte zu erklären, welche einen immunmodulierenden Effekt haben könnten und damit die Reaktionslage des Immunsystems weg von der Neigung zur Ausbildung *atopischer Erkrankungen* verändern könnten. In gleicher Richtung werden Infektionen mit Parasiten, v. a. mit Helminthen, diskutiert. Die Datenlage diesbezüglich ist alles andere als eindeutig. Noch komplizierter wird es bezüglich des Zusammenhangs viraler Infekte und *atopischer Erkrankungen*.

Virale Infekte, v. a. solche durch Rhinoviren (RV) und das *respiratory syncytial virus* (RSV) sind gerade früh in der Kindheit häufig und etablierte Auslöser pfeifender Atemwegserkrankungen im Vorschulalter (*preschool wheeze*) sowie später auch für akute Exazerbationen eines Asthma bronchiale, hier vor allem in Bezug auf RV und das sog. *return-to-school asthma* im frühen Herbst nach dem Ende der Sommerferien. Jedoch nicht alle Kinder reagieren bei Infektionen durch RV oder RSV mit der Entwicklung eines *preschool wheeze* bzw. einer akuten Asthmaexazerbation. Die Frage ist vielmehr, inwieweit die viralen Infekte eine direkte kausale Rolle spielen oder ob sie stattdessen eine individuell zugrundeliegende Veranlagung, bei viralen Infekten mit entsprechender Symptomatik zu reagieren, *host factors* genannt, offenlegen, also vielmehr ein Epiphänomen darstellen.

Aktuell diskutierte und untersuchte *host factors* in diesem Sinne sind eine zugrundeliegende atopische Sensibilisierung und zusätzlich darauf einwirkende virale Infekte sowie Schwächen bei der Ausbildung einer antiviralen Immunantwort als Teil der angeborenen Immunität. Zudem können Viren im Rahmen viraler Infekte mit fakultativ-pathogenen Bakterien (*H. influenzae*, *M. catharrhalis* und *S. pneumoniae*) interagieren und dabei die Zusammensetzung der den Atemwegstrakt besiedelnden Mikrobiota (lokales Mikrobiom) beeinflussen und somit die lokale Immunantwort und v. a. Entzündungsprozesse entscheidend beeinflussen.

Bauernhofeffekt

Ein aktuelles Beispiel für Untersuchungen von Umweltfaktoren in der epidemiologischen Forschung sind Untersuchungen zum schützenden Effekt einer Bauernhofumgebung in Bezug auf *atopische Erkrankungen*. Bisherige Studien konnten dabei schon zeigen, dass Kinder, welche in einer Bauernhofumgebung aufwachsen, im direkten Vergleich mit ebenso ländlich aber ohne Bauernhofkontakt aufwachsenden Kindern weniger häufig *atopische Erkrankungen* entwickeln. Hierbei war v. a. der Kontakt zu Vieh (je mehr Kühe und je mehr unterschiedliche Spezies umso besser) und der ansonsten aufgrund des Vorhandenseins evtl. Krankheitserreger möglicherweise schädliche Kontakt zu unverarbeiteter Kuhmilch („Rohmilch") relevant.

Aktuelle Studien zum Bauernhofeffekt untersuchten Nachkommen der Amischen und Hutterer, welche beide Nachkommen süddeutsch-schweizerisch-österreichischer und protestantisch-täuferischer Glaubensgemeinschaften sind. Genetisch sind diese wiederum eng verwandt. Nachdem sie aufgrund ihrer Religion verfolgt wurden und emigrieren mussten, leben sie heute in den USA und in Kanada und pflegen einen weitgehend ländlich-bäuerlich geprägten Lebensstil. Dieser unterscheidet sich jedoch stark – damit weisen sie wie o. g. Beispiele wiederum Unterschiede in der „äußeren Umwelt" auf.

Studien zeigten, dass Kinder der Amischen im Gegensatz zu denjenigen der Hutterer viel häufiger Kontakt zu Bauernhoftieren (21,3 % gegenüber 5,2 %) haben, zudem ist der Bauernhofbetrieb der Hutterer im Gegensatz zu demjenigen der Amischen geradezu hochtechnisiert und klinisch sauber. Epidemiologische Analysen ergaben, dass Kinder der Amischen gegenüber denjenigen der Hutterer eine vierfach niedrigere *Odds Ratio* (s. o.) zur Entwicklung eines Asthma bronchiale aufweisen. Im Mausmodell zeigte sich zudem ein Einfluss der jeweiligen Umgebung auf bronchiale Hyperreagibilität und Eosinophilie der Versuchstiere mittels Einfluss auf die Signalweiterleitung von Rezeptoren des angeborenen Immunsystems [10], welches damit in Bezug auf die Entwicklung atopischer Erkrankungen eine immer größere Rolle spielt.

Rolle der Gen-Umweltinteraktion bei der Entstehung atopischer Erkrankungen

Genauso wie man Umweltfaktoren bezüglich ihrer Rolle im Rahmen einer Krankheitsentstehung untersucht, indem man Populationen analysiert, welche genetisch ähnlich oder gar identisch sind, bei denen es aber Unterschiede bezüglich Umwelteinflüssen gibt, lassen sich genetische Faktoren untersuchen, indem man Populationen analysiert, welche bezüglich ihrer Umwelteinflüsse ähnlich oder gar identisch sind, bei denen es aber Unterschiede bezüglich des genetischen Hintergrundes gibt. Analog zu oben legt man auch hier eine Unbekannte einer Gleichung mit zwei Unbekannten fest, damit lässt sich die andere Unbekannte bekanntermaßen lösen.

Atopische Erkrankungen entstehen sehr wahrscheinlich aber aufgrund des Zusammenwirkens eines ganzen Cocktails an genetischen (G) und Umweltfaktoren (E) – und zu beachten – deren Interaktion (GxE). Dies bedeutet, das Vorhandensein oder die Abwesenheit des einen hat einen Einfluss auf den Effekt des anderen Faktors. Auch dieses wurde v. a. in Bezug auf Asthma bronchiale bzw. *atopische Erkrankungen* untersucht.

Bisherige GxE-Analysen zeigten dabei bspw. Einflüsse des Umweltfaktors Endotoxin (Lipopolysaccharide, LPS, Bestandteile der äußeren Zellmembran gram-negativer Bakterien) und des Gens für das Glykoprotein CD14, eines bekannten Kandidatengens, welches zusammen mit dem *toll-like receptor 4* (TLR4) und dem Lymphozytenantigen 96 (Ly96) den LPS-Rezeptor bildet. Ein weiteres Beispiel ist die Untersuchung des Einflusses von Luftverschmutzung als Umweltfaktor und dem Gen für eines der toxinabbauenden Enzyme, Glutathion-S-Transferase (GST). Hierbei findet man jeweils ohne entsprechende Exposition keine genetischen Effekte der untersuchten Gene CD14 oder GST. Demgegenüber findet sich bei regulärer genetischer Ausprägung kein Einfluss der Umweltfaktoren. Bei genetisch suszeptiblen Individuen findet sich jedoch folglich der GxE ein entsprechend schädlicher Einfluss der Umwelteinflüsse.

Auch der oben bereits aufgeführte genetische Risikolokus für Asthma bronchiale, *17q12-21*, wurde bezüglich einer Interaktion mit Umwelteinflüssen untersucht. Hierbei zeigte sich in mehreren Geburtskohorten, dass Träger von *17q12-21*-Risikoallelen mit viral bedingtem *Wheeze* im Vorschulalter ein stark erhöhtes Risiko hatten, später ein Asthma bronchiale zu entwickeln, also eine höhere Inzidenz (s. o.) aufwiesen. Neben viralen Infekten zeigte sich auch eine signifikante GxE zwischen Risikoallelen von *17q12-21* und ETS. Interessanterweise sind es aber gerade auch diejenigen Individuen mit *17q12-21*-Risikoallellen, welche am meisten vom protektiven Bauernhofeffekt profitieren. Man kann *17q12-21* daher als eine Art genetischen Schalter bezüglich möglicher Umwelteinflüsse sehen. Ist der genetische Schalter umgelegt, also das Risikoallel vorhanden, können sowohl Risiko- wie auch schützende Faktoren ihren maximalen Einfluss ausüben.

Analog der o. g. Hochdurchsatzverfahren wie GWAS für genetische Analysen wurden hier Technologien wie genomweite Interaktionsstudien (GEWIS) verwendet, welche enorme Anforderungen an die Rechenleistung aufweisen, bis heute aber noch keinen Durchbruch erbrachten. Das liegt wahrscheinlich an der schon im Vergleich zu den bereits komplexen GWAS-Analysen noch zusätzlichen Komplexität (hohe Anforderung an Studiendesign, Fallzahlen, genaue Definition der Outcomes, d. h. der untersuchten Phänotypen, an Qualitätskontrolle sowie Identifikation des geeigneten *window of opportunity*).

1.3 Praktische Bedeutung

1.3.1 Für die Anamnese

Die Epidemiologie bietet die Grundlage für die Inhalte einer gründlichen Anamnese bezüglich *atopischer Erkrankungen*, da anhand der bisherigen und fortlaufenden Ergebnisse epidemiologischer Forschung Faktoren identifiziert wurden und weiter werden, welche bei der Anamneseerhebung erfragt werden sollten. Dies erstreckt sich über alle Dimensionen der Anamnese. Während für die aktuelle Anamnese vor allem das Wissen bez. Häufigkeit und Auftreten sowie zeitlichen Verlauf der *atopischen Erkrankungen* neben den Indexreaktionen auch als Komorbiditäten relevant sind, ist dies vor allem für die Erhebung der persönlichen Anamnese (v. a. präventive Maßnahmen, individuelles Vorkommen protektiver und Risikofaktoren in Bezug auf Umweltfaktoren) sowie Umgebungs- und Familienanamnese relevant. Kurzum: ohne die vielen Grundlagen aus der Epidemiologie fischte man bei der Erhebung der Anamnese *atopischer Erkrankungen* im Trüben.

1.3.2 Für die Diagnostik

Wie für die Anamnese ist die Epidemiologie auch für die Diagnostik im Rahmen der Abklärung und letztendlichen Diagnosestellung *atopischer Erkrankungen* relevant. Ohne das Wissen um die Relevanz, Häufigkeit und Verteilung von Auslösern allergischer Reaktionen wäre eine sinnvolle, nachhaltige und zielgerichtete Diagnostik, v. a. im Hinblick auf zunehmend begrenzte Ressourcen (Stichwort „choose wisely"-Initiative) nicht möglich. Anders als die o. g. Umweltfaktoren, welche mittels epidemiologischer Forschung neben der Populationsebene auch auf individueller Ebene als relevant für die Entwicklung *atopischer Erkrankungen* nachgewiesen wurden, ist die Erfassung genetischer oder epigenetischer Faktoren auf individueller Ebene noch nicht etabliert. Hier sind wir gegenwärtig noch von einer Implementierung im klinischen Alltag entfernt.

1.3.3 Für die Prävention

Für die Prävention ist die Epidemiologie als Paradedisziplin zu sehen. Dies gilt für alle Dimensionen der Prävention: angefangen bei primärer Prävention (in diesem Zusammenhang wird nochmals auf die o. g. und zuletzt 2014 aktualisierte S3-Leitlinie zur Prävention atopischer Erkrankungen [4] verwiesen), fortgeführt über sekundäre (z. B. o. g. etablierte Maßnahmen zur Allergenexpositionsreduktion) und tertiäre Präventionsmaßnahmen (z. B. leitliniengerechte Therapie *atopischer Erkrankungen*). Ohne Epidemiologie und damit verbundene epidemiologische Forschung gäbe es keine evidenzbasierte Prävention in Bezug auf die Entstehung, die Therapie und der Verhinderung negativer Folgen *atopischer Erkrankungen* für das Individuum sowie die Gesellschaft.

❗ Take home Message
- *Atopische Erkrankungen* sind komplexe Erkrankungen, sie entwickeln sich vor dem Hintergrund protektiver oder Risikofaktoren mit unterschiedlichen Zeitfenstern (*windows of opportunity*) für ihren Einfluss.
- *Atopische Erkrankungen* treten in der Bevölkerung einzeln oder auch in unterschiedlichen Kombinationen (Komorbiditäten) auf.
- *Atopische Erkrankungen* treten umso häufiger auf, je höher eine Gesellschaft entwickelt ist.
- Nach zunächst zunehmender Prävalenz *atopischer Erkrankungen* zeichnet sich in westlichen Gesellschaften mittlerweile ein Plateau ab.
- In sich entwickelnden und in Entwicklungsländern nimmt die Prävalenz *atopischer Erkrankungen* gegenwärtig weiter zu.
- Etablierte Risikofaktoren für die Entwicklung *atopischer Erkrankungen* sind neben genetischer Prädisposition die Exposition gegenüber Zigarettenrauch und Luftschadstoffen, Ernährung, Exposition gegenüber Allergenen sowie Infekte (v. a. viral).
- Genetischer Hintergrund und Umweltfaktoren interagieren hierbei. Es gibt Hinweise auf genetische Schalter für Umwelteinflüsse auf die Entstehung *atopischer Erkrankungen*.
- Anders als Umweltfaktoren spielen genetische Faktoren für die Diagnosestellung sowie damit verbundene klinische Abklärung und Behandlung *atopischer Erkrankungen* auf individueller Ebene bisher noch keine Rolle.
- Zusammen mit den etablierten Risikofaktoren der Umwelt haben auch protektive Umweltfaktoren Eingang in evidenzbasierte Leitlinien zur Prävention *atopischer Erkrankungen* gefunden. Das Wissen um protektive Faktoren wird in Zukunft weiter zunehmen.
- Ohne epidemiologische Grundlagen wäre eine zielgerichtete und effiziente Anamneseerhebung, Diagnostik und Prävention *atopischer Erkrankungen* nicht möglich.

Referenzen

[1] Weiland SK, von Mutius E, Hirsch T, et al. Prevalence of respiratory and atopic disorders among children in the East and West of Germany five years after unification. The European Respiratory Journal. 1999;14(4):862–70.

[2] Thamm R, Poethko-Müller C, Hüther A, Thamm M. Allergische Erkankungen bei Kindern und Jugendlichen in Deutschland – Querschnittsergebnisse aus KiGGS Welle 2 und Trends. Journal of Health Monitoring. 2018;3(3):3–18.

[3] Fuchs O, Bahmer T, Rabe KF, von Mutius E. Asthma transition from childhood into adulthood. The Lancet Respiratory Medicine. 2017;5(3):224–34.

[4] Schafer T, Bauer CP, Beyer K, et al. S3-Guideline on allergy prevention: 2014 update: Guideline of the German Society for Allergology and Clinical Immunology (DGAKI) and the German Society for Pediatric and Adolescent Medicine (DGKJ). Allergo Journal International. 2014;23(6):186–99.

[5] Committee of the International Study of Asthma and Allergies in Childhood. Worldwide variation in prevalence of symptoms of asthma, allergic rhinoconjunctivitis, and atopic eczema: ISAAC. The International Study of Asthma and Allergies in Childhood (ISAAC) Steering Committee. Lancet. 1998;351(9111):1225–32.

[6] Asher MI, Montefort S, Bjorksten B, et al. Worldwide time trends in the prevalence of symptoms of asthma, allergic rhinoconjunctivitis, and eczema in childhood: ISAAC Phases One and Three repeat multicountry cross-sectional surveys. Lancet. 2006;368(9537):733–43.

[7] Moffatt MF, Kabesch M, Liang L, et al. Genetic variants regulating ORMDL3 expression contribute to the risk of childhood asthma. Nature. 2007;448(7152):470–3.

[8] Lack G. Update on risk factors for food allergy. The Journal of Allergy and Clinical Immunology. 2012;129(5):1187–97.

[9] Strachan DP. Hay fever, hygiene, and household size. British Medical Journal. 1989;299(6710):1259–60.

[10] Stein MM, Hrusch CL, Gozdz J, et al. Innate Immunity and Asthma Risk in Amish and Hutterite Farm Children. The New England Journal of Medicine. 2016;375(5):411–21.

2 Immunologie – Genetik – Epigenetik

Albrecht Bufe, Michael Kabesch

2.1 Immunologie

2.1.1 Prinzipien

2.1.1.1 Was ist eine Allergie?

Allergische Reaktionen und die daraus resultierenden Erkrankungen sind die Folge einer Hypersensitivität des Immunsystems auf eigentlich harmlose externe Antigene. Der Ablauf der immunologischen Reaktion unterscheidet sich dabei nicht von dem angeborenen und gelernten immunologischen Muster, er tritt nur schneller ein und verläuft verstärkt. Ursache der Hyperreaktionen ist die Überwindung einer bestehenden Toleranz des Immunsystems gegenüber den genannten harmlosen Antigenen (Allergenen). Die Überwindung der Toleranz und die damit entstehende Sensibilisierung gegenüber den Allergenen geschieht zumeist in bestimmten Lebensphasen (*windows of opportunity*: Säuglingsalter, Pubertät, Phasen von partieller Immundefizienz bei rezidivierenden Infektionen, etc.). Voraussetzung dieser Toleranzüberwindung sind die genetische Bereitschaft dazu, die Exposition der Schleimhäute gegenüber den Allergenen, häufig zusätzliche Infektionen zumeist durch Atemwegsviren und die potenzielle Modulation der Immunreaktion durch endogene und exogene adjuvante Faktoren. Vermutlich müssen mehrere dieser Faktoren gleichzeitig auftreten, damit die Toleranz überwunden werden kann und das jeweilige Muster der Hyperreagibilität aktiviert wird.

Das bedeutet:
- Vor einer allergischen Reaktion, also der Hyperreagibilität und der daraus resultierenden Entzündungsreaktion steht immer die Sensibilisierung.
- Eine Sensibilisierung besteht oft ohne dass sofort oder überhaupt eine allergische Reaktion folgen muss.
- Für die Auslösung der allergischen Reaktion und der resultierenden Symptomatik sind immer zusätzliche Einflussfaktoren erforderlich.

Damit entstehen allergische Reaktionen und die potenziell folgenden Erkrankungen immer in einem komplexen Gemisch aus mehreren aktivierenden oder inhibierenden Faktoren.

2.1.1.2 Die vier Hyperreagibilitäten

Nach Coombs und Gell unterscheidet man vier Typen der Hypersensitivitätsreaktionen, die ersten drei durch Antikörper, die vierte durch T-Zellen vermittelt. Die erste der vier wird auch als Sofortreaktion bezeichnet und ist IgE-vermittelt, die zweite und dritte gelten als verzögerte Reaktionen, wobei im dritten Fall Immunkomplexe

https://doi.org/10.1515/9783110644029-002

die pathologische Reaktion bewirken. Die vierte ist eine Spätreaktion und wird durch spezifische T-Zellen ausgelöst und unterhalten [1].

Typ-I-Reaktion – Sofortreaktion

Abb. 2.1a: Voraussetzung für diese Reaktion ist die Produktion von spezifischen IgE-Antikörpern, die gegen die oben genannten harmlosen Antigene (Allergene) gerichtet sind. Die IgE-Antikörper binden mit ihrer konstanten Domain hauptsächlich an IgE-Rezeptoren auf Mastzellen (Haut und Schleimhäute) und auf Basophilen Zellen (Zirkulation). Sie führen damit zu einer Sensibilisierung der genannten Zellpopulationen. Bei einer Reexposition der Haut und der Schleimhäute mit den jeweiligen Allergenen und bei der Überwindung der Haut- und Schleimhautbarrieren durch die Allergene kommt es zu einer Kreuzvernetzung von mindesten zwei spezifischen IgE-Antikörpern auf der Oberfläche der Mastzellen/Basophilen Zellen. Die Zellen werden aktiviert. Nach der Kreuzvernetzung der IgE-Antikörper folgt eine sofortige Freisetzung vorgebildeter Mediatoren, vor allem von Histamin. Das Histamin bindet an seine Rezeptoren auf Kapillaren, Schleimhautzellen und Neuronen. Das führt zu einer

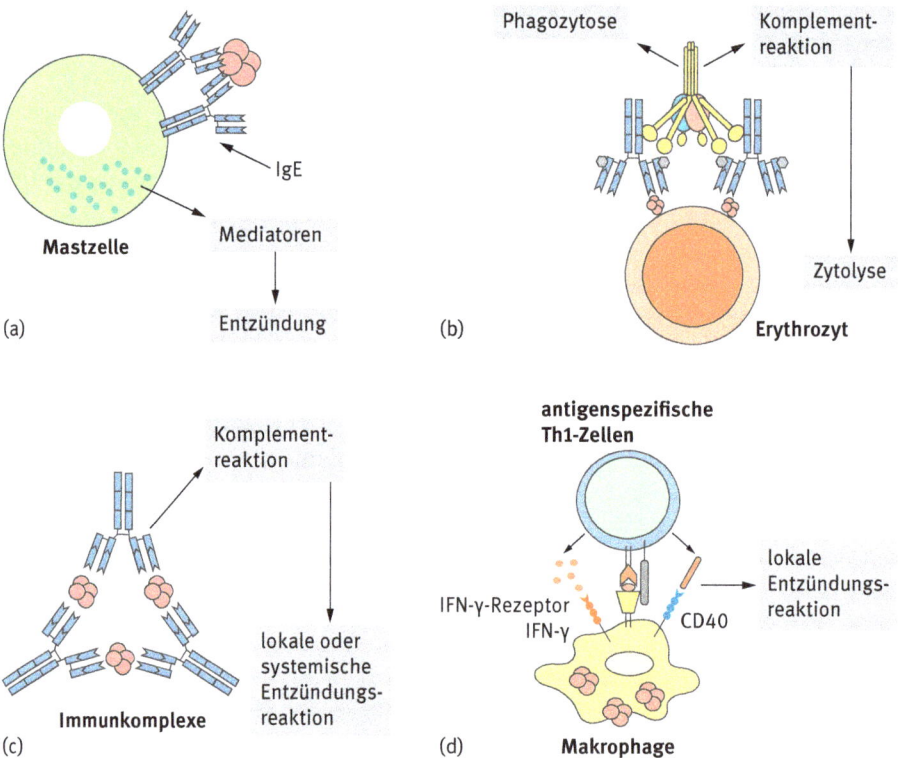

Abb. 2.1: Darstellungen der vier Hyperreagibilitäten des Immunsystems nach Coombs & Gell; vom Autor modifiziert nach Murphy et al. [1]; genaue Beschreibung im Text.

Erweiterung der Kapillaren, der verstärkten Produktion von Mukus auf den Schleimhäuten und zu einer Aktivierung der sensiblen Nervenzellen, die einen Juckreiz bewirken. Neben dem Histamin werden auch andere Entzündungsmediatoren wie Leukotriene und Chemokine aus aktivierten Zellen freigesetzt, die ihrerseits T- und Effektorzellen (v. a. Eosinophile Zellen) anlocken. Resultat ist eine kompakte Entzündungsreaktion, die sich nach Absinken der Konzentration der Mediatoren selbst begrenzt.

Typ-II-Reaktion – Verzögerte Reaktion

Abb. 2.1b: Bei dieser Reaktion finden sich die Antigene/Allergene gebunden an körpereigene Proteine auf den Zelloberflächen. Allergene sind dabei häufig Pharmaka wie Antibiotika (z. B. Penicillin) und andere an Zellen gebundene exogene chemische Moleküle. Auf Grund der strukturellen Veränderung der Zelloberflächenproteine durch die Bindung dieser Moleküle entstehen dem Immunsystem unbekannte Antigenstrukturen (Epitope). Dies bewirkt die Bildung von neuen spezifischen Antikörpern im Sinne einer Sensibilisierung (Medikamentenallergie). Die Antikörper sind zumeist vom Isotyp IgG. Binden die spezifischen IgG-Antikörper an die Zelloberflächen, können sie entweder eine Phagozytose der markierten Zellen oder die Aktivierung einer Komplementreaktion mit Zytolyse der jeweiligen Zellen auslösen. Häufigste Reaktionen in diesem Zusammenhang sind eine Hämolyse oder eine durch die Komplementreaktion ausgelöste Entzündung zumeist in der Haut und auf den Schleimhäuten. Die Reaktion verläuft verzögert, weil sowohl die Folgen der Komplementreaktion als auch die der Hämolyse ihre Zeit benötigen, um klinisch auffällig zu werden.

Typ-III-Reaktion – Verzögerte Reaktion

Abb. 2.1c: Diese Reaktion ist ebenfalls eine verzögerte Reaktion, da es vor der Auslösung der klinisch relevanten Reaktion zunächst zur Bildung von Immunkomplexen kommen muss. Die Immunkomplexe entstehen vor allem, weil sich die exogenen Antigene/Allergene einerseits löslich in der Schleimhaut oder im Blut befinden und andererseits mindestens zwei zumeist gleiche Epitope tragen. Dieser Umstand lässt die Bindung von mindestens zwei Antikörpern an ein Antigen/Allergen zu. Nunmehr können die Antigene mit den Antikörpern zu Netzwerken (Präzipitaten) verbunden werden und die besagten Immunkomplexe bilden. Die Immunkomplexe lösen auf zweierlei Weise eine Entzündungsreaktion aus: entweder binden sie mit den konstanten Ketten der Antikörper an Fc-Rezeptoren von Zellen (z. B. Endothelzellen der Blutgefäße) oder sie lösen durch Bindung ihrer Fc-Fragmente an den löslichen Komplementfaktor 1 eine entsprechende Komplementreaktion im lokalen oder systemischen Umfeld aus. Die lokale Entzündungsreaktion entspricht der früher so benannten Artusreaktion, wie man sie z. B. bei der Exogen Allergischen Alveolitis beobachtet. Die systemische Entzündungsreaktion wird Serumkrankheit genannt, weil sie mit systemischen Immunreaktionen wie Fieber und Aktivierung von Akute-Phase Proteinen wie dem CRP einhergeht.

Typ-IV-Reaktion – Spätreaktion

Abb. 2.1d: Diese Reaktion nennt man Spätreaktion, weil sie nicht durch Antikörper, sondern durch die Interaktion von Makrophagen mit Antigen spezifischen T-Helfer1-Zellen ausgelöst werden. Aktivierte T-Zellen benötigen längere Zeit, um angelockt zu werden und am Ort der Antigenexposition anzugelangen. Deshalb tritt diese Reaktion auch frühestens nach 24 bis 48 Stunden auf. Die Antigen-spezifischen Th1-Zellen interagieren zunächst mit ortsständigen Makrophagen, die den T-Zellen das spezifische Antigen präsentieren. Die Makrophagen werden vor allem durch das von den T-Zellen freigesetzte Interferon-Gamma (IFN-γ) aktiviert und setzen anschließend pro-inflammatorische Zytokine frei. Dieser Prozess führt zu einer lokalen Entzündungsreaktion, die klinisch vor allem mit einer Rötung, Induration und Überwärmung einhergeht. Klassische Beispiele einer solchen Entzündung sind die Tuberkulin-Reaktion und die Kontaktdermatitis (siehe Kap. 15).

2.1.1.3 Wie läuft Sensibilisierung ab?
Antigenpräsentation

Um das Erscheinen von Immunglobulinen verstehen zu können, sollten wir zunächst die Prozesse der Antigenpräsentation erläutern. Die Bildung von Antikörpern gegen exogene Antigene setzt die Antigenpräsentation voraus. Allergene sind zumeist Proteine und werden wie alle Moleküle, die als Antigene wirken, von den „Antigen Präsentierenden Zellen" (APZ) prozessiert und dabei zu kurzen Peptiden, den T-Zell-Epitopen zurechtgeschnitten. Anschließend werden die T-Zell-Epitope über Moleküle des „Major-Histocompatibility-Complex" (MHC-Moleküle) den T-Zellen präsentiert. Die Entscheidung, ob ein Molekül ein Allergen darstellt, hängt weder von der Art der Prozessierung noch der Präsentation der Allergene als T-Zell Epitope ab. Es gibt auch keine spezifischen Sequenzen für T-Zell Epitope, die nur bei Allergenen auftreten. Jedes Allergen ist damit ein Antigen, aber jedes Antigen wird nicht zugleich zum Allergen. Das Besondere eines Allergens liegt vielmehr in folgenden Eigenschaften:

– der Stabilität der Allergenmoleküle z. B. in der Schleimhaut, sodass diese ohne vorherige Zerstörung zu den APZ oder den Effektorzellen in der Schleimhaut gelangen können,

– ihrer biologischen Funktion, z. B. einer proteolytischen Eigenschaft (z. B. Der p2 aus der Milbe stellt eine Protease dar), die dem Allergen den Weg durch die Schleimhaut erleichtern und diesen beschleunigen kann und

– dem Vorhandensein mehrerer B-Zell-Epitope (siehe unten) auf der Oberfläche des Allergens, die die Bindung von Antikörpern und die Kreuzvernetzung von IgE-Antikörpern auf Mastzellen erst ermöglichen und dann beschleunigen können (siehe Typ-I-Reaktion).

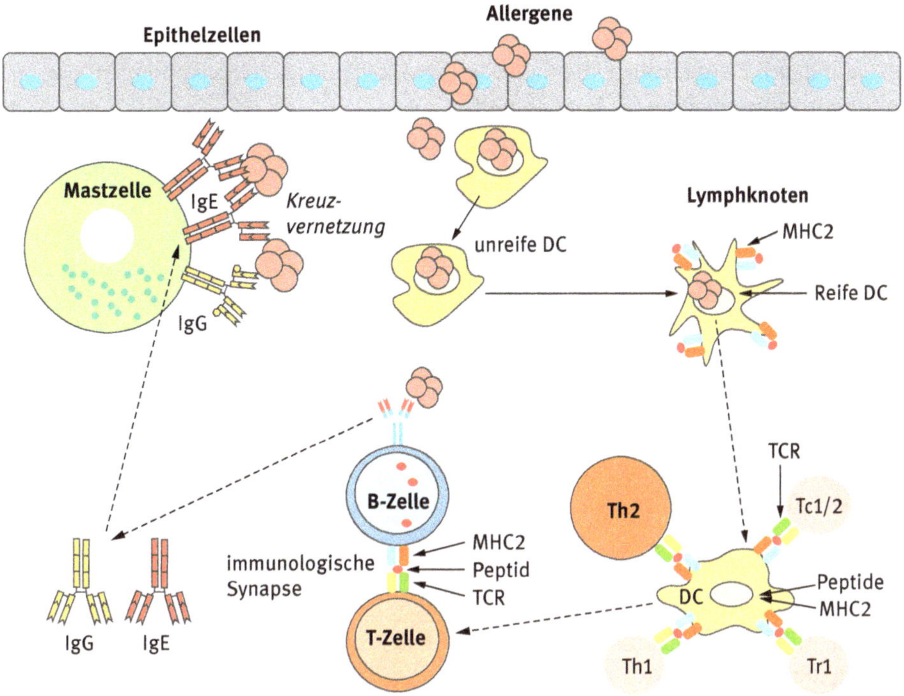

Abb. 2.2: Sensibilisierung des Immunsystems auf Allergene; vom Autor modifiziert nach Murphy, et al. [1]. Mit dem Eintritt über Haut oder die Schleimhäute in den Körper werden die Allergene von unreifen Dendritischen Zellen (DC) aufgenommen. Bei der Wanderung in den Lymphknoten (LK) werden die Allergene in den DC prozessiert und die DC reifen aus, indem sie MHC-Moleküle mit T-Zell-Epitopen an die Zelloberfläche transportieren. Im LK präsentieren die DC die Allergene als Peptide den naiven T-Zellen. Diese werden jetzt über die Immunologische Synapse von den DC programmiert (genauer Ablauf siehe Text). Die vornehmlich bei Allergikern produzierten Th2-Zellen interagieren mit B-Zellen. Letztere produzieren daraufhin IgG4- und vor allem IgE-Antikörper. Die IgE-Antikörper sensibilisieren die Mastzellen. Bei erneuter Begegnung mit dem Allergen werden die Mastzellen von diesen kreuzvernetzt und aktivieren die Mastzellen dahingehend, dass diese Histamin und andere Mediatoren (z. B. Leukotriene und IL-8) freisetzen (siehe Abb. 2.1 a, Mediatoren).

Antigenpräsentierende Zellen (APZ)

Die meisten Zellen können Antigene präsentieren, da alle außer den kernlosen Erythrozyten MHC-I-Moleküle tragen. MHC-I-Rezeptoren binden und präsentieren aber vor allem solche Peptide, die von zelleigenen – und wie im Falle von viralen Molekülen – von zellinternen Antigenen herstammen. Die von extern aufgenommenen Antigene, wie die Allergene, werden den T-Zellen hingegen über MHC-II-Moleküle präsentiert. MHC-II-Moleküle finden sich hauptsächlich auf immunologisch aktiven Zellen, also

- auf den Dendritischen Zellen (DC), die professionell für die Aktivierung der naiven T-Zellen verantwortlich sind,
- auf den B-Zellen, welche Signale von den aktivierten T-Zellen benötigen, um Antikörper produzieren zu können und
- auf den Makrophagen, die mit Th1-Zellen für ihre eigene Aktivierung interagieren, um intrazelluläre Antigene (z. B. Bakterien) unter Kontrolle zu halten oder zu zerstören.

Immunologische Synapse

Bevor eine adaptive Immunantwort mit der Produktion von spezifischen T- und B-Zellen eingeleitet werden kann, müssen die naiven T-Zellen, die noch kein Antigen als Peptid gesehen haben, aktiviert und programmiert werden. Diese primäre Aktivierung können nur die DC bewirken. Die Informationen für die primäre T-Zellaktivierung werden in diesem Fall über die immunologische Synapse zwischen DC und naiven T-Zellen übertragen. In der immunologischen Synapse interagieren beide Zellen über:
- die MHC-Peptid-Komplexe, die über das Peptid spezifisch an die T-Zell-Rezeptoren (TCR) binden,
- die Adhäsionsmoleküle auf beiden Seiten der Synapse, welche die Zellen zusammenhalten,
- die ko-stimulierenden Moleküle auf beiden Seiten der Synapse, welche die Zellen gegenseitig aktivieren oder inhibieren können und
- besondere Zytokine, die vor allem von den DC freigesetzt werden, und die gegenüberliegende Zellen aktivieren oder inhibieren; das sind insbesondere IL-10, IL-12 und Interferon-alpha (IFN-α)

Dendritische Zellen

Die DC werden im Knochenmark gebildet und wandern über das Blut in die Gewebe ein. In der Haut nennt man sie Langerhans-Zellen, die übrigen heißen klassische DC. In den Schleimhäuten findet man die DC vor allem in der Submukosa. Sie sind dort relativ beweglich und zum großen Teil noch unreif. Unreife bedeutet, dass sie noch wenige MHC-Moleküle und sehr viele Rezeptoren zur Aufnahme von Antigenen tragen. Damit gemeint sind Mannose-, Glucan-, Lectin-, Scavenger-, Toll-like- (TLR) und Komplementrezeptoren, die konstitutiv an ihrer Oberfläche exprimiert werden. Teilweise reichen die DC mit ihren Dendriten durch das Epithel in das Lumen z. B. der Atemwegsschleimhäute und des Darmes. So können Antigene direkt vom Lumen aus in die DC aufgenommen werden. Die DC können aus der Submukosa in die anliegenden Lymphorgane (Lymphfollikel, mukosal assoziiertes Lymphgewebe/MALT, Lymphknoten) wandern. Auf dem Weg reifen sie und führen währenddessen die Prozessierung der Antigene durch. In den Lymphorganen haben sie sich phänotypisch so verändert, dass sie als ausgereift gelten und jetzt vor allem sehr viele MHC-II-Moleküle auf der Zelloberfläche tragen.

DC treten generell in zwei Subklassen auf, den myeloiden (mDC) und den plasmazytoiden (pDC) dendritischen Zellen. Die Unterschiede dieser beiden Subklassen führen dazu, dass die jeweiligen DC durch unterschiedliche Gefahrensignale stimuliert werden können, weil sie mit unterschiedlichen Toll-like-Rezeptoren (TLR) besetzt sind. Deshalb werden die mDC mehr durch bakterielle, die pDC mehr durch virale und intrazellulär produzierte Substanzen aktiviert. Diese Substanzen aus Bakterien und Viren nennt man „pathogen associated molecular pattern" (PAMPs), die intrazellulär eukaryot produzierten Substanzen dagegen „danger associated molecular pattern" (DAMPs). PAMPs und DAMPs stellen molekulare Muster dar, die von speziellen Rezeptoren wie zum Beispiel Toll-like-Rezeptoren gebunden werden können. Sie vermitteln damit der Zelle – in diesem Fall den DC – zusätzliche Gefahrensignale, die bei der Aktivierung von APC eine entscheidende Rolle spielen. Die mDC und pDC können andererseits die T-Zellen unterschiedlich programmieren, abhängig von den Ko-Stimulatoren, die sie tragen und den jeweiligen Zytokinen, die sie freisetzen. IL-12 aktiviert eher eine Th1-Immunantwort, fehlt das IL-12, kommt es eher zu einer Th2 balancierten Immunantwort.

B-Lymphozyten als APZ

B-Zellen können Antigene/Allergene nur aufnehmen und dann prozessieren, wenn diese von den jeweiligen B-Zell-Rezeptoren (BCR) erkannt und gebunden werden können. BCR sind die Membran gebundenen Antikörpermoleküle der jeweiligen B-Zelle. Die Bindung des Antigens/Allergens an die variable Region der Antikörper bewirkt dann eine Umhüllung (*Engulfment*) des Antigens/Allergens und die Endozytose. Bei der Endozytose führt die Umhüllung der Antigene/Allergene zur Bildung eines Vesikels, also eines Phago- bzw. Endosoms. Der pH in diesen Phagosomen ist noch neutral. In Folge verschmilzt das Phagosom mit einem Lysosom, welches lytische Proteasen enthält. Nach der Fusion des Phago- mit dem Lysosom bildet sich ein Phagolysosom, in dem Antigen und Proteasen zusammengeführt werden. Mit der folgenden Ansäuerung des Milieus im Phagolysosom können die Proteasen aktiv und die Antigene/Allergene entsprechend zufällig fragmentiert werden [2].

B- und T-Lymphozytendifferenzierung

B- und T-Zellen werden ebenfalls im Knochenmark aus Vorläuferzellen gebildet. Die Entwicklung der beiden Zellpopulationen ist genetisch und durch die Umgebung von Mediatoren streng reguliert. Die B-Zellen verlassen das Knochenmark als naive reife B-Zellen mit einem vorgebildeten, Membran-gebundenen IgM-Antikörper auf der Oberfläche und wandern in die sekundären Lymphorgane. Dort sammeln sie sich in der B-Zell-Region. Die T-Zellen legen nach Verlassen des Knochenmarks als Pro-T-Zelle einen Zwischenstopp im Thymus ein, um sowohl den T-Zell-Rezeptor genetisch zu organisieren als auch zur T-Helfer (CD4-positiv), zur T-cytotoxischen (CD8-positiv) und zur T-regulatorischen Zelle (CD4 oder CD8 positiv) zu werden. Als reife naive Zelle einer der genannten drei Arten verlassen die T-Zellen dann den Thymus, um ebenfalls in die sekundären Lymphorgane zu wandern.

In den Lymphorganen werden die naiven T-Zellen wie oben beschrieben über die Immunologische Synapse von den DC programmiert und aktiviert. Erst als solche zu Klonen mit einem spezifischen TCR ausgebildet, können die T-Zellen dann in die B-Zell-Zone der Lymphorgane wandern und dort B-Zellen bei der Umwandlung in Antikörper-produzierende Zellen unterstützen.

T-Zellen differenzieren in dieser Phase auch zu T-Gedächtniszellen. Sie sind durch ihren T-Zell Rezeptor (TCR) spezifisch nur für bestimmte T-Zell-Epitope, die durch Fragmentierung spezifischer Antigene/Allergene entstanden sind. Solche Gedächtniszellen spielen eine zentrale Rolle bei der Immunregulation der Entzündung in den Geweben und bei der Affinitätsreifung von Antikörpern (siehe unten). Bei Patienten mit Allergien treten diese Gedächtniszellen vermehrt als T-Helfer-2-programmierende, also vor allem IL-4-produzierende Zellen auf und unterhalten so die allergische Immunantwort [1].

Antikörperproduktion und -entwicklung

Man unterscheidet bei Antikörpern fünf verschiedene Isotypen: IgM, IgD, IgG, IgA und IgE. Diese Isotypen sind unterschiedlich strukturiert und haben deshalb unterschiedliche Funktionen. IgM ist der primäre Isotyp, mit dem an der Zellmembran gebunden die B-Zellen das Knochenmark verlassen. Der IgM-Antikörper wird in dieser Phase B-Zell-Rezeptor genannt. Ohne korrekt zusammengebaute Struktur des IgM auf der Zelloberfläche können B-Zellen das Knochenmark nicht verlassen, sondern werden bereits vorher durch Apoptose eliminiert. Die Strukturierung des IgM geschieht auf dem Weg der homologen Rekombination und ist genetisch streng reguliert.

In den sekundären Lymphorganen werden die B-Zellen dann entweder T-Zell-unabhängig oder T-Zell-abhängig aktiviert. Sie differenzieren zu Plasmazellen und produzieren lösliche Antikörper. Bei der T-Zell-unabhängigen Aktivierung müssen die B-Zellen Antigene aufnehmen und gleichzeitig von den Gefahrensignalen über Toll-like-Rezeptoren (TLR) aktiviert werden. Ohne Gefahrensignale können nur besonders große Antigene die vorhandenen B-Zellrezeptoren (Membran-gebundene IgM-Antikörper) kreuzvernetzen und dadurch aktivieren. Beide Wege führen zur Umwandlung der B-Zelle in eine langlebige Plasmazelle, die dann lösliches IgM produzieren kann. IgM wird im löslichen Zustand zu einem Pentamer umgewandelt. Die variable Bindungsregion weist zu diesem Zeitpunkt der Antikörperentwicklung eine niedrige Affinität auf. Durch die Pentamerstruktur erhält der lösliche Antikörper jedoch potenziell 10 Bindungsstellen zu Antigenen und damit eine hohe Avidität.

Weitaus häufiger als die T-Zell-unabhängige ist die T-Zell-abhängige Aktivierung von B-Zellen. Dazu werden generell 4 Signale benötigt, um die B-Zellen effektiv zu Plasmazellen zu machen und zur Produktion löslicher Antikörper zu bringen:

– Signal 1 – das Antigen/Allergen: Es wird über den B-Zell-Rezeptor in die Zelle aufgenommen; das Antigen ist entweder ein Protein oder an ein Trägerprotein gekoppelt (Hapten). Das Antigen wird prozessiert und als T-Zell-Epitop präsentiert.

– Signal 2 – die spezifische T-Zelle: Das identische Antigen/Allergen ist vorher als ein oder mehrere Peptide über das MHC-II einer DC den T-Zellen präsentiert worden (*linked-recognition*). Diese spezifischen T-Zellen wurden ursprünglich primär und spezifisch (TCR) selektiert und aktiviert. Diese spezifischen T-Zellen interagieren mit der B-Zelle, die das Antigen/Allergen aufgenommen haben, und aktivieren die B-Zellen über die Immunologische Synapse (siehe oben).

– Signal 3 – kostimulatorische Moleküle: Dies sind insbesondere das CD40 und der CD40-Ligand. Ihre Bindung in der immunologischen Synapse bewirkt eine Aktivierung der B-Zellen. Fehlt die Kostimulation, kann es zu einer Funktionsstörung oder dem Mangel an Plasmazellen kommen (z. B. *Common Variable Immunodeficiency* = CVID)

– Signal 4 – Zytokine: Diese kommen hauptsächlich aus den vorher von DC-aktivierten T-Zellen, insbesondere IL-2, IL-4, IL-5, IL-6 und IL-10.

Nur die T-Zell-abhängige Aktivierung der B-Zellen kann mit einem Isotyp-Switch, also z. B. einem Wechsel von IgM zu IgG und einer Affinitätsreifung der Antikörper einhergehen. Der Isotyp-Switch sowie die Affinitätsreifung finden in den Keimzentren der Lymphfollikel statt. Keimzentren konstituieren sich über die sogenannten follikulär Dendritischen Zellen (FDC), die das Grundgerüst der Keimzentren bilden. Diese Zellen locken die B-Zellen spezifisch über BLC (*B-lymphocyte chemoattractant*) an. Die sich so konstituierenden Keimzentren sind umgeben von aktivierten T-Zellen, welche die notwendige Stimulation der B-Zellen mittels spezifischer Zytokine sicherstellen. Der Isotyp-Switch wird durch die Switch-Faktoren induziert, die als Transkriptionsfaktoren in den B-Zellen wirken. Der Isotyp-Switch zum IgG wird durch IFN-γ, der zum IgA durch IL-5 und der zum IgG4 bzw. IgE durch IL-4 forciert. In den Keimzentren kann es zusätzlich zur Affinitätsreifung der variablen Regionen der Antikörper kommen. Voraussetzung zur Affinitätsreifung ist die Dedifferenzierung der bereits aktivierten B-Zellen zu Zentroblasten in der dunklen Zone des Keimzentrums. In diesen Zellen kommt es zu ungezielten Mutationen in den besonders dafür anfälligen Orten der DNA-Sequenzen (Hypervariable Orte). Die Hypervariablen Orte kodieren für die variablen Regionen, also die Antigenbindestellen der leichten und schweren Ketten der Antikörper. Eine in der variablen Region ihres Antikörpers mutierte B-Zelle differenziert dann zum Zentrozyten. Nur die Bindung an ihr spezifisches Antigen/Allergen-Epitop sichert der B-Zelle in diesem Stadium die Aktivierung und positive Selektion. Beides kommt nur zustande, wenn der mutierte Antikörper eine höhere Affinität zum Antigen hat als der ursprüngliche Antikörper ohne Mutation. Auf diese Weise werden die B-Zellen, die einen höher affinen Antikörper produzieren, positiv selektiert. Die B-Zellen mit niedriger affinen Antikörpern werden in dieser Phase negativ selektiert (Apoptose). Anschließend müssen die positiv selektierten B-Zellen erneut von T-Zellen über die Immunologische Synapse aktiviert werden. Nur dann differenzieren die B-Zellen entweder zu Plasma- oder zu B-Gedächtniszellen. Wichtig zu wissen ist, dass ohne T-Zell-Aktivierung keine Affinitätsreifung und auch keine B-Gedächtniszellen entstehen [1].

2.1.2 Praktische Bedeutung

2.1.2.1 Die IgE-Antikörper
Diese entstehen nur nach Isotyp-Switch und Affinitätsreifung. Sie verfügen damit immer über eine hohe Affinität zum Antigen/Allergen und erkennen immer ein spezifisches Epitop. Da der Isotyp-Switch in einer genetisch organisierten Reihenfolge (sequenziell) abläuft, findet der Switch zum IgE-Isotyp immer als letztes statt. Deshalb, und weil die meisten IgE-Antikörper an Mastzellen und Basophile Zellen binden, ist die Serum Konzentration der spezifischen IgE-Antikörper im Verhältnis zu den anderen Isotypen (hauptsächlich IgM, IgG und IgA) sehr niedrig. Da der Isotyp-Switch sequenziell abläuft, findet man neben den gegen ein Allergen gerichteten IgE-Antikörpern auch solche der Isotypen IgA- und IgG. Die IgE-Antikörper haben aber primär die höchste Affinität zum Allergen. Erst unter Vakzinationsbedingungen (Spezifische Immuntherapie) können die IgG-Antikörper eine höhere Affinität erlangen. Dies macht sie dann erst zu sogenannten blockierenden Antikörpern, welche die allergische Reaktion unterdrücken können.

Entscheidend für die Diagnose einer Allergie ist somit der Nachweis von erhöhten Spiegeln der spezifischen IgE-Antikörper. Ein solcher Nachweis reflektiert dann zumeist die Anwesenheit der IgE-Antikörper auf der Oberfläche von Mastzellen und Basophilen Zellen. Dieser Umstand macht gleichzeitig entsprechende Provokationsuntersuchungen (PRICK-Test, nasale oder bronchiale Provokation) positiv und zeugt von klinischer Relevanz der Allergie. Der Nachweis von spezifischen IgG-Antikörpern (insbesondere IgG4) nach einer statt gehabten spezifischen Immuntherapie weist auf eine erfolgreiche spezifische Reaktion auf das Immuntherapeutikum hin. Allerdings ist damit nicht in jedem Fall der klinische Erfolg der Immuntherapie assoziiert. Dieser Umstand zeigt, dass eine erfolgreiche spezifische Immuntherapie neben den blockierenden Antikörpern auch von anderen Faktoren abhängt, so z. B. der Produktion von T-regulatorische Zellen (siehe Kap. 7.3, Allergen-Immuntherapie).

2.1.2.2 Die Entzündungsreaktion
Histaminfreisetzung, Ödem und Schleimproduktion als frühe Entzündungsreaktion
Die hohe Affinität der spezifischen IgE-Antikörper und die Tatsache, dass diese unterschiedliche Epitope auf den Allergenen erkennen, sorgt dafür, dass auf der Oberfläche der Mastzellen und der Basophilen Zellen überhaupt erst eine Kreuzvernetzung der IgE-Antikörper stattfinden kann. Wie oben beschrieben, ist dies die Voraussetzung zur Auslösung der Typ-I-Hyperreagibilität.

Mastzellen und Basophile haben hohe Mengen an Histamin vorproduziert und in ihren Vesikeln gelagert. Nach Freisetzung aus den Zellen diffundiert das Histamin parakrin zu den nahegelegenen sensiblen Nervenfasern und Gefäßzellen. Dort bindet es an die Histaminrezeptoren und löst eine Aktivierung der jeweiligen Zellen aus. In Folge kommt es einerseits zur lokalen Gefäßdilatation mit Rötung der Haut und Quaddelbildung, andererseits zur Sensation des Juckens im Gehirn. Zusätzlich kann Histamin auf den Schleimhäuten die Mukusproduktion fördern. Wenn die Basophilen Zellen in den Blutgefäßen in kurzer Zeit höhere Mengen an Histamin freisetzen, folgt eine systemische Reaktion, die je nach Intensität mit Urtikaria, Rhinitis- und Asthmasymptomen, Hypotonie, Tachykardie, Tachypnoe, Hypothermie und schließlich Organschädigungen einhergehen kann (siehe Kap. 13, Anaphylaxie und anaphylaktischer Schock).

Zelluläre Reaktion als späte Entzündungsreaktion
Mediatoren und Effektorzellen: Neben dem Histamin setzen Mastzellen und Basophile nach IgE-Kreuzvernetzung weitere Mediatoren wie Leukotriene und vor allem Chemokine wie IL-8 frei (Abb. 2.3). Dadurch werden T-Zellen in die betroffenen Regionen gelockt (Abb. 2.4). Je mehr Allergen-spezifische T-Zellen existieren, desto mehr dieser Zellen gelangen auch dorthin, wo die Mastzellaktivierung stattgefunden hat. Bei Überwiegen von Th-2-Zellen werden vor allem Eosinophile Zellen angelockt, die eine entsprechende Entzündungsreaktion mit einer Hyperreagibilitätsreaktion und Schädigung der Haut oder Schleimhäute bewirken. Überwiegen die Th-1-Zellen, kommt es zur Interaktion dieser Zellen mit Makrophagen und einer direkten inflammatorischen Reaktion vermittelt durch Mediatoren an die Schleimhautzellen. Bei anhaltenden chronischen Stimulationen und zusätzlichen Einflüssen wie Virusinfektionen treten auch Th-17-Zellen auf, die eine eher durch Neutrophile Zellen dominierte Entzündungsreaktion bewirken. Man spricht in diesem Fall von einer Spätreaktion, die über längere Zeit anhalten kann und bei Persistenz mit dem Umbau des Gewebes, also einem *Remodeling* einhergeht. Je nach Reaktionstyp beobachtet man insbesondere in den Atemwegen und beim Asthma bronchiale unterschiedliche Entzündungstypen, die auch Endotypen genannt werden. Diese können mittlerweile vor allem mit Hilfe von Biologika unterschiedlich und individualisiert therapiert werden (siehe Kap. 7, Therapie) [3].

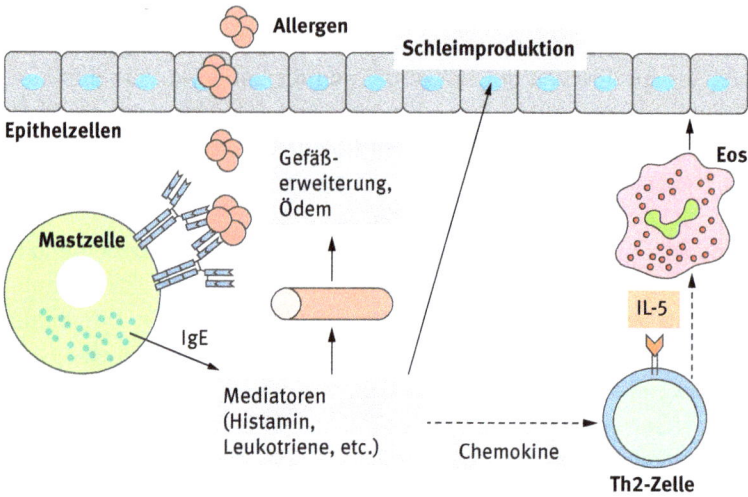

Abb. 2.3: Ablauf der Sofortreaktion bei einer Typ-I-Allergie nach der Exposition der Haut und der Schleimhäute mit Allergenen; gezeigt ist die Freisetzung von Mediatoren und den daraus resultierenden Reaktionen im Gewebe (genaue Beschreibung siehe Text).

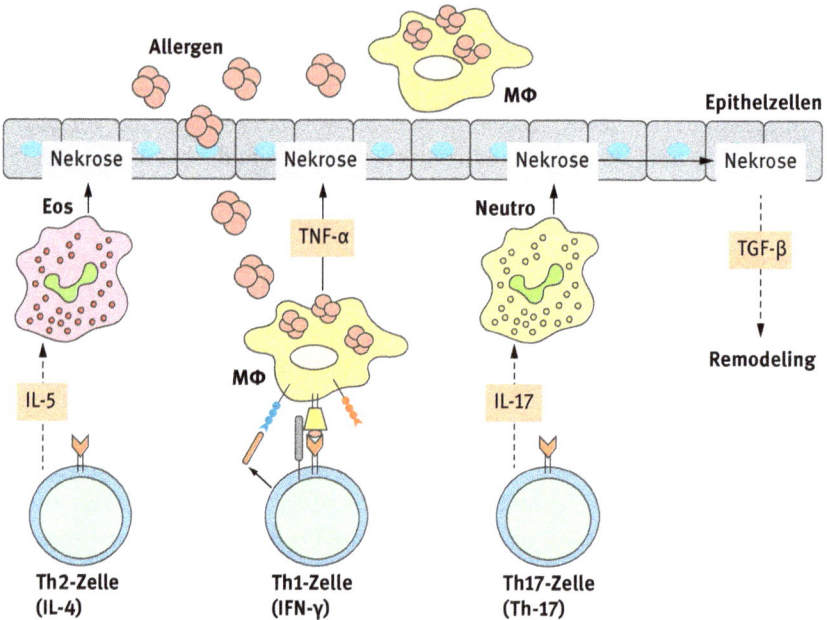

Abb. 2.4: Darstellung der Spätreaktion bei Exposition der Haut und der Schleimhäute mit Allergenen. Dargestellt sind die Reaktionen im Gewebe nach Influx der Th2-, Th1- und Th17-Zellen. In den Klammern und Kästen die wichtigen Zytokine, die von den jeweiligen Zellen freigesetzt werden und zur Aktivierung der Effektorzellen und Gewebeeffekte (Nekrose und *Remodeling*) führen (genaue Beschreibung im Text).

2.2 Prinzipien der Genetik

2.2.1 Allergische Erkrankungen werden vererbt

Sensibilisierung gegen Allergene, also die Bereitschaft allergisch zu reagieren, wird ebenso vererbt wie das Risiko, an einer komplex bedingten Entzündung im Sinne einer allergischen Rhinitis, einem allergischen Asthma bronchiale, einer Urtikaria, einer atopischen Dermatitis, einer Kontaktallergie oder einer Anaphylaxie zu erkranken. Das ist seit mehr als 100 Jahren bekannt und wurde durch sogenannte Segregationsanalysen, also Studien vom Auftreten von Erkrankungen innerhalb weit verzweigter Familien gezeigt. Dabei folgen Allergien allerdings keinem klassischen Erbgang nach Mendel. Vielmehr handelt es sich um polygene Erkrankungen, das heißt mehrere Gene und Genveränderungen tragen zu den Erkrankungen bei. In Summe kann man aber davon ausgehen, dass sich das Risiko für eine allergische Erkrankung bei einem Patienten verdoppelt, wenn ein Verwandter 1. Grades (Mutter, Vater, Geschwister) von der gleichen Erkrankung betroffen ist. Diese Analysen haben allerdings auch gezeigt, dass das Risiko eine allergische Reaktion oder Erkrankung zu entwickeln, sich einem rezessiven Muster im Sinne Mendels annähert, wenn beide Eltern das gleiche Sensibilitätsmuster aufweisen und unter der gleichen Symptomatik leiden.

Ebenso ist bekannt, dass unterschiedliche allergische Erkrankungen gehäuft in einzelnen Familien beziehungsweise auch bei einzelnen Patienten auftreten. Das hat der österreichische Pädiater von Pfaundler erstmals Anfang des 20. Jahrhunderts beobachtet und als atopische Diathese bezeichnet. Man nennt dieses Phänomen auch Pleiotropie. Es ist heute auch bei anderen Erkrankungen bekannt. Wenn also bestimmte Genveränderungen gleichzeitig Einfluss auf mehrere Erkrankungen unterschiedlicher Formenkreise haben, können wir daraus auch ableiten, dass die zugrundeliegenden Krankheitsmechanismen Überlappungen zeigen. Das Phänomen der Pleiotropie ist für unser derzeitiges Verständnis von Allergien und allergischen Erkrankungen wichtig. Es wurde in vielen Bereichen durch die experimentelle Immunologie in einem hypothesefreien Ansatz bestätigt. In einzelnen Fällen konnten aber durch die Genetik auch ganz neue Mechanismen identifiziert werden, die bis dahin noch nicht aus Sicht der Immunologie bekannt waren [4].

2.2.2 Stand der genetischen Technik

Unser derzeitiges Wissen zur Allergiegenetik kommt hauptsächlich aus genomweiten Assoziationsstudien (GWAS). Dabei werden häufige Genvarianten im Genom, sogenannte Polymorphismen oder *Single Nucleotide Polymorphismen* (SNPs), mit Hilfe von Hochdurchsatzverfahren in großen Studienpopulationen bestimmt. Kommt eine Genvariante (Allel) eines solchen SNPs bei Erkrankten auffällig häufiger vor als bei

Gesunden, so kann von einer Krankheitsassoziation ausgegangen werden. Die aktuellen großen GWAS wurden bei 100.000 und mehr Probanden durchgeführt. In jedem Individuum wurden dabei durch direkte Genotypisierung und weiterführende algorithmische Ableitungen die Allele von mehreren Millionen SNP bestimmt.

Der Begriff „genomweit" ist allerdings in diesen Studien irreführend, denn nur ein Bruchteil der tatsächlich vorhandenen, häufigen SNPs werden dabei untersucht. Seltene Genvarianten und Genvarianten, die nur bei bestimmten Bevölkerungsgruppen vorliegen, können dabei nicht untersucht werden. Dazu ist die komplette Sequenzierung des Genoms notwendig. War das vor 25 Jahren noch ein weltweites und jahrelanges Projekt unzähliger Wissenschaftler im *Human Genome Project*, kann das heute innerhalb von wenigen Tagen bereits für weniger als 1000 € durchgeführt werden. Damit rückt die individuelle Sequenzierung des Genoms von Patienten in den Bereich des technisch praktisch Machbaren. Allein aufgrund der Fülle der dabei gewonnenen Daten und der Komplexität von multifaktoriellen Erkrankungen wie Allergien werden völlig neue Analysewerkzeuge aus dem Bereich der künstlichen Intelligenz zur Interpretation dieser Daten notwendig sein.

2.2.3 Gene und Umwelteinflüsse bestimmen das Krankheitsrisiko

Genetische Veranlagung für das Auftreten von allergischen Erkrankungen wird nicht durch eine einzelne Mutation in einem bestimmten Gen verursacht, wie dies bei monogenetischen Erkrankungen (Stichwort: seltene Erkrankungen) z. B. der Mukoviszidose der Fall ist. Vielmehr sind verschiedene Genveränderungen in mehreren Genen gemeinsam dafür verantwortlich, dass das Risiko für allergische Erkrankungen steigt. Kommen dann noch ungünstige Umweltbedingungen dazu (Passivrauchen, Verkehrsbelastung) oder fehlen protektive Umwelteinflüsse, wie eine diverse mikrobielle Exposition (Bauernhofeffekt), kann die Erkrankung ausbrechen. Diese Gen-Umweltinteraktionen scheinen besonders in utero und in den ersten Lebensjahren von großer Bedeutung zu sein und prägen das Allergierisiko ein Leben lang stark. Epigenetische Mechanismen tragen dazu offenbar wesentlich bei (siehe Kap. 1).

2.2.4 Genveränderungen mit Assoziation zu allergischen Erkrankungen

Seit der ersten GWAS zu Asthma im Jahr 2007 sind mittlerweile viele und große genetische Studien zu allergischen Erkrankungen durchgeführt worden. Die letzten großen Studien, die auf SNP-Chips basieren, haben meist mehrere 10.000 Patienten und Kontrollen beinhaltet und wurden in unterschiedlichen Populationen weltweit durchgeführt [6]. Dadurch ergibt sich ein relativ deutliches Bild für die Allergiegenetik basierend auf häufigen Genveränderungen. Folgende Erkenntnisse können mit dem derzeitigen Stand des Wissens daraus abgeleitet werden:

Genveränderungen in bestimmten Signalkaskaden sind gehäuft mit allergischen Erkrankungen vergesellschaftet (Abb. 2.5). Daraus lässt sich ableiten, dass kleine genetische Veränderungen in einem inhaltlich zusammengehörigen System (Signalkaskade) in Summe dieses System aus dem Gleichgewicht bringen können. Die Konzepte der Immunologie werden dabei in vielen Bereichen durch die a priori hypothesefreien Ansätze der genomweiten Analyse der Genetik bestätigt. Das ist besonders für die folgenden Immunologischen Signalkaskaden gezeigt worden: IL4-IL13-Signalweg zur Differenzierung von T-Zellen.

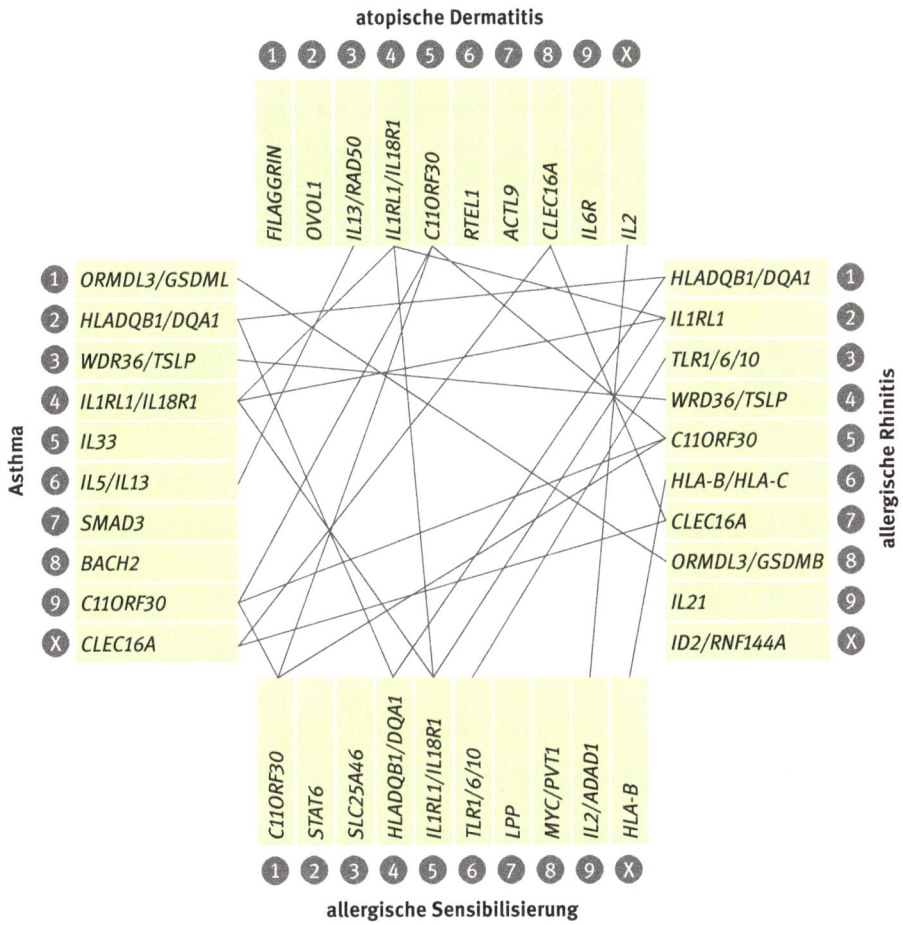

Abb. 2.5: Assoziierte Genveränderungen bezogen auf die vier allergischen Phänotypen Sensibilisierung, Atopische Dermatitis, Allergische Rhinitis und Asthma bronchiale (mit freundl. Genehmigung, ©Kabesch, KUNO Klink St. Hedwig; alle Rechte vorbehalten).

Einzelne Genveränderungen sind mit unterschiedlichen allergischen Erkrankungen, aber auch mit anderen inflammatorischen Erkrankungen assoziiert (Abb. 2.6). Dazu gehören chronisch entzündliche Darmerkrankungen, Diabetes etc. Das weist darauf hin, dass es viele Mechanismen zur Allergieentstehung gibt und Risikogene für die Allergieentstehung zum Teil an ganz fundamentalen Funktionen des Immunsystems beteiligt sind.

Unterschiedliche Ethnien können spezielle genetische Risikoprofile für Allergien zeigen. Diese Beobachtung spricht ebenfalls dafür, dass es unterschiedliche Wege zur Allergieentstehung gibt. Allergie und allergische Erkrankungen sind so, wie wir sie bisher definieren, keine molekularbiologisch charakterisierten, exakten Erkrankung im engeren Sinn und sollten daher besser als Syndrom bezeichnet werden. Andererseits sprechen weltweit unterschiedliche genetische Risikoprofile für Asthma und Allergie dafür, dass Gen-Umweltinteraktionen, die das Immunsystem betreffen, zu einer speziellen Selektion von Genpools in unterschiedlichen Teilen der Welt geführt haben. Keine Population ist auf die derzeit stattfindenden globalen Umweltveränderungen genetisch adäquat vorbereitet oder adaptiert.

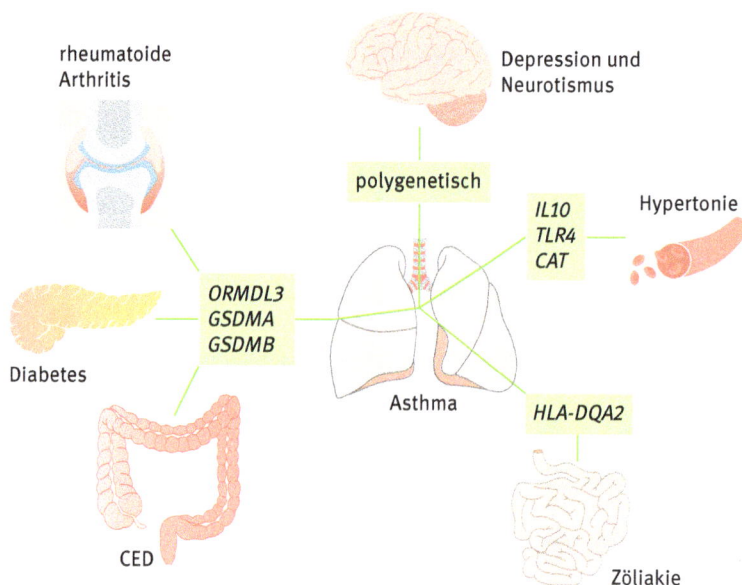

Abb. 2.6: Spezifische Genveränderungen bezogen auf verschiedene systemische Entzündungs- und Autoimmunerkrankungen (mit freundlicher Genehmigung, ©Kabesch, KUNO Klink St. Hedwig; alle Rechte vorbehalten).

Die bisher bekannten Genveränderungen, die mit Allergien vergesellschaftet sind, erklären nur einen Bruchteil des genetisch bedingten Erkrankungsrisikos. Aufgrund von Segregationsanalysen weiß man, wie groß der vererbliche Teil des Allergierisikos ist. Die bisher entdeckten Kandidatengene und deren Risikoallele können aber nur einen Teil dieses Risikos erklären. Entweder gibt es also einen großen Teil privater (seltener) Mutationen, die das Allergierisiko prägen, oder ein beträchtlicher Teil des vererbbaren Allergierisikos wird nicht durch Prinzipien eines Mendelschen Erbgangs abgebildet, also durch Mechanismen, die nicht durch Veränderungen der DNA-Basenfolge bedingt sind. Epigenetik scheint so ein Mechanismus zu sein.

2.3 Prinzipien der Epigenetik

Erst seit wenigen Jahren ist klar, dass es neben den DNA-basierten Mechanismen auch DNA-unabhängige Mechanismen der Vererbung gibt. Diese beruhen auf sekundären Modifikationen der Erbinformation. Dazu zählen (a) die Methylierung von Cytosin-Nukleotiden der DNA, was dazu führt, dass der DNA Strang dort nicht mehr ablesbar ist; (b) die Histon-Modifikation, also die chemische Veränderung (durch Methylierung oder Acetylierung) von DNA-assoziierten Proteinen, die für die Organisation des DNA-Strangs verantwortlich sind und (c) die Regulation von RNA und der Translation in Protein über RNA-Interferenz. Alle drei Mechanismen sind also Steuermechanismen, die zwar nicht die Struktur der DNA verändern, aber die Nutzung der Erbinformation bestimmen. Da diese Mechanismen den Steuerelementen innerhalb der DNA, wie z. B. Gen-Promotoren, übergeordnet sind, haben epigenetische Mechanismen große Bedeutung bei der Verwendung von Erbinformation und dem Zusammenspiel verschiedener Gene. Darüber hinaus sind diese Mechanismen direkt durch die Umwelt beeinflussbar und erlauben damit, dass die Nutzung unseres vorhandenen genetischen Repertoires ganz kurzfristig an Veränderungen in der Umwelt angepasst werden kann [5].

Im Bezug auf Asthma und Allergie bedeutet das, dass Umwelteffekte, wie Rauchen und Passivrauchexposition, Luftverschmutzung und chemische Schadstoffe, aber auch Ernährung und mikrobielle Exposition über den Mechanismus der Epigenetik direkten Einfluss auf primär genetisch determinierte Vorgänge wie die Produktion von pro- oder anti-inflammatorische Zytokine haben können. Es reicht also nicht aus, genetische Risikoprofile für Asthma und Allergie zu identifizieren. Solange epigenetische Mechanismen nicht berücksichtigt werden, ist man auf einem Auge blind und individuelle Vorhersagen über das Risiko für oder gegen den Verlauf von Allergien sind extrem fehleranfällig.

2.4 Praktische Bedeutung

2.4.1 Für die Anamnese

Noch ist die Abfrage der Familienanamnese der wichtigste genetische Parameter, der bei jeder spezifischen Allergie-Anamnese erfasst werden sollte. Dabei gilt, dass Erkrankungen bei Verwandten 1. Grades stärker gewichtet werden. Das Vorkommen von spezifischen allergischen Erkrankungen (bei Verwandten 1. Grades) erhöht dabei auch wiederum vor allem das Risiko für die Entstehung dieser speziellen allergischen Erkrankungen. Asthma in der Familie erhöht also vor allem das Risiko für Asthma beim Kind, usw. Immer noch ist allerdings davon auszugehen, dass derzeit mehr Kinder aus Familien ohne familiären Allergie-Hintergrund Allergien entwickeln als mit. Das wird sich erst ändern, wenn in der derzeitigen Elterngeneration durch den Wegfall von protektiven Faktoren aus der Umwelt das Allergierisiko komplett durchgebrochen ist. Eine genetische Testung der Familienangehörigen für Allergie-Risikoallele ist derzeit nicht in Sicht und wird nach derzeitigem Stand der Wissenschaft auch nicht zielführend sein. Sie ist auch vom Gesetzgeber ausgeschlossen.

2.4.2 Für die Risikoabschätzung

Oft ist es bei Säuglingen und Kleinkindern nicht möglich, klinische Zeichen, die zu einer allergischen Erkrankung passen könnten, als solche definitiv zu diagnostizieren. Ist die erste obstruktive Bronchitis schon der Beginn einer Asthma-Erkrankung? Ebenso ist es unklar, wie Allergien individuell verlaufen. Diese Fragen werden von besorgten Eltern aber regelhaft gestellt. Für die Asthma Prädiktion wird mittlerweile oft der Martinez-Index verwendet, der auch die genetische Prädisposition im Sinne der positiven Familienanamnese miteinschließt. Hier wäre es denkbar, eine verbesserte Prognostik über Genotypisierung zu erhalten. Dies wird von Firmen wie 23andme bereits angeboten, hat aber für Allergien wenig Relevanz, da die derzeit getesteten Genveränderungen eine zu geringe Aussagekraft haben. Mit dem technologischen Fortschritt in der Sequenzierung könnte das im Sinne der personalisierten Medizin allerdings bald Wirklichkeit werden. Bei atopischer Dermatitis hat man mit dem Filaggrin-Gen durchaus einen Ansatz zur genetischen Prädiktion.

2.4.3 Für die individualisierte Therapie

Für lange Zeit gab es für die Therapie von Allergien eine recht überschaubare Anzahl an Wirkstoffen, die eine wenig individualisierte Therapie ermöglichten und eher nach dem „one size fits all" Modell mit geringen Nuancen verwendet wurden. Das Wissen um die Pathomechanismen, die bei einem individuellen Patienten zur Erkrankung geführt haben, war für die Therapie(auswahl) irrelevant. Mit der Markteinführung von mehreren Biologika für die Behandlung von allergischen Erkrankungen hat sich das zunehmend und grundlegend geändert. Eine auch genetisch gesteuerte Auswahl von Biologika nach individuellem Patientenprofil könnte sinnvoll sein, um diese Medikamente zielgerecht einzusetzen. Sowohl für den Einsatz von Anti-IL5 als auch Anti-IL4/IL13-Antikörper gibt es genetische Risikoprofile, die das Potenzial haben könnten, Ansprechen und Wirksamkeit zu definieren. Die entsprechenden Studien sind allerdings noch nicht abgeschlossen.

Take home Message
- Allergische Reaktionen und die daraus resultierenden Erkrankungen sind die Folge einer Hypersensitivität des Immunsystems auf eigentlich harmlose externe Antigene.
- Nach Coombs & Gell unterscheidet man vier Typen von Hyperreaktivitäten des Immunsystems: Typ-I-Allergie, Sofortreaktion, IgE-vermittelt; Typ-II-Allergie, verzögerte Reaktion, Zellantigen/IgG-vermittelt; Typ-III-Allergie, verzögerte Reaktion, Immunkomplex-vermittelt; Typ-IV-Allergie, Spätreaktion, T-Zell-vermittelt.
- Sensibilisierung setzt die Aufnahme von Allergenen durch Antigen-Präsentierende Zellen (insbesondere Dendritische Zellen) voraus, die den naiven T-Zellen das Allergen als T-Zell-Epitope präsentieren.
- Die spezifischen T-Zellen aktivieren B-Zellen zur Antikörperproduktion, wenn die T-Zell-Balance Richtung Th2-Zellen verschoben ist zur IgE-Produktion.
- IgE-Antikörper sensibilisieren Mastzellen und Basophile Zellen. Die Mastzellen/Basophilen Zellen setzen nach Kreuzvernetzung zweier IgE-Antikörper durch ein Allergen in Folge Histamin frei, welches eine Sofortreaktion/Entzündungsreaktion mit Quaddelbildung, Hyperämie, Schleimhautproduktion und Hyperreaktivität der Bronchialmuskulatur bewirkt.
- Der Sofortreaktion kann eine Spätreaktion/chronische Entzündungsreaktion folgen, die mit der Aktivierung von Th1- sowie Th17-Zellen, einer Eosinophilie, gegebenenfalls einer Neutrophilie, der Schädigung der Schleimhäute und verzögert einem *Remodeling* einhergehen.
- Variabilität verschiedener Gene bedingt die Erhöhung des Risikos für die Entwicklung von Allergien, Neurodermitis und Asthma bronchiale. Anamnestisch müssen immer die allergischen Erkrankungen der Eltern erfragt werden, um den genetischen Einfluss abzuschätzen.
- Folge des genetisch bedingten Risikos kann eine individuell ausgerichtete Therapie mit speziellen Biologika sein.

Referenzen
[1] Murphy KP, Travers P, Walport M, et al. Janeway Immunologie. 7. Auflage. Heidelberg: Spektrum Akademischer Verlag, 2009.
[2] Peters M, Peters K, Bufe A. Regulation of lung immunity by dendritic cells: Implications for asthma, chronic obstructive pulmonary disease and infectious disease. Innate immunity. 2019;25 (6):326–336. doi: 10.1177/1753425918821732.
[3] Holgate ST. Innate and adaptive immune responses in asthma. Nature medicine. 2012;18 (5):673–683. doi: 10.1038/nm.2731.
[4] Binia A, Kabesch M. Respiratory medicine – genetic base for allergy and asthma. Swiss medical weekly. 2012;142:w13612. doi: 10.4414/smw.2012.13612.

[5]   Kabesch M. Epigenetics in asthma and allergy. Current opinion in allergy and clinical immunology. 2014;14(1):62–68. doi: 10.1097/ACI.0000000000000025.

[6]   Kabesch M. Early origins of asthma (and allergy). Molecular and cellular pediatrics. 2016;3 (1):31. doi:10.1186/s40348-016-0056-4.

3 Allergenkunde

Albrecht Bufe, Monika Raulf

3.1 Prinzipien

3.1.1 Was sind Allergene?

Allergene sind Antigene, die eine Sensibilisierung und damit eine allergische Entzündungsreaktion auslösen können (siehe Kap. 2). Sensibilisierung ist dabei wie eine Immunisierung zu verstehen, die zusätzlich zu IgG- mit der Produktion von IgE-Antikörpern einhergeht. Die IgE-Antikörper binden an spezifische IgE-Rezeptoren, die man auf Mastzellen, Basophilen- und Eosinophilen-Zellen findet. Die IgE-Antikörper, welche die Allergene über ihre variable Region erkennen können, haben damit die jeweiligen Zellen sensibel für das Erkennen von Allergenen gemacht. Sie vermitteln dann, wenn es zur Kreuzvernetzung von mindestens zwei IgE-Antikörpern auf der Oberfläche der besagten Zellen kommt (*Bridging*), die Freisetzung von Entzündungsmediatoren. Die freigesetzten Mediatoren, vor allem das bereits vorgebildete Histamin, sorgen für den Beginn einer schnellen Entzündungsreaktion, in diesem Fall also einer Sofortreaktion, die man allergische Reaktion nennt (siehe Typ-I-Reaktion) [1].

3.1.2 Nomenklatur

Allergene sind zumeist Proteine, Glyko- oder Lipoproteine und stammen fast ausschließlich aus biologischen Quellen. Organische und anorganische Substanzen wie Piperazin, Nickel, Säureanhydride oder Isocyanate können ebenfalls zu Allergenen werden, wenn sie an körpereigene Trägerproteine gekoppelt auftreten (Haptene).

Allergene haben eine Molekülmasse zwischen 5 und 100 kDa. Kleiner 5 kDa sind sie allein nicht immunogen, größer 100 kDa können sie nicht durch die Schleimhäu-

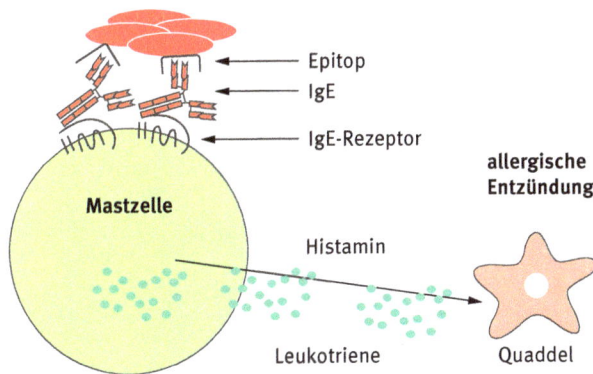

Abb. 3.1: Interaktion eines Allergens über zwei B-Zell-Epitope mit den an Mastzellen gebundenen IgE-Antikörpern (Bridging/Kreuzvernetzung) (genaue Beschreibung siehe Text).

https://doi.org/10.1515/9783110644029-003

te penetrieren. Sie sind in der Regel gut wasserlöslich und chemisch relativ stabil, ansonsten könnten sie nicht mit den immunologischen Zellen interagieren. Schließlich tragen sie mindestens zwei Bindestellen (*IgE-Epitope*) für die variable Region von IgE. Ohne dies wäre die Kreuzvernetzung von Zell-gebundenem IgE unmöglich.

1986 wurde von der WHO und der Internationalen Union der Immunologischen Gesellschaften (WHO/IUIS) ein Unterausschuss für die Allergennomenklatur etabliert. Das Ziel dieses Sub-Komitees ist es, den Allergenen auf der Grundlage einer kritischen Analyse der vertraulich übermittelten biochemischen und klinischen Daten eindeutige Namen zu geben. Die Namen der Allergene werden auf ihre Quellen, deren Genus und Spezies zurückgeführt. Für die Bezeichnung von Graspollenallergenen bedeutet das am Beispiel des Lieschgras (*Phleum pratense*): drei Buchstaben des lateinischen Genusnamens (Phl) und ein Buchstabe der Spezies (p) sowie eine arabische Ziffer, die die Priorität der Entdeckung widerspiegelte, aber in jüngster Zeit die Beziehungen mit homologen Proteinen in verwandten Arten berücksichtigt. Das Allergen des Lieschgrases der Gruppe 1 wird demnach *Phl p 1* genannt [2].

Alle anderen Allergene folgen diesem Prinzip, wie in Tab. 3.1 exemplarisch für die wichtigsten Allergengruppen und Allergene aufgeführt.

Abhängig von der Funktion des Allergens in seiner Quelle können durch Mutationen alternative Proteine mit ähnlicher Funktion entstehen, was zum Auftreten von Isoallergenen bzw. Isoformen oder Varianten führen kann. Die Isoallergene werden durch das Hinzufügen von zwei weiteren Ziffern nach dem Punkt und Isoformen oder Varianten durch Hinzufügen von zwei weiteren Ziffern gekennzeichnet (z. B. Phl p 1.0101). Sequenzen innerhalb von 67 % Identität zum ursprünglichen Allergen werden als Isoallergene bezeichnet und Sequenzen, die sich um < 90 % Identität unterscheiden, sind Isoformen oder Varianten. Die offizielle Liste der Allergene, die die Allergene enthält, die den Kriterien des *IUIS Allergen Nomenclature Sub-Committee* entsprechen, ist unter www.allergen.org. aufgeführt. Die Isoformen sind selten von praktischer Bedeutung für einen Allergologen, weil diese strukturell und funktionell sehr ähnlich sind und kaum Auswirkungen auf die Allergenität der jeweiligen Moleküle haben.

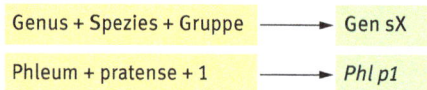

| Genus + Spezies + Gruppe | ⟶ | Gen sX |
| Phleum + pratense + 1 | ⟶ | Phl p1 |

Abb. 3.2: Prinzip der Nomenklatur von Allergenen mit einem Beispiel.

Tab. 3.1: Die wichtigsten und klinisch relevantesten Allergene nach Gruppe, Namen, Genus und Spezies, Anzahl der Allergene pro Spezies und Kürzel.

Gruppe	Name	Genus & Spezies	Gruppen	Kürzel
Bäume	Birke	*Betula verrucosa*	1–8	Bet v 1
	Erle	*Alnus glutinosa*	1 & 4	Aln g 1
	Kirsche	*Prunus avium*	1–4 & 7	Pru av 1
Gräser	Lieschgras	*Phleum pratense*	1–13	Phl p 1
	Honiggras	*Holcus lanatus*	1 & 5	Hol l 1
	Lolchgras	*Lolium perenne*	1–5 & 11	Lol p 1
	Roggen	*Secale sereale*	1–38	Sec s 1
Kräuter	Beifuß	*Artemisia vulgaris*	1–6	Art v 1
	Ambrosia (ragweed)	*Ambrosia artemisiifolia*	1–12	Amb a 1
Milben	Farinae	*Dermatophagoides farinae*	1–39	Der f 1
	Pteronyssinus	*Dermatophagoides pteronyssinus*	1–38	Der p 1
	Blomia	*Blomia tropicalis*	1–21	Blo t 1
Insekten	Biene	*Apis mellifera*	1–12	Api m 1
	Wespe	*Vespula vulgaris*	1–3, 5,6	Ves v 1
	Hummel	*Bombus terrestris*	1 & 4	Bom t 1
Tiere	Katze	*Felis domesticus*	1–8	Fel d 1
	Hund	*Canis familiaris*	1–8	Can f 1
	Pferd	*Equus caballus*	1–6	Equ c 1
Pilze	Alternaria	*Alternaria alternata*	1–15	Alt a 1
	Aspergillus	*Aspergillus fumigatus*	1–34	Asp f 1
	Cladosporium	*Cladosporium herbarum*	2, 5–12	Cla h 2
Nahrungs-mittel	Ovalbumin	*Gallus domesticus*	2	Gal d 2
	α-lactalbumin	*Bos domesticus*	4	Bos d 4
	Lachs	*Salmo salar*	1–8	Sal s 1
	Erdnuss	*Arachis hypogaea*	1–17	Ara h 1
	Haselnuss	*Corylus avellana*	1–15	Cor a 1
	Sojabohne	Glycine max	1–8	Gly m 1

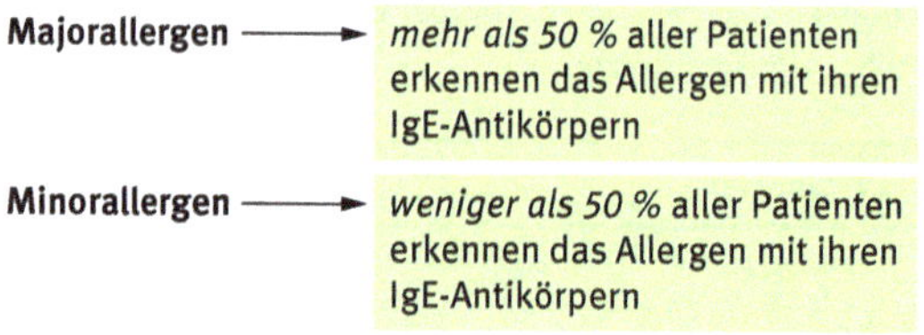

Majorallergen ⟶ *mehr als 50 %* aller Patienten
erkennen das Allergen mit ihren
IgE-Antikörpern

Minorallergen ⟶ *weniger als 50 %* aller Patienten
erkennen das Allergen mit ihren
IgE-Antikörpern

Abb. 3.3: Definition von Major- und Minorallergenen innerhalb einer Spezies. Wenn 50 % oder mehr der Patienten in einem Kollektiv ein Allergen mit ihrem Serum-IgE erkennen, dann nennt man es ein *Majorallergen*. Bei weniger als 50 % Erkennung des Moleküls spricht man von *Minorallergen*.

3.1.3 Herkunft und Funktionen: Klassifizierung

Allergene stammen aus den unterschiedlichsten Quellen und werden nicht nur danach benannt, sondern auch klassifiziert. Gleichzeitig haben die einzelnen Allergenmoleküle unterschiedlichste biologische Funktionen in ihrer Quelle. Diese Funktionen, wie zum Beispiel bei Enzymen, können dabei Auswirkungen auf den menschlichen Organismus und das Immunsystem haben. In Tab. 3.2 sind die wichtigsten Klassifizierungsmerkmale zusammengefasst.

An drei Beispielen soll die Relevanz der biologischen Funktion eines Allergens für den praktischen Allergologen erläutert werden:

- *Pathogenesis-related Proteine* (PR-Proteine) aus Pollen-Allergenen nützen den Organismen dabei, z. B. Virusinfektionen der Pflanze abzuwehren und Partnerpflanzen von einer Gefahr zu informieren (Stressproteine). Am Beispiel des Hauptallergens der Birke (Bet v 1) ließ sich nachweisen, dass Bet v 1 funktionell eine Ribonuklease darstellt [3]. Diese vermag die RNA von Viren zu zerstören und andere Pflanzenzellen hinsichtlich ihrer Abwehrbereitschaft zu aktivieren. Solche Moleküle, die übrigens außer in Pollen auch in deren Fruchtständen zu finden sind, können auch im menschlichen Organismus wie Gefahrensignale wirken und damit die Bereitschaft zur Sensibilisierung erhöhen.
- Enzyme von Innenraumallergenen, wie sie insbesondere bei Milbenallergenen zu finden sind, dienen nicht nur dem Quellorganismus für seinen Stoffwechsel, sondern bewirken z. B. als Proteasen auf der menschlichen Schleimhaut eine erleichterte Penetrationsfähigkeit des jeweiligen Allergens, wie am Beispiel für Der p 2 belegt.
- Depotmoleküle von Nahrungsmitteln wie das Vicilin (Ara h 2) aus der Erdnuss verfügen über eine hohe strukturelle Stabilität und sind damit vor dem Verdau durch menschliche Speichel-, Magen- und Darmenzyme sehr gut geschützt. Solche Eigenschaften sichern dem Erdnussallergen die schnelle Interaktion mit Immunzellen in der Schleimhaut und sorgen dafür, dass dieses Allergen nur schwer aus Nahrungsmitteln zu eliminieren ist (versteckte Allergene in verschiedenen Nahrungsmitteln).

Tab. 3.2: Einteilung von Allergenen in Klassen nach Funktionen.

Klasse	Funktion	Allergene
PR-10-Proteine	„Pathogenesis related proteins", auch pflanzliche Stressproteine, Ribonukleasen	Baumpollenallergene der Gruppe 1 (Birke, Erle, Hasel, Hainbuche, Eiche, Esskastanie etc.) und Kreuzallergene aus Obst und Gemüsesorten (Apfel, Karotte, Sellerie, Haselnuss etc.). In Insekten.
Proteasen	vor allem Serinproteasen der jeweiligen Spezies	Hausstaubmilbenallergene der Gruppe 1 und 2 (aus dem Darm), Graspollenallergene der Gruppe 1 (zur Pollinierung).
Profiline	Strukturproteine von Eukaryonten	In fast allen Spezies, die relevante Allergene freisetzen wie Pollen, Milben, Tiere und vor allem Nahrungsmittelallergene.
Speicherproteine	Albumine, 7s-Globuline, Vicillin und Legumin in Nüssen und Hülsenfrüchten	Vor allem Tiere und Hülsenfrüchte, hohe Hitzestabilität und Resistenz gegen Verdauungsenzyme.
Lipocaline	Vitamintransportmoleküle und antivirale Proteine in Tieren	Gruppe 1 Allergene der Tiere.
Lipidtransfer-Proteine	Stressproteine der Pflanzen und in Eukaryonten Beteiligung an Zellmembransynthese über Fähigkeit zur Lipidbindung	Gemüse (Erbsen) und Früchte (Pfirsich).
kreuzreaktive Kohlenhydratkomponenten	Kohlenhydratstrukturen an Proteine gebunden (Glykoproteine), die eine schwache Kreuzreaktivität zwischen verschiedenen Spezies ermöglichen	*Secale sereale*, Naturlatex.

3.1.4 Kreuzallergenität

Kreuzallergenität ist die Folge von Kreuzreaktivität von Allergenen. Kreuzreaktivität bedeutet, dass strukturell ähnliche (homologe) Allergenmoleküle aus unterschiedlichen Allergenquellen von den gleichen IgE-Antikörpern erkannt werden. Ist ein Patient z. B. gegen das Hauptallergen der Birke Bet v 1 sensibilisiert, ist er potenziell gegen strukturell homologe Pollenallergene wie solche vom Haselbusch, aber auch die aus Nahrungsmitteln wie z. B. von Haselnüssen, Äpfeln oder Kirschen sensibilisiert. Derartige Protein- bzw. Peptidepitope mit Sequenz- oder Strukturhomologien in unterschiedlichen Quellen werden als „Panallergene" bezeichnet. Diese Allergene kommen ubiquitär oder in einer Vielzahl von Allergenquellen vor und sind meist

Allergisch auf	Risiko der Reaktion auf	Höhe des Risikos Rot = % Risiko	
Hülsenfrucht · Erdnuss	**andere Hülsenfrüchte** · grüne Bohnen · Linsen · Bohnen	5 %	
Baumnuss · Wallnuss	**andere Baumnüsse** · Paranuss · Cashew · Haselnuss	37 %	
Fisch · Lachs	**andere Fische** · Schwertfisch · Seezunge	50 %	
Schalentier · Shrimps	**andere Schalentiere** · Krabben · Lobster	75 %	
Getreide · Weizen	**andere Getreide** · Gerste · Roggen	20 %	
Kuhmilch	**Rindfleisch** · Hamburger	10 %	
Kuhmilch	**Ziegenmilch** · Ziege	92 %	
Kuhmilch	**Stutenmilch** · Pferd	4 %	
Pollen	**Früchte/Gemüse** · Apfel · Pfirsich · Honigmelone	55 %	
Pfirsich	**andere Rosengewächse** · Apfel · Pflaume · Kirsche · Birne	55 %	
Melone	**andere Früchte** · Wassermelone · Banane · Avocado	92 %	
Latex · Latexhandschuh	**Früchte** · Kiwi · Banane · Avocado	35 %	
Früchte · Banane, Kiwi, Avocado	**Latex** · Latexhandschuh	11 %	

Abb. 3.4: Kreuzallergien und -reaktivitäten zwischen verschiedenen Spezies mit Darstellung des Risikos einer klinischen Reaktion bei bestehender Allergie auf bestimmte Allergengruppen (nach Saloga und Angerer [2]).

stark konserviert. Solche Kreuzreaktivitäten finden sich in den unterschiedlichsten Konstellationen (siehe Abb. 3.4) [2].

Klinisch wichtig ist, ob aus einer Kreuzreaktivität eine Kreuzallergenität wird, ob also ein Patient – um bei dem genannten Beispiel zu bleiben – allergisch auf Birkenpollenallergene mit rhinitischen oder asthmatischen Symptomen reagiert, gleichzeitig aber nach Genuss von Äpfeln oder Haselnüssen auch ein orales Allergiesyndrom entwickelt.

Der Sprung von der Kreuzreaktivität (Sensibilisierung) zur Kreuzallergenität ist von mehreren Faktoren abhängig [4]:

– Die primär produzierten und kreuzreaktiven IgE-Antikörper sensibilisieren Mastzellen dort, wo die jeweiligen Allergene auch ankommen, also für die Pollenallergene auf der Nasen- oder Bronchialschleimhaut, für die Nahrungsmittelallergene auf der oralen oder der Darmschleimhaut. Wird das Allergen primär über die Schleimhaut der Atemwege aufgenommen und dem Immunsystem präsentiert, ist die Wahrscheinlichkeit, dass vor allem die Mastzellen der Atemwege mit den spezifischen IgE-Antikörpern sensibilisiert werden, höher, als wenn die Präsentation über die Haut, den Darm oder gar das Blut erfolgt. Der Grund für diese lokalisierten Effekte liegt darin, dass Allergene in den Lymphbahnen regional gefiltert und verarbeitet werden. Die resultierende Antikörperproduktion findet entsprechend in den regionalen Lymphknoten statt. Zwar gelangen die löslichen IgE-Antikörper letztlich immer in den Blutkreislauf, der größte Teil der regional produzierten Antikörper verbleibt aber in der Region der primären Präsentation. Kreuzallergenität hängt also davon ab, wie gut kreuzreaktive IgE-Antikörper über die verschiedenen Schleimhautregionen hinwegdiffundieren. Zusätzlich ist die primäre orale Sensibilisierung weniger wahrscheinlich, weil die Toleranzinduktion gegenüber Fremdantigenen/-allergenen in der Darmschleimhaut im Vergleich zu den Atemwegen effektiver ist.
– Die Affinität der kreuzreaktiven IgE-Antikörper zum jeweiligen Allergen ist sehr hoch, sodass die Bindung und das *Bridging* sehr effektiv die Freisetzung der Mediatoren aus den Mastzellen induzieren kann. IgE-Antikörper, die Protein-Allergene erkennen, haben grundsätzlich eine höhere Affinität als IgM-Antikörper, weil IgE immer in den Keimzentren der Lymphknoten affinitätsgereift sind. Kreuzreaktivität kann aber auch durch gemeinsame Glykostrukturen auf den unterschiedlichen Allergenen zustande kommen, z. B. die alpha-Galaktose. Dabei binden die IgE-Antikörper deutlich schwächer an die Allergene, weil Zuckerstrukturen zu der variablen Seite der Antikörper nur eine schwache Affinität aufbauen können. Damit kommt es hauptsächlich zur Kreuzreaktivität, seltener zur Kreuzallergenität [5].
– Die 3D-Struktur des kreuzreaktiven Allergens bleibt auf der jeweiligen Schleimhaut erhalten (Stabilität) und es kommt z. B. zu keiner Fragmentierung des Allergenmoleküls durch Proteasen. Unterschiedliche Schleimhäute produzieren unterschiedliche Mengen und Arten von Proteasen. Pollenallerge-

ne werden in der Nasenschleimhaut nicht so effektiv fragmentiert wie in der Mund-, Magen- und Darmschleimhaut. Andererseits sind Speicherproteine, z. B. von Nüssen, deutlich resistenter gegen Enzymverdau in Mund, Magen und Darm als andere Allergenmoleküle. Damit ist Kreuzallergenität nur gewährleistet, wenn die homologen kreuzreaktiven Allergene ihre strukturelle Stabilität an dem jeweiligen Ort der allergischen Reaktion bewahren können [6].

3.1.5 Molekulare Allergenanalyse

Um Allergene biochemisch und molekular analysieren zu können, müssen die Substanzen zunächst vereinzelt werden. Voraussetzung für diese Vereinzelung sind Marker, die ein solches Molekül als Allergen identifizieren können. Mit der Entdeckung der IgE-Antikörper war ein solcher Marker erstmals gegeben. Den Durchbruch bei der Isolation von Allergenen aus Quellextrakten brachte allerdings die Möglichkeit, gegen unterschiedlichste Moleküle monoklonale Antikörper (mAB) in Tieren herstellen zu können. Diese Technik erlaubte es, nach Immunisierung von Mäusen mit Allergenextrakten, anschließender Fusion der Milzzellen aus der immunisierten Maus mit Myelomzellen, reine, monoklonale IgG-Antikörper in unbegrenzter Menge zu generieren, die spezifisch nur an ein Allergen binden. Damit konnten Allergene in nativer Form aus ihrer natürlichen Umgebung isoliert und anschließend biochemisch charakterisiert werden. Parallel zu dieser Entwicklung gelang es, die klinisch wichtigsten Allergene rekombinant, also mit gentechnischen Mitteln künstlich herzustellen. Deren DNA-Sequenzen wurden aufgeschlüsselt, die Peptidsequenzen abgeleitet und die 2D-Strukturen der Moleküle aufgeklärt. Weitergehende Untersuchungen führten zur Identifizierung auch der 3D-Strukturen mittels Kristallisationsexperimenten und Röntgenstrukturanalysen. Wir blicken heute auf ein umfangreiches Portfolio von Allergenen in DNA- und Proteindatenbanken sowie auf die Darstellung der räumlichen Strukturen der wichtigsten Allergenmoleküle [7].

Link zu einer Tabelle sämtlicher bekannter und analysierter Allergene: www.allergen.org.

3.2 Praktische Bedeutung von Allergenen

3.2.1 Bedeutung von Allergenquellen

Praktische Bedeutung: Die Quellen, aus denen die Allergene freigesetzt werden, bedingen Ort und Zeitpunkt ihres Auftretens und die Eintrittspforte in den menschlichen Organismus.

Pollen fliegen nur zu bestimmten Jahreszeiten (siehe Pollenflugkalender) und können bei entsprechenden Wetterbedingungen große Distanzen zurücklegen. Z. B. treten bei Westwinden an der Nordsee üblicherweise keine Pollen auf, bei sommerlichen Ostwindbedingungen hingegen erreichen Pollen die Nordseeküste. Entsprechend sind erhebliche Allergieschübe zu erwarten.

Pollen können auf Grund ihrer Größe nicht in die tiefen Atemwege vordringen. Bei bestehender Sensibilisierung ist während des normalen Pollenfluges eher mit Rhinitis und Konjunktivitis zu rechnen. Bei Gewitterbedingungen setzen die Pollen ihre Allergene als Pollenkörner bereits in der Luft frei, die Strukturen sind jetzt deutlich kleiner und können bis in die kleinen Bronchiolen eingeatmet werden. Bei Pollenflug und Gewitter oder hoher Luftfeuchtigkeit erwartet man eher asthmatische Beschwerden (das sogenannte *thunderstorm asthma*). Ähnliche Untersuchungen gibt es für Sporenflug von Pilzen. Pilzsporen treten besonders häufig bei hoher Luftfeuchtigkeit zur entsprechenden Jahreszeit während ihres besten Wachstums auf.

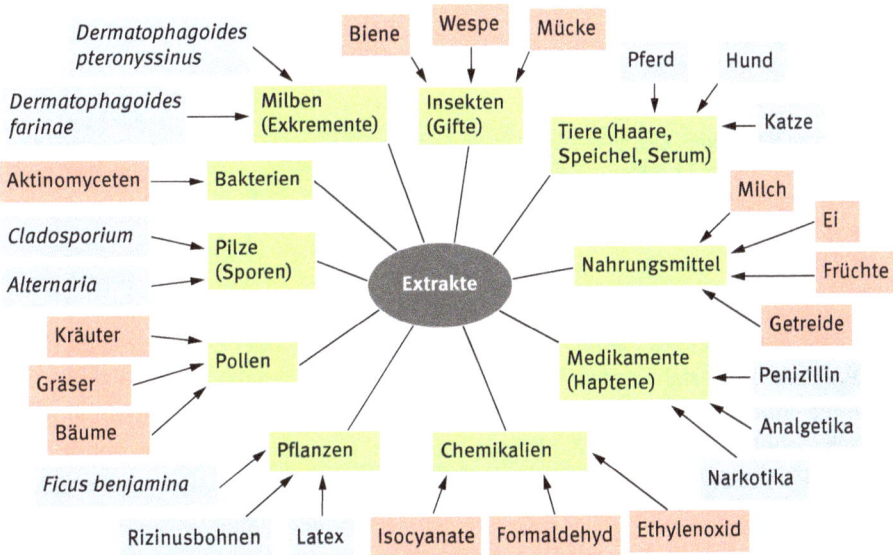

Abb. 3.5: Allergengruppen nach Allergenquellen, aus denen Allergenextrakte hergestellt werden (mit freundlicher Genehmigung, ©Bufe, Albrecht/alle Rechte vorbehalten).

Milbenallergene sind u. a. in den 10–25 µm großen Kotbällchen der Tiere enthalten. Matratzenbezüge für eine Allergenreduktion müssen neben anderen Stabilitätseigenschaften Poren enthalten, die sicher unter dieser Größe liegen, um effektiv als Filter zu wirken, Luft und Wasser aber durchlassen.

Nahrungsmittelallergene, die durch die Mund- oder Darmschleimhaut aufgenommen werden, können sich an bestimmten Orten der Pflanze befinden, mit denen der Patient nicht in jedem Fall in Berührung kommt. Apfelallergene z. B. sind hoch konzentriert in der Schale und kurz unterhalb zu finden. Manche Patienten können einen geschälten Apfel essen, andere nicht. Auch die Apfelspezies kann bedeutsam sein, da die einzelnen Sorten unterschiedliche Mengen an aktiven Allergenen enthalten. Die alte Apfelsorte Boskoop kann weniger Symptome verursachen als die relativ neue Züchtung „Golden Delicious". Viele Apfelallergiker vertragen gekochten Apfelsaft, aber nicht die frische Frucht, weil die Apfelallergene hitzelabil sind.

Tierhaarextrakte werden aus verschiedenen Allergenquellen der Tiere wie Haare, Hautschuppen, Urin, Speichel und Serum gewonnen. Es kann also vorkommen, dass ein Patient auf das Extrakt im Hauttest reagiert, selbst aber angibt, dass beim eigenen Haustier keine Symptome auftreten. Bei Austestung der nativen Tierhaare zeigt sich im Einzelfall, dass sich Patientenreaktivitäten zwischen verschiedenen Tieren im Grad der Allergenität unterscheiden können. Hier gerät man in der Beratungssituation häufig in einen Konflikt; Atopiker sollten zur sekundären/tertiären Prävention grundsätzlich Tiere meiden, im Einzelfall ist aber die Karenz schwer durchzusetzen, wenn das jeweilige Tier für die Symptome nicht verantwortlich ist.

3.2.2 Bedeutung von biologischen Funktionen

Praktische Bedeutung: Allergene können biologische Funktionen besitzen, die bei unsachgemäßer Handhabung der Extrakte zum Wirkungsverlust der diagnostischen und therapeutischen Substanzen führen können.

Allergene als Enzyme

Allergene der Pollen, der Milben und der Pilze sind Serin- oder Cysteinproteasen, die andere Proteine gezielt degradieren können. Aus Baum- und Gräserpollen sind Allergene mit Ribonukleaseaktivität beschrieben. Naturlatex enthält ein Patatinhomolog mit Phospholipase-A2-Aktivität. Würde man zur Hyposensibilisierung ein Milbenextrakt mit einem Gräserextrakt mischen, kann man nicht sicher sein, ob die Gräserpollenallergene weiterhin stabil und damit wirkungsvoll bleiben.

Allergene als Enzym-Inhibitoren

Allergene aus dem Weizen und aus der Rizinusbohne können Enzyme wie die α-Amylase inhibieren. Das bedeutet z. B., dass die Degradation von glykosilierten Panallergenen in der Mundschleimhaut nicht stattfindet und deren Allergenität aufrechterhalten wird.

Allergene als Transportproteine

Allergene von Pferden, Rindern, Mäusen, Ratten, Schaben und Ascaris-Würmern sind Lipocaline und transportieren hydrophobe Moleküle wie Retinoide und Steroide. Letztere können die IgE-Synthese beeinflussen, wenn sie in Gegenwart von Allergenen in der Schleimhaut vermehrt transportiert werden.

Allergene als Regulatoren

Allergene aus Gräsern und Baumpollen (aktinbindende Proteine), aus der Milbe (Tropomyosin als Zytoskelettprotein) und aus Milben und Pilzen (Hitzeschockproteine) haben regulatorische Eigenschaften in den Schleimhautzellen und modifizieren so Zellstoffwechselprozesse. Das kann potenziell die Allergenität der jeweiligen Allergene potenzieren.

Löslichkeit der Allergene

Die meisten Allergene sind wasserlöslich. Eine gut gefettete Haut ist ungeeignet für einen PRICK-Test, weil die Allergene abgestoßen werden können und beim Test nicht ausreichend in die Haut eindringen [8].

3.2.3 Die klassischen Extraktionsverfahren

Pollenallergene

Es werden Monokulturen für spezifische Gräser, Bäume oder Kräuter angelegt. Die Pollen werden zu den entsprechenden Jahreszeiten mit Hilfe bestimmter Geräte wie Pollensaugern gesammelt, anschließend klassifiziert und verkauft. Die Standardextraktion erfolgt auf wässriger Basis in Anwesenheit eines Puffers, der die Freisetzung der Allergene aus den Pollen nicht behindert, die nativen Proteine aber schont: z. B. ein Ammoniumcarbonatpuffer (0,1 mol/l NH_4HCO_3). Die Pollen werden für mindestens 30 Minuten in dem Puffer gerollt, anschließend wird das Zellmaterial durch Zentrifugation abgetrennt, der Überstand wird gewonnen, der Puffer durch Dialyse entfernt und durch Wasser ersetzt. Der Extrakt wird dann getrocknet und zur weiteren Verwendung, Analyse und Kontrolle eingefroren aufbewahrt. Man kann Pollen auch mit organischen Lösungsmitteln extrahieren, z. B. 50 %ig N,N-Dimethylformamid. Im Traubenkraut (in Amerika als „ragweed" bekannt) fanden sich auf diese Weise zwei weitere wichtige Komponenten, die allergene Aktivität besaßen.

Milbenallergene

Hausstaubmilben werden in Reinform auf spezifischen Medien gezüchtet und dann zur Extraktherstellung verwendet. Wichtig bei der Anzucht der Milben ist, dass genügend Exkremente vorhanden sind. Diese können mit bestimmten Filtern angereichert werden. Anschließend erfolgt eine wässrige Extraktion, bei der vorher die Kotbällchen durch Mörsern ausreichend homogenisiert werden. Der weitere Verlauf ist wie oben beschrieben.

Schimmelpilz-Allergene

Die Qualität der Schimmelpilzextrakte hängt stark von den Kulturbedingungen, der Isolation der Sporen und der vorsichtigen Behandlung der Allergene ab. Das Verfahren ist mit erheblichem Aufwand verbunden und bedarf der genauen Kenntnis der einzelnen Wachstumsbedingungen. Hierin liegen die Hauptgründe für einige klinisch ungeeignete Schimmelpilzextrakte.

Nahrungsmittelallergene

Gute Erfahrungen wurden mit Tieftemperaturverfahren unter Verwendung der sogenannten „Acetonpulverextraktion" gemacht. Beim Apfel z. B. werden Fruchtscheiben in Aceton und Trockeneis bei Temperaturen unter −60° C homogenisiert und längere Zeit gelagert. Die Allergene fallen unter diesen Bedingungen mit den übrigen Makromolekülen aus, werden in Aceton gewaschen und pulverisiert. Das Acetonpulver wird spezifisch chemisch extrahiert, das verbleibende Allergenextrakt kühl gelagert. Solche Verfahren werden den speziellen Bedingungen der einzelnen Nahrungsmittel angepasst.

3.2.4 Bedeutung der Extraktionen

Praktische Bedeutung: Die Qualität der Extraktionsverfahren beeinflusst die Stabilität der Allergene. Die Extrakte sind mit den natürlich freigesetzten Allergenen nicht unbedingt vergleichbar und sie können ihre natürliche Aktivität, die sie sonst auf der menschlichen Schleimhaut entwickeln, verlieren.

Schwierige Allergene

Diese sind dadurch definiert, dass Extrakte häufig die Allergenität der natürlichen Allergene nicht reproduzieren. Extrakte aus Nahrungsmitteln sind deshalb bis heute nur bedingt nutzbar. Klinisch relevante Allergene in Früchten sind häufig Speicherproteine und haben damit entweder einen hohen Zuckeranteil oder sind fettlöslich. Dadurch sind (wie oben erwähnt) herkömmliche Extraktionsverfahren zumeist ungeeignet. Bei den modifizierten Verfahren kommt es allerdings oft zur Veränderung oder zur Fragmentierung der Allergene und so zum Verlust der Allergenität. Man umgeht dieses Problem bei Hauttesten und Nahrungsmittelprovokationen, indem native Substanzen verwendet werden. Dabei muss in Testverfahren zur Standardisierung ein Kontrolltest (Negativ- oder Positivkontrolle) z. B. an gesunden Personen (nicht Allergikern) mitgeführt werden.

3.2.5 Modifikation von Allergenen

Praktische Bedeutung: Insbesondere für die Therapieextrakte (Spezifische Immuntherapie) werden Allergenmoleküle chemisch modifiziert. Diese Modifikationen verändern die Erkennbarkeit der Allergene durch IgE-Antikörper und T-Zellen. Gleichzeitig beeinflussen die strukturellen Veränderungen der Allergene die Effekte auf Immunzellen im Sinne einer Entzündungsreaktion oder Abschwächung oder Verstärkung der Antikörperproduktion.

Temperatur

Sowohl natürliche als auch im Extrakt gewonnene Allergene sind unterschiedlich temperatursensibel. Klinisch besonders relevant ist dies bei Nahrungsmittelallergenen, insbesondere Kuhmilch-, Hühnerei-, Baumfrucht- und Wurzelgemüseallergenen. Nussallergene sind in der Regel sehr hitzestabil. Anhand dieser Eigenschaften kann die persönlich mögliche und erforderliche Allergenkarenz für Allergiker bestimmt werden.

Allergoide

Bei Allergenextrakten unterscheidet man wässrige und Depot-Lösungen. Letztere können durch chemische Modifikation zu einer reduzierten Allergenität führen. Solche chemischen Modifikationen werden mit Formaldehyd, Glutaraldehyd oder Alginaten durchgeführt. Diese tragen in der Regel zur Aggregation der Moleküle und deren Multimerisierung bei. Die Extrakte werden dann als Allergoide bezeichnet, da sie den Allergenextrakten strukturell nur noch ähnlich sind. Die Modifikationen behindern die Bindungsfähigkeit der Allergene für IgE-Antikörper. Die IgE-Epitope auf den Allergenen werden dadurch räumlich unzugänglich und vor der variablen Region des IgE versteckt. Die chemische Charakterisierung und biologische Standardisierung der Allergoid-Extrakte ist durch die Modifikationen erschwert, da weder die IgE-Bindung noch die biologischen Aktivitätstestungen, wie sie für natürliche, wässrige Extrakte gelten, funktionieren. Die Wirksamkeit und Verträglichkeit der Allergoid-Extrakte kann also nur klinisch belegt werden.

Adjuvanzien

Allergene können auch modifiziert werden, indem sie kovalent an Adjuvanzien gebunden (gekoppelt) werden. Adjuvanzien wirken unspezifisch, indem sie einerseits pro-inflammatorische Prozesse des angeborenen Immunsystems verstärken und andererseits die Aufnahme der Antigene, an die sie gekoppelt sind, in antigenpräsentierende Zellen (APZ) gezielt beschleunigen. Als Adjuvanzien bei Allergenextrakten dienen vor allem Aluminiumhydroxid, Calciumphosphat, Tyrosin, Immunmodulatoren wie Monophosphoryl-Lipoid A (MPL), CpGs (spezifische bakterielle DNA-Abschnitte) oder Virus-like-particles (VLPs). Die einzelnen Adjuvanzien wirken immunologisch auf unterschiedliche Weise:

- Aluminiumhydroxid aktiviert das Inflammasom, eine pro-inflammatorische Signalkaskade, wirksam insbesondere in Antigen-präsentierenden Zellen (APZ);
- Calciumphosphat und Tyrosin verstärken die Calcium-abhängigen Signalkaskaden von Zellen und damit ebenfalls die pro-inflammatorische Antwort;
- MPL bindet an TLR4 (Toll-like-Rezeptor 4) und CpGs an TLR3. Beide verstärken über ihre Signalwege die Freisetzung pro-inflammatorischer Zytokine;
- Liposome und VLPs beschleunigen die Phagozytose der an sie gebundenen Allergene insbesondere in APZ.

Alle Adjuvanzien verstärken mit ihren jeweiligen Mechanismen am Ende die T-Zell-aktivität und die Antikörperproduktion [7].

3.3 Besonderheiten

3.3.1 Kontaktallergene

Praktische Bedeutung: Kontaktallergene wirken vor allem über die intakte Haut, sind kleiner als 5 kDa und heften sich an körpereigene Trägerprotein (Haptene). Sie sind damit selbst nicht immunogen, sondern bilden erst durch die Kopplung an das Trägerprotein ein Epitop aus. Sie können einerseits eine IgE-vermittelte Typ-1 Reaktion auslösen, meistens induzieren sie aber eine T-Zell-vermittelte Typ-4 Reaktion [9].

Kontaktallergene und Haptene

Kontaktallergene sind eine inhomogene Gruppe kleiner organischer oder anorganischer Moleküle aus unterschiedlichen Substanzgruppen: Metallen, Duftstoffen, topischen Arzneimitteln, Gummi-Inhaltsstoffen, Farbstoffen, Externa-Inhaltsstoffen, Konservierungsmitteln, Kleber und Harzen sowie Pflanzeninhaltsstoffen (siehe Kap. 15, Tab. 15.2 die für Pädiatrie relevanten Kontaktallergene). Durch die Kopplung an körpereigene Trägerproteine wie z. B. Humanserumalbumin (HSA) können die so genannten Haptene von APZ aufgenommen, prozessiert und als T-Zell-Epitope, die die jeweiligen niedermolekularen Substanzen gebunden haben, präsentiert werden. Es entstehen spezifische T-Zellen, die sich klonal vermehren und so eine lokale Entzündungsreaktion in der Haut im Sinne einer Spätreaktion vom Typ-4 und/oder eines Kontaktekzems auslösen. Werden auf den Trägermolekülen der Haptene neue B-Zell-Epitope geschaffen, können alternativ auch spezifische IgE- oder IgG-Antikörper entstehen, durch die dann entweder eine Typ-1 oder eine Typ-2/3 Reaktion ausgelöst wird. Solche Reaktionen beobachtet man häufiger bei Arzneimittelallergien vermittelt durch Antibiotika oder Antiphlogistika (z. B. Paracetamol).

3.3.2 Glykosylierung

Praktische Bedeutung: Glykosylierung von Molekülen wie bei Insektengift- und Pollenproteinen machen die Allergene zu Glykoproteinen und dann zu Panallergenen mit hoher Kreuzreaktivität (siehe oben). Sensibilisierungen gegen diese Panallergene und deren Glykoepitope gehen häufig mit einer Störung der Allergiediagnostik und einer schlechteren Ansprechrate für die Spezifische Immuntherapie (SIT) einher [5].

Glykoepitope und CCD

Die Bindung von Kohlenhydraten an Proteine nennt sich Glykosylierung und macht das Protein zum Glykoprotein (solange der Kohlenhydratanteil kleiner ist als der Proteinanteil). Diese Bindungen führen dann zur Bildung von Glykoepitopen, bei denen die Kohlenhydratanteile ebenfalls an die variable Region von IgE-Antikörpern binden können. Die Kohlenhydrate sind für Antikörper strukturell wesentlich ähnlicher und damit unspezifischer untereinander als Proteine (Aminosäuren). Deshalb bilden Kohlenhydrate weitaus häufiger kreuzreaktive Glykoepitope, die man deshalb auch „cross-reactive carbohydrate determinants", abgekürzt CCD nennt. Damit können Allergene unterschiedlicher Gruppen (Pollen, Früchte, Naturlatex, Insekten etc.) mit Glykoepitopen sehr viel besser von den gleichen IgE-Antikörpern erkannt werden. Bei Insektengiftallergikern lassen sich z. B. bis zu 70 % Sensibilisierungen gegen CCD-tragende Allergene (Panallergene) nachweisen. Deshalb ist es bei diesen Patienten besonders wichtig, das primär und hauptsächlich klinisch relevante Allergen zu identifizieren, wenn eine Allergenkarenz oder eine SIT durchgeführt werden soll. CCD-haltige Nahrungsmittel wie Bananen, Tomaten oder Zucchini führen zu Kreuzreaktivitäten mit Pollenallergenen, die die gleichen CCD enthalten. Dies kann nicht nur zur Kreuzallergenität sondern auch zu Fehldiagnosen bei der Suche nach der klinisch relevanten Sensibilisierung bei den Patienten führen.

Rekombinante Allergene

Seit den 80iger Jahren des 20. Jahrhunderts ergab sich die Möglichkeit, Allergene gentechnisch herzustellen. Man nennt diese Moleküle rekombinante Allergene. Zu

den Methoden dieser Herstellung verweisen wir auf die einschlägige Literatur. Es ergeben sich einige wichtige Vorteile auch für die Allergologie:
– Die wichtigsten Allergenstrukturen, sekundär wie tertiär, ließen sich aufklären (siehe www.allergen.org).
– Strukturrelevante Ursachen für Kreuzreaktivität wurden erkennbar.
– Funktionen der Allergene und ihre Bedeutung für die Allergenität konnten identifiziert werden.
– Spezifische Allergencocktails für die Immuntherapie konnten hergestellt werden. Bisher sind solche Cocktails allerdings noch nicht klinisch einsetzbar.
– Die umfangreiche Diagnostik von Sensibilisierungsmustern wurde möglich durch die Verwendung der zahlreichen rekombinanten Allergene und deren Isoformen auf Allergenchips (siehe Kap. 6, Diagnostik).

3.3.3 Hypoallergene

Praktische Bedeutung: Hypoallergene sind entweder Spezies, denen bestimmte Hauptallergene fehlen oder Moleküle, die ihre ursprüngliche allergene Aktivität durch Entfernung der B-Zell-(IgE) Epitope verloren haben. Solche Allergene können bei der Allergenkarenz (z. B. bestimmte Grassorten, etc.) und bei der SIT eine Rolle spielen [7].

3.3.3.1 Natürliche und synthetische Hypoallergene

Hypoallergene sind entweder Spezies, denen bestimmte Hauptallergene ihrer phylogenetisch verwandten Arten durch natürliche Prozesse abhandengekommen sind oder Allergene mit den ursprünglichen immunogenen Struktureigenschaften (T- und B-Zellepitope), denen die B-Zellepitope entweder wegen einer natürlichen oder einer gentechnologischen Mutation fehlen. Die Patienten wurden zunächst gegen das eigentliche Allergen sensibilisiert, können aber mit ihren spezifischen IgE-Antikörpern das Hypoallergen nicht mehr erkennen.

Natürliche Hypoallergene

Für die phylogenetisch verwandten Gräser ist bekannt (Lieschgras, Honiggras, etc.), dass z. B. dem Wiesen-Rispengras (*Kentucky blue-grass*) das Gruppe V Allergen, ein Hauptallergen, fast vollständig fehlt. Für einen kompletten Extrakt zur Diagnostik sind die Pollen des Wiesen-Rispengrases deshalb nicht geeignet. Es gibt Katzenarten, die besonders kurze Haare tragen und damit nur sehr wenig vom Hauptallergen Fel d 1 freisetzen. Außerdem ist die Produktion einiger tierischer Allergene hormongesteuert. Daher findet man bei Katern mehr Allergene als bei Katzen. Die Kenntnis dieser unterschiedlichen Eigenschaften nützen der Ärztin und dem Arzt bei der Beratung für die Schaffung von häuslichen Allergenkarenzbedingungen.

Chemisch synthetisierte Hypoallergene

Die oben erwähnten Allergoide sind genau genommen ebenfalls Hypoallergene. Die chemische Multimerisierung führt zum Verstecken der auf der Oberfläche befindlichen B-Zell-Epitope. Allergoide werden seit langem bei der SIT eingesetzt mit der Vorstellung, dass durch die fehlende IgE-Bindung die Nebenwirkungen bei der Therapie minimiert werden können. Die klinische Wirksamkeit der Allergoid-Extrakte konnte nachgewiesen werden. Trotzdem ist die Nebenwirkungsrate der Allergoide nicht wesentlich geringer als die der klassischen wässrigen Präparate. Vermutlich sind die Allergoide nicht vollständig hypoallergen, sondern werden nur wesentlich langsamer als die wässrigen Präparate aus dem subkutanen Depot freigesetzt. Nach der Freisetzung lösen sie sich im subkutanen Gewebe aus der Multimerisierung (wenn auch nur sehr langsam) und präsentieren ihre B-Zell-Epitope wieder. Andererseits können die Allergoide, vermutlich wegen ihrer Größe, eine unspezifische proinflammatorische Reaktion und damit doch lokale Nebenwirkungen auslösen. Anaphylaktische Reaktionen scheinen bei Allergoidtherapie deutlich geringer zu sein. Damit wäre das Ziel der Hypoallergie tatsächlich erreicht.

Rekombinante Hypoallergene

Mit der Aufklärung der Allergenstrukturen und der molekularen Identifizierung von B-Zell-(IgE) Epitopen kam die Idee auf, Hypoallergene rekombinant herzustellen. Ein wichtiges Ziel war, diese für die SIT einzusetzen. Die Zugänglichkeit der IgE-Epitope durch die Antikörper hängt im Wesentlichen von der dreidimensionalen Struktur ab, also der räumlichen Konformation der Allergene. Die IgE-Epitope befinden sich fast komplett auf der Oberfläche der Moleküle. Mit der Auflösung der Konformation, z. B. durch Hitze, verlieren die Moleküle ihre Allergenität. Beim Hauptallergen der Birke (Bet v 1) fand sich ein fast vollständiger Verlust der Allergenität und der anaphylaktischen Wirkung, indem das Allergen in zwei halben, fast gleich langen Fragmenten rekombinant exprimiert und zur Testung der Allergenität eingesetzt wurde. Die Fragmente hatten ihre Allergenität und anaphylaktische Aktivität jeweils allein oder zusammengemischt nahezu vollständig verloren. Ähnliche hypoallergene Moleküle wurden als Fusionsproteine aus Einzelfragmenten eines Hauptallergens aus Gräsern hergestellt und bisher in einer klinischen Studie eingesetzt. Die Therapie über zwei Jahre wurde sehr gut toleriert. Zur Wirksamkeit gibt es aktuell noch keine konsistenten Aussagen. Hier kann erst die Zukunft zeigen, ob das Konzept der hypoallergenen SIT-Moleküle sich durchsetzen kann.

❗ Take Home Message
- Allergene sind Proteine, Glykoproteine oder Lipoproteine aus fast ausschließlich biologischen Quellen, die in der Haut oder der Schleimhaut eine relativ hohe Stabilität und eine mittlere Größe aufweisen, an der Oberfläche mehrere Epitope tragen, an welche IgE-Antikörper mit ihrem variablen Ende gut binden können.
- Allergene haben eine feste Nomenklatur aus Genus-Spezies und Gruppe: z. B. Lieschgraspollen = *Phleum pratense* 5 = Phl p 5. Majorallergene werden von mehr als 50 %, Minorallergene von weniger als 50 % der Patienten durch IgE erkannt.
- Allergene werden nach funktionellen Eigenschaften klassifiziert: *pathogen related proteins* = PR-Proteine, Enzyme z. B. Proteasen, Speicherproteine, Lipidtransferproteine, etc.
- Kreuzreaktivität zwischen verschiedenen Allergengruppen wie z. B. Birkenpollen- und Haselnussallergenen können zu Kreuzallergien mit klinischer Relevanz im Sinne einer Birkenpollenallergie gepaart mit einer Nahrungsmittelallergie gegen Haselnüsse führen.
- Molekulare Eigenschaften von Allergenen wie Hitzelabilität können von Bedeutung bei der Identifizierung von klinisch für die Symptomatik verantwortlichen Allergenen sein. Ein allergiekranker Patient kann gegen frischen Apfel ein orales Allergiesyndrom entwickeln, abgekochten Apfelsaft aber vertragen, weil das Hauptallergen durch Kochen inaktiviert wird.
- Allergenextrakte aus verschiedenen Quellen können auf Grund der Herstellungsbedingungen unterschiedliche diagnostische und therapeutische Qualität haben, je nachdem, wie gut sich die wichtigen Allergene extrahieren lassen.
- Allergene und Allergenextrakte können für die Allergen-Immuntherapie unterschiedlich natürlich, chemisch oder rekombinant modifiziert werden, so dass ihre Allergenität und die bei der Therapie auftretenden Nebenwirkungen reduziert werden (Allergoide; rekombinante Hypoallergene).
- Haptene sind chemische Strukturen, die erst durch die Bindung an ein Trägermolekül, zumeist ein Protein wie zum Beispiel Humanserumalbumin, zu Allergenen werden. Dieses Phänomen beobachtet man besonders bei Kontaktallergien (Nikelallergie/Typ-IV-Allergie).

Referenzen

[1] Murphy KP, Travers P, Walport M, et al. Janeway Immunologie. 7. Auflage. Heidelberg: Spektrum Akademischer Verlag, 2009.
[2] Saloga J, Angerer P (Hg.). Allergologie-Handbuch. Grundlagen und klinische Praxis. Stuttgart: Schattauer, 2006.
[3] Bufe A, Spangfort MD, Kahlert H, Schlaak M, Becker WM. The major birch pollen allergen, Bet v 1, shows ribonuclease activity. Planta. 1996;199(3):413–415. doi: 10.1007/BF00195733.
[4] Aalberse RC. Assessment of sequence homology and cross-reactivity. Toxicology and applied pharmacology. 2005;207(2 Suppl):149–151. doi: 10.1016/j.taap.2005.01.021.
[5] Wicklein D, Lindner B, Moll H, et al. Carbohydrate moieties can induce mediator release: a detailed characterization of two major timothy grass pollen allergens. Biological chemistry. 2004;385(5):397–407. doi: 10.1515/BC.2004.044.
[6] Bufe A, Gehlhar K, Schramm G, Schlaak M, Becker WM. Allergenic activity of a major grass pollen allergen is elevated in the presence of nasal secretion. American journal of respiratory and critical care medicine. 1998;157(4 Pt 1):1269–1276. doi: 10.1164/ajrccm.157.4.9709040.
[7] Valenta R, Karaulov A, Niederberger V, et al. Molecular Aspects of Allergens and Allergy. Advances in immunology. 2018;138:195–256. doi: 10.1016/bs.ai.2018.03.002.
[8] Bufe A. The biological function of allergens: relevant for the induction of allergic disease ? Int Arch Allergy Appl Immunol. 1998;117:215–219.
[9] Ott H, Kopp M, Lange L. Kinderallergologie in Klinik und Praxis. Berlin: Springer, 2014. Online verfügbar unter http://gbv.eblib.com/patron/FullRecord.aspx?p=1697175 [letzter Aufruf: 17.01.2021].

4 Prävention in der Allergologie

Sebastian M. Schmidt

4.1 Einleitung

Die Prävention (von lateinisch praevenire „zuvorkommen" oder „verhüten") umfasst Maßnahmen zur Abwendung von unerwünschten Ereignissen oder Zuständen, die mit einer gewissen Wahrscheinlichkeit eintreffen könnten, wenn diese Maßnahmen nicht ergriffen werden. Dies setzt voraus, dass solche Maßnahmen bekannt und umsetzbar sind.

4.2 Prinzipien der Prävention

4.2.1 Was ist Prävention?

Im eigentlichen Sinne umfasst die Prävention Maßnahmen zur primären, sekundären und tertiären Prävention.

Die **Primärprävention** umfasst einerseits die Beseitigung bzw. die Verminderung von (Teil-) Ursachen, die Einfluss auf die Krankheitsentstehung haben. Das schließt Veränderungen oder die Vermeidung prädisponierender Umwelt- und Arbeitsplatzfaktoren mit ein. Andererseits heißt primäre Prävention die Stärkung von Toleranzfaktoren der Individuen, die das Auftreten der jeweiligen Erkrankung von vornherein ausschließt. Primärprävention richtet sich zunächst an die Gesamtbevölkerung und schließt die allgemeine Gesundheitsförderung hier zur Verhinderung von Allergieentwicklung mit ein. Insbesondere wird sie aber bei Risikogruppen z. B. mit genetischem Risiko (siehe Kap. 2) für eine Allergieentwicklung wirksam.

Sekundärprävention bezeichnet Maßnahmen, welche die Entstehung manifester Erkrankungen bei Personen mit frühen Krankheitszeichen verhindern sollen. Das gilt zum Beispiel für Kinder und Jugendliche, die bereits gegen Allergene sensibilisiert sind aber noch keine Krankheitssymptome aufweisen oder für Patienten mit einer allergischen Rhinitis, aus dem ein Asthma bronchiale werden kann (sogenannter Etagenwechsel). Zu den Maßnahmen der Sekundärprävention zählen die Vermeidung der Exposition gegenüber klinisch relevanten Allergenen und toxisch-irritativen Substanzen, dann die Beratungen und schließlich im Falle von Personen mit frühen Krankheitszeichen gegebenenfalls auch Pharmakoprophylaxe und die spezifische Immuntherapie (Hyposensibilisierung) [1].

Als **Tertiärprävention** bezeichnet man Maßnahmen, die der Verhinderung eines Fortschreitens oder des Eintritts von Komplikationen bei bereits manifester Erkrankung dienen.

https://doi.org/10.1515/9783110644029-004

4.2.2 Was ist bei allergischen Erkrankungen erwiesen?

Wie wird Allergieprävention in der pädiatrischen Praxis umgesetzt?
- in einer ausführlichen Beratung von Eltern bezüglich der zu ergreifenden präventiven Maßnahmen und eines entsprechenden Schutzverhaltens
- in der Beratung von Jugendlichen und ihres Verhaltens insbesondere zukünftige Berufs- oder sonstige Tätigkeitwahl betreffend,
- in wirksamen Allergenkarenzmaßnahmen z. B. *Encasing* bei Milbenallergie und
- in etwaigen pharmakologischen oder immunologischen Interventionen im Sinne einer sekundären oder tertiären Prävention

Wir können uns bei der Wahl der Empfehlungen und Maßnahmen auf die vorliegende und stets aktualisierte Evidenz in der Leitlinie „Allergie Prävention" beziehen [1]. Die Leitlinie unterscheidet zwischen Empfehlungen (E) mit hoher Evidenz und Stellungnahmen (S). Bei Stellungnahmen liegt nur eine geringe Evidenz vor und es kann keine Empfehlung abgegeben werden. Der Evidenzgrad dieser Stellungnahmen folgt den Kriterien des *Oxford Center for Evidence-based Medicine* (www.cebm.net). Die einzelnen Empfehlungen werden in Klassen eingeteilt: A = starke Empfehlung, B = einfache Empfehlung, 0 = offene Empfehlung. Im Folgenden sind die wichtigsten Maßnahmen für verschiedene Bereiche allergologischer Erkrankungen und die Empfehlungen aufgeführt und zusammengefasst.

4.2.2.1 Ernährung

Empfehlungen zu Präventionsmaßnahmen im Zusammenhang mit der Ernährung von Kindern sind wie die Ernährungsmöglichkeiten vielfältig und haben in den letzten Jahren einen deutlichen Wandel erfahren.

Ernährung von Müttern in der Schwangerschaft und Stillzeit

Empfehlungsklasse B: Mütter sollen eine ausgewogene und nährstoffdeckende Ernährung zu sich nehmen. Diätetische Restriktionen wie Meidung potenzieller potenter Nahrungsmittelallergene während der Schwangerschaft oder Stillzeit sollen unterbleiben. Fisch in der mütterlichen Ernährung während der Schwangerschaft und oder Stillzeit könnte einen protektiven Effekt auf die Entwicklung atopischer Erkrankungen beim Kind haben. Fisch sollte daher Bestandteil der mütterlichen Ernährung während der Schwangerschaft und Stillzeit sein, wenn keine Unverträglichkeit gegen Fisch bei der Mutter vorliegt.

Stellungnahme (Evidenzgrad 1b-3b): Der Konsum von Gemüse und Obst, einer sogenannten mediterranen Kost, von langkettigen Omega-3-Fettsäuren bzw. ein günstiges Verhältnis von Omega-3- zu Omega-6-Fettsäuren sowie Milchfett scheinen mit einer geringeren Allergieprävalenz assoziiert zu sein [1].

Stillen

Empfehlungsklasse A: Stillen hat einen allergiepräventiven Effekt, daher soll in den ersten 4 Lebensmonaten voll gestillt werden. Nach Einführung von Beikost können Säuglinge weiter gestillt werden. Nicht gesichert ist, dass längeres und insbesondere ausschließliches Stillen über den 7. Lebensmonat hinaus noch einen allergiepräventiven Effekt hat.

Hydrolysierte Säuglingsnahrung

Empfehlungsklasse A: Wenn nicht oder nicht ausreichend gestillt werden kann, soll bei *Risikokindern* in den ersten 4 Lebensmonaten hydrolysierte Säuglingsnahrung mit nachgewiesenem präventivem Effekt gegeben werden. Die Wirksamkeit und Evidenzlage der bisher in Deutschland getesteten Produkte sind allerdings unterschiedlich. Säuglingsnahrungen, auf denen die Empfehlung beruht, sind zurzeit außerdem nicht mehr im Handel erhältlich. Es gibt stark und schwach hydrolysierte Säuglingsmilch aus Kuhmilch auf der Basis von Kasein oder Molke. Beide Hydrolysate können einen präventiven Effekt haben auf die Häufigkeit von Nahrungsmittelallergien und atopischer Dermatitis. Aktuelle Metaanalysen zeigen diesbezüglich jedoch widersprüchliche Ergebnisse. Ab 2021 muss daher für Proteinhydrolysate neben Sicherheit und Eignung auch der Umfang der Risikosenkung für Allergien in klinischen Studien dokumentiert worden sein (EU-Verordnung 2016/127) [2]. Soja-basierte Säuglingsnahrungen oder anderer Tiermilchen, wie Ziegen-, Schafs- oder Stutenmilch sind zur Allergieprävention *nicht* geeignet.

Beikost

Empfehlungsklasse A: Beikost soll nach dem vollendeten 4. Lebensmonat eingeführt werden. Eine Verzögerung der Beikosteinführung ist nicht angeraten.

Empfehlungsklasse B: Allergologisch potente Nahrungsmittelallergene und insbesondere solche, die in der Familie regelmäßig verzehrt werden wie z. B. Fisch, sollen schon im ersten Lebensjahr gegeben werden. Keinen gesicherten präventiven Effekt haben eine Verzögerung der Beikost-Einführung über den 7. Lebensmonats hinaus, ebenso wie die bisher empfohlene vorbeugende Meidung potenter Nahrungsmittelallergene (z. B. Hühnereiweiß, Fisch, Erdnussprodukte) bis zum ersten Geburtstag [3]. Auch eine besonders frühe Fütterung potenter Nahrungsmittelallergene vor dem 5. Lebensmonat wird nicht empfohlen.

Zusätzliche Aspekte: Eine frühe Sensibilisierung gegen Nahrungsmittelallergene entsteht, insbesondere bei Kindern mit ausgeprägter und früh beginnender atopischer Dermatitis, wahrscheinlich über die ekzembedingt veränderte Haut mit gestörter Hautbarriere über den Kontakt zu Hausstaub. Im Haus- und Bettenstaub wurden z. B. Erdnuss- und Hühnereiproteine nachgewiesen, wenn diese im Haushalt verzehrt wurden. Erfolgt hingegen die orale Exposition mit potenten Nahrungsmittel-allergenen, bevor die kutane Sensibilisierung stattgefunden hat, soll dies eine orale Toleranz induzieren und der Entstehung von Allergien vorbeugen.

In der LEAP-Studie zur Prävention der Erdnussallergie wurden Säuglinge mit schwerer atopischer Dermatitis oder Hühnereiallergie eingeschlossen, wenn sie noch keine deutliche Sensibilisierung gegen Erdnuss aufwiesen [4]. Bei den Kindern, die bis zum 5. Lebensjahr regelmäßig Erdnussflips oder Erdnussbutter verzehrt haben, konnte das Auftreten einer Erdnussallergie um 80 % reduziert werden im Vergleich zu den Kindern, die Erdnussprodukte meiden mussten. Ob sich die Ergebnisse auf Länder mit geringem Erdnusskonsum übertragen lassen, bleibt unklar (siehe Kap. 4.2.3).

Adipositas

Empfehlungsklasse A: Es gibt Hinweise darauf, dass ein erhöhter Body-Mass-Index (BMI) mit Asthma bronchiale positiv assoziiert ist. Bei Kindern soll deshalb *Überge-wicht* auch aus Gründen der Asthmaprävention vermieden werden. Das höhere Asth-marisiko bei Übergewichtigkeit tritt insbesondere bei Knaben auf. Die Übergewich-tigkeit muss bereits im frühen Kindesalter vermieden werden.

4.2.2.2 Umweltfaktoren
Tabakrauch

Empfehlungsklasse A: Aktive und passive *Exposition gegenüber Tabakrauch* steigert das Allergierisiko (insbesondere das Risiko von Asthma bronchiale) und sind zu ver-meiden. Dies gilt insbesondere für die Zeit der Schwangerschaft. Mütterliches Rau-chen in und nach der Schwangerschaft führt zu einem signifikant erhöhten Risiko (Risikoerhöhung 1,39 bis 1,65-fach) für pfeifende Atmung und Asthma bei 4–6-jäh-rigen Kindern. Auch die postnatale Nikotinexposition führt insbesondere bei Klein-kindern unter 2 Jahren zu einem erhöhten derartigen Risiko.

Zusätzliche Aspekte: Bei aktivem Rauchen konnte bei Jugendlichen ein (geringer) Einfluss sowohl auf die Entwicklung eines atopischen Ekzems als auch einer Rhino-conjunctivitis allergica beobachtet werden. Zum Einfluss von Passivrauchen auf die Atopie-Entstehung sind die Daten widersprüchlich.

Luftschadstoffe

Empfehlungsklasse B: Es gibt Hinweise darauf, dass *Innenraumluftschadstoffe und anorganische Umweltfaktoren* (Feinstaub/Toxine) das Risiko für atopische Erkran-kungen und insbesondere Asthma erhöhen können. Die Exposition sollte gering ge-halten werden.

Zu den Innenraumluftschadstoffen, die eine solche Risikoerhöhung bewirken können, zählen z. B. Formaldehyd und flüchtige organische Komponenten, wie sie besonders durch neue Möbel und bei Maler- und Renovierungsarbeiten freigesetzt werden können. Die in vielen Familien übliche Praxis, vor der Geburt des Kindes das spätere Kinderzimmer zu renovieren und mit neuen Möbeln auszustatten, muss daher kritisch hinterfragt werden.

Zusätzliche Aspekte: Die Exposition gegenüber kleinen Partikeln (PM2,5) und Stickoxiden ist mit einem erhöhten Risiko, besonders für Asthma, verbunden. Feinstäube entstehen bei der Verbrennung organischen Materials, aber auch in der Landwirtschaft. Während die Münchner Geburtskohortenstudie von 2008 die Assoziation zwischen PM2,5-Absorption und Asthma belegen konnte, zeigte eine aktuellere Metaanalyse allerdings keinen solchen Zusammenhang. Feinstäube erhöhen auch das Risiko für Frühgeburten. Frühgeburtlichkeit wiederum ist assoziiert mit einem steigenden Risiko für pfeifendes Atmen und wahrscheinlich auch Asthma in der späteren Kindheit. Bei einer mittleren jährlichen Belastung mit Stickstoffdioxid von > 30 µg/m³ liegt entsprechend einer Metaanalyse das relative Risiko für Asthma bei 1,48 – ist also um 48 % erhöht. Der gegenwärtige EU-Grenzwert liegt bei 40 µg/m³ [5]. Allerdings bleibt aufgrund der Studiendesigns unklar, ob dies eine Ursache für Asthma oder lediglich einen Auslöser darstellt.

4.2.2.3 Psychosoziale Aspekte
Stellungnahme, Evidenzgrad 2b: Kinder, deren Mütter in der Schwangerschaft oder unmittelbar nach Geburt *ungünstigen psychosozialen Faktoren* ausgesetzt waren (z. B. Scheidung, Trauerfall in der Familie oder Verlust der Arbeitsstelle), können ein erhöhtes Allergierisiko haben. Beschrieben wird eine Assoziation mit Asthma und pfeifender Atmung, aber auch allergischer Rhinitis und atopischem Ekzem. Mütterlicher Stress kann auch zur Frühgeburtlichkeit führen, die wiederum mit einer höheren Inzidenz von Asthma und pfeifender Atmung assoziiert ist. Auch wenn das Kind schwerwiegende Lebensereignisse in der frühen Kindheit erlebt, erhöht sich das Risiko für nachfolgende atopische Erkrankungen. Ein präventiver Ansatz könnte sich durch die frühzeitige therapeutische Begleitung der betroffenen Mütter und Kinder ergeben.

4.2.2.4 Immunmodulation
Pro- und Präbiotika
Stellungnahme Evidenzgrad 1a-2b: Ein potenzieller präventiver Effekt von *Prä- und Probiotika* konnte bislang nur für das atopische Ekzem dargestellt werden. Allerdings sind die Studienergebnisse nicht einheitlich. Eine konkrete Empfehlung hinsichtlich geeigneter Präparate, der Applikationsformen sowie zur Dauer und zum Zeitpunkt der Gabe kann aufgrund der Heterogenität der Bakterienstämme und der Studien-

designs nicht gegeben werden. Die probiotische Wirkung ist abhängig vom einzelnen Bakterienstamm. Eine Gabe zunächst an die Schwangere und dann postnatal an das Neugeborene zeigt noch die besten Effekte.

Eine generelle Anwendung von Prä- und Probiotika zur Allergieprävention für Kinder mit und ohne erhöhtem Allergie-Risiko kann deshalb gegenwärtig nicht empfohlen werden.

Unspezifische Immunmodulation

Stellungnahme Evidenzgrad 2b-3b: Eine frühzeitige *unspezifische Immunstimulation* kann vor der Entwicklung allergischer Erkrankungen schützen. Hierzu zählen z. B. das Aufwachsen auf einem Bauernhof und die damit verbundene tägliche Exposition in einem Kuhstall im ersten Lebensjahr, der Besuch einer Kindertagesstätte in den ersten 2 Lebensjahren und eine höhere Anzahl älterer Geschwister [1].

Zusätzliche Aspekte: Die daraus resultierende Anwendung von Bakterienlysaten an Kindern zur Allergieprävention steht aber noch am Anfang einer möglicherweise interessanten Entwicklung. Studien am Menschen zeigen keine einheitlichen Effekte. Eine erste Studie zur Anwendung eines Bakterienlysates an gesunden Neugeborenen über 6 Monate ergab, ähnlich wie Probiotika, eine Reduktion der atopischen Dermatitis aber nur bei einer Subgruppe von Kindern, deren Väter ebenfalls an einer atopischen Dermatitis litten [6].

Geburtsweg

Empfehlungsklasse B: Es gibt epidemiologische Belege dafür, dass Kinder, die durch *Kaiserschnitt* auf die Welt kommen, ein erhöhtes Allergierisiko haben. Dieser Umstand sollte berücksichtigt werden, wenn die Auswahl des Geburtsverfahrens beeinflusst werden kann. Besteht eine medizinische Indikation für einen Kaiserschnitt, ist diese Empfehlung hinfällig. Derzeit kommt in Deutschland rund jedes dritte Kind durch Kaiserschnitt auf die Welt.

Als Ursache für eine mögliche Beeinflussung des Allergierisikos durch den Geburtsmodus wird bei der Sectio u. a. die mangelnde mikrobiologische (TH1-)Immunstimulation durch die fehlende Exposition im natürlichen Geburtskanal diskutiert. Auch Veränderungen der Lungen- und Leberfunktion und des Stressverhaltens wurden beschrieben. Hingegen konnte eine Assoziation von Asthma und Geburt durch Sectio in den wenigen vorliegenden Studien nicht gezeigt werden.

4.2.2.5 Allergenexposition
Haustierhaltung

Empfehlungsklasse B: Personen ohne erhöhtes Allergierisiko sollten die *Haustierhaltung* nicht einschränken. Bei Kindern mit Allergierisiko sollten die Familien keine

Katzen anschaffen. Bei Katzenhaltung besteht bei Personen mit bestimmten Mutationen ("Loss of function"-Mutation im Filagrin-Gen) ein höheres Risiko für die Entwicklung eines atopischen Ekzems [7]. Für weitere Parameter sind die Studienergebnisse heterogen. Empfohlen wird daher nur, eine Katze nicht anzuschaffen. Über die Abschaffung einer bereits im Haushalt lebenden Katze sollte im Einzelfall entschieden werden. Hundehaltung ist nicht mit einem höheren Allergierisiko verbunden. In einigen Studien war Hundehaltung sogar mit einem niedrigeren Risiko assoziiert.

Zusätzliche Aspekte: Für die Prävention relevante Tierhaarallergene stammen vor allem von Katzen und Hunden. Katzenallergene sind deutlich penetranter. Sie haften an Kleidung, Möbel, Wänden und anderen Oberflächen. Aufgrund ihrer geringen Größe (10–20 µm) und des geringen Gewichts können sie Teil der Luft-Schwebstoffe sein. Auch aufgrund ihrer chemischen Stabilität sind in Wohnräumen trotz Abschaffung der Tiere monatelang stabile Allergenkonzentrationen nachweisbar. Eine nachträgliche Sanierung im Fall einer erst später erworbenen Allergie ist dann nur schwer zu erreichen. Daher sollte die "indoor"-Haltung eines Haustieres immer kritisch überdacht werden, auch wenn aus Gründen der primären Prävention und bei initial sogar noch fehlender Sensibilisierung Einschränkungen nicht notwendig wären.

Innenraum-Allergene

Empfehlungsklasse B: Zur Primärprävention allergischer Erkrankungen können spezifische Maßnahmen zur Reduktion der Exposition gegenüber *Innenraum-Allergenen* wie Hausstaubmilbenallergenen z. B. mittels milbenallergendichter Matratzenüberzüge (*Encasings*) nicht empfohlen werden. Die Reduktion des Hausstaubmilbenallergengehalts hat sich als primärpräventive Einzelmaßnahme als unwirksam erwiesen. *Dies betrifft nicht Maßnahmen zur Sekundär- und Tertiärprävention*, wo eindeutige Belege der Wirksamkeit der Karenzmaßnahmen existieren. Ein *Schimmelpilzwachstum* begünstigendes Innenraumklima (hohe Luftfeuchtigkeit, mangelnde Ventilation) sollte unbedingt vermieden werden. Sensibilisierungen und Allergien können wohl von allen Schimmelpilzen und ihren Allergenen hervorgerufen werden. Im Vergleich mit anderen Umweltallergenen wie z. B. Pollen ist das allergene Potenzial jedoch geringer. Schimmelpilzbefall ist immer ein Feuchtigkeitsproblem. Zur Beseitigung muss die Ursache der Feuchtigkeit behoben und der Schaden sachgerecht saniert werden.

4.2.2.6 Impfungen

Empfehlungsklasse A: Es gibt keine Belege dafür, dass *Impfungen* das Allergierisiko erhöhen aber Hinweise, dass Impfungen das Allergierisiko senken können. Empfohlen wird, dass alle Kinder nach den STIKO-Empfehlungen geimpft werden sollen, auch Kinder mit einem Allergierisiko.

Gut konzipierte Studien mit großen Fallzahlen zeigen allergiepräventive Effekte von Impfungen. Eine hohe Anzahl von Impfungen (gute Durchimpfungsrate) ist assoziiert mit einem geringeren Schweregrad eines atopischen Ekzems, einer geringeren Sensibilisierungsrate sowie einer geringeren Prävalenz von Asthma sogar noch im Alter von 20 Jahren. Im ersten Lebensjahr vollständig geimpfte Kinder haben ein niedrigeres Risiko für eine allergische Rhinitis. Zu Beginn des 3. Lebensmonats durchgeführte Impfungen sind außerdem assoziiert mit einer geringeren Häufigkeit unspezifischer Symptome von Infektionskrankheiten (z. B. Erbrechen, Husten, laufende Nase) im Vergleich zu Säuglingen, die erst am Ende des 3. Lebensmonats geimpft wurden und somit in diesem Zeitraum ungeimpft waren [8].

4.2.2.7 Vitamin D und Medikamente
Vitamin D
Stellungnahme, Evidenzgrad 1b-3b: Die Bedeutung von Vitamin D für die Entstehung allergischer Erkrankungen ist derzeit unklar. Daher können keine Empfehlungen formuliert werden.

Medikamente
Stellungnahme Evidenzgrad 2a-3b: Bisher beschriebene Zusammenhänge zwischen der Einnahme von Antibiotika, Paracetamol oder Acetaminophen und atopischen Erkrankung sind aufgrund potenziell verzerrender Einflussfaktoren nicht sicher zu interpretieren. Bislang fehlt der Nachweis eines ursächlichen Zusammenhangs zwischen entsprechender Medikamenteneinnahme und der Entwicklung atopischer Erkrankungen.

4.2.2.8 Präventive Therapien
Allergen-Immuntherapie
Stellungnahme Evidenzgrad 1: Bei bestehender saisonaler allergischer Rhinokonjunktivitis gegen Birken- oder Gräserpollen kann eine spezifische Immuntherapie einen Etagenwechsel hin zur Entwicklung von Asthma bronchiale vermindern (Sekundärprävention) [9]. Eine subkutane Immuntherapie mit Gräser- und/oder Birkenpollenextrakten zeigte noch 10 Jahre nach dem Studienende eine signifikante Reduktion der Entwicklung von Asthma bronchiale [10]. Ein ähnlicher Effekt konnte mit einer sublingualen Immuntherapie (SLIT) gegen Gräser bei Kindern gezeigt werden [11]. Im Sinne einer Tertiärprävention konnte bei Erwachsenen mit Hausstaubmilbenallergie und allergischer Rhinokonjunktivitis sowie nicht ausreichend kontrolliertem Asthma eine SLIT gegen Hausstaubmilben das Risiko für einen moderaten bis schweren Asthmaanfall selbst nach Ausschleichen des inhalativen Steroids signifikant reduzieren [12].

4.2.3 Bedeutung der Empfehlungen und Stellungnahmen

Für welche Bevölkerungsgruppen gelten die Empfehlungen? Empfehlungen zur Prävention gelten, je nach untersuchter Population und Fragestellung, spezifisch für generell zwei Gruppen. Zum einen für Personen ohne spezifische Risiken, welche diejenigen für eine allergiespezifische Gesundheitsförderung einschließen, und zum anderen für die sogenannten Risikogruppen. Letztere sind vor allem Personen mit genetisch erhöhtem Risiko für atopische Erkrankungen (siehe Kap. 2). Eine Risikoerhöhung liegt immer dann vor, wenn mindestens ein Verwandter ersten Grades eine atopische Erkrankung aufweist. Sind beide Eltern genetisch und phänotypisch vorbelastet, spricht man von Hochrisikogruppe. Bei der primären Prävention gelten die Empfehlungen zumeist für beide, die Risiko- und die nicht Risikogruppe. Die Empfehlungen der deutschen Leitlinie zur Allergieprävention gelten sowohl für Risiko- als auch Nichtrisikopersonen, sofern nicht explizit unterschieden wird (Abb. 4.1). Somit kommen als Zielgruppe präventiver Strategien neben der Allgemeinbevölkerung ins-

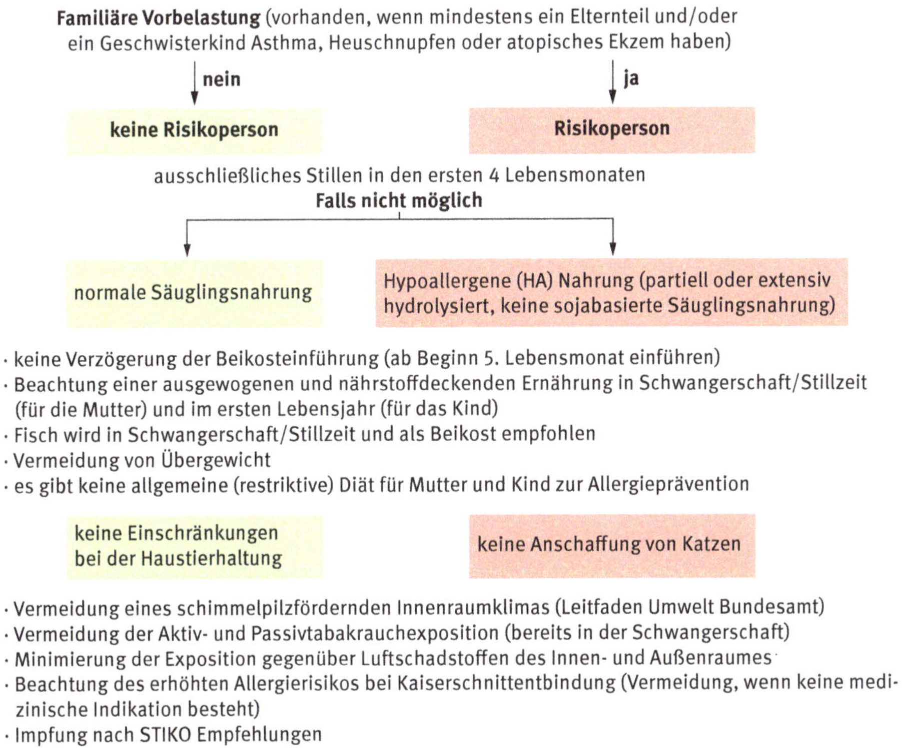

Familiäre Vorbelastung (vorhanden, wenn mindestens ein Elternteil und/oder ein Geschwisterkind Asthma, Heuschnupfen oder atopisches Ekzem haben)

nein → **keine Risikoperson** ja → **Risikoperson**

ausschließliches Stillen in den ersten 4 Lebensmonaten
Falls nicht möglich

normale Säuglingsnahrung **Hypoallergene (HA) Nahrung (partiell oder extensiv hydrolysiert, keine sojabasierte Säuglingsnahrung)**

· keine Verzögerung der Beikosteinführung (ab Beginn 5. Lebensmonat einführen)
· Beachtung einer ausgewogenen und nährstoffdeckenden Ernährung in Schwangerschaft/Stillzeit (für die Mutter) und im ersten Lebensjahr (für das Kind)
· Fisch wird in Schwangerschaft/Stillzeit und als Beikost empfohlen
· Vermeidung von Übergewicht
· es gibt keine allgemeine (restriktive) Diät für Mutter und Kind zur Allergieprävention

keine Einschränkungen bei der Haustierhaltung **keine Anschaffung von Katzen**

· Vermeidung eines schimmelpilzfördernden Innenraumklimas (Leitfaden Umwelt Bundesamt)
· Vermeidung der Aktiv- und Passivtabakrauchexposition (bereits in der Schwangerschaft)
· Minimierung der Exposition gegenüber Luftschadstoffen des Innen- und Außenraumes
· Beachtung des erhöhten Allergierisikos bei Kaiserschnittentbindung (Vermeidung, wenn keine medizinische Indikation besteht)
· Impfung nach STIKO Empfehlungen

Abb. 4.1: Algorithmus zur Primärprävention von Asthma bronchiale, Heuschnupfen und atopischem Ekzem bei Kindern mit und ohne Allergierisiko (modifiziert nach [1]).

besondere junge Familien, Paare mit Kinderwunsch bzw. Schwangere und Personen mit genetischer Vorbelastung in Betracht.

Spezifische Ernährungsempfehlungen gelten beispielsweise für angloamerikanische Länder mit hohem Erdnusskonsum (siehe Kap. 4.2.2.1). In diesen Familien werden traditionell oft Erdnüsse oder Produkte aus Erdnüssen verzehrt und Erdnussproteine sind Bestandteil des Haus- und Bettstaubes. In anderen Ländern mit geringem Erdnusskonsum wie beispielsweise in Deutschland sind Erdnussproteine nicht Bestandteil des Hausstaubes und eine frühe Sensibilisierung über die Haut demzufolge unwahrscheinlich. Es ist unklar, ob für Länder wie Deutschland die angloamerikanischen Empfehlungen übernommen werden können, denn deren Implementation könnte hier sogar zu einer Erhöhung der Prävalenz von Erdnussallergien führen.

Die Zielgruppen der Sekundärprävention sind Personen mit frühen Krankheitszeichen (z. B. Asthma bronchiale oder nasale Hyperreagibilität bei nachgewiesener Sensibilisierung) und sensibilisierte, noch symptomlose Personen. Zu den Maßnahmen zählen die Vermeidung klinisch relevanter Allergene und toxisch-irritativer Substanzen, Beratungen und im Falle von Personen mit frühen Krankheitszeichen gegebenenfalls auch Pharmakoprophylaxe und spezifische Immuntherapie [1].

4.3 Praktische Bedeutung

Zeitpunkt und Art der Beratung/Empfehlungen zur Prävention sollen möglichst frühzeitig vermittelt werden, idealerweise schon, wenn eine Schwangerschaft geplant wird. Nur so lassen sich einige Empfehlungen umsetzen (siehe Kap. 4.2.2.5). Bis dahin kinderlose Eltern (diese haben den größten Informationsbedarf) hatten zu diesem Zeitpunkt noch keinen Kontakt mit Kinderärzten, so dass diese Informationen auch von nicht pädiatrischen Personengruppen oder Verbänden vermittelt werden müssen. Dafür ist eine enge Zusammenarbeit der verschiedenen Fachdisziplinen vor Ort notwendig. Geburtsvorbereitende Kurse der Hebammen sind ein Format, bei dem auch allergiepräventive Themen besprochen werden können. Gedruckte Informationsmaterialien von Fachgesellschaften unterstützen diese Wege, ohne das persönliche Gespräch zwischen den Erfahrungspersonen und den Eltern ersetzen zu können. Die flächendeckende Aufnahme von allergiepräventiven Themen in die vorhandenen Strukturen ist eine fortlaufende Herausforderung.

Nach der Geburt des Kindes bietet sich eine primärpräventive Informationsvermittlung anlässlich der Vorsorgeuntersuchungen an. Bei bereits erkrankten Personen sind sekundär- und tertiärpräventive Maßnahmen im Rahmen von Schulungsprojekten nachgewiesen wirksam. Etabliert sind unter anderem Asthma-, Neurodermitis- und Anaphylaxie-Schulungen, die flächendeckend etabliert sind.

4.3.1 Praktische Relevanz der Empfehlungen, Umsetzbarkeit

Die aus Studien stammenden Ergebnisse gelten, formal betrachtet, nur für die untersuchte Population und Fragestellung. Notwendig aber ist die Übertragung auf die „real life"-Situation, -Bedingungen und die individuellen Verhältnisse, um den Eltern und Kindern klare Handlungsanweisungen geben zu können. Die Empfehlungen müssen zeitgerecht, verständlich und realitätsnah vermittelt werden und für die Eltern umsetzbar sein. Optimal ist es, wenn die individuell unterschiedlichen Möglichkeiten von Eltern und Kindern zur Umsetzung dieser Empfehlungen berücksichtigt werden können, ohne substanzielle inhaltliche Abstriche hinzunehmen zu müssen.

4.3.2 Grenzen

Bei den Beratungsgesprächen oder der Etablierung von Maßnahmen sollte immer klar sein, dass allergische Erkrankungen multifaktorielle Phänomene sind, deren Entstehung und Verlauf von verschiedenen Faktoren stark beeinflusst werden können, wie vor allem genetisches Risiko, Infektionen, Umweltsubstanzen und -schadstoffe, Ernährung, Lebensstil. Präventionsempfehlungen können also nur entwickelt und vermittelt werden, wenn man als Berater die Komplexität der verschiedenen Einflussfaktoren der Allergieentstehung aufschlüsselt, versteht und die wesentlichen Checkpoints identifiziert, die potenziell moduliert werden können. Nur so kann man überhaupt die Entstehung der jeweiligen allergischen Erkrankung, ihre Modifikation oder Persistenz verhindern [1].

Studien zur Allergieprävention werden an großen Kollektiven durchgeführt. Sie erlauben eine Aussage zur Risikominimierung für das jeweilige Studienkollektiv. Die gewonnenen statistischen Informationen lassen aber keine qualitativ oder quantitativ verbindliche Aussage für ein einzelnes Individuum zu.

Da die vorhandene Evidenz zu den verschiedenen Empfehlungen durchaus unterschiedlich ist, muss dem Berater klar sein, dass sich die entsprechenden Empfehlungen immer nur auf stufenförmige Unterschiede beziehen. Sie haben damit einen nicht quantitativ zu bezeichnenden Vorhersagewert. Entsprechend ist das Potenzial der verschiedenen Empfehlungen unterschiedlich hoch und oftmals zeitlich begrenzt. So kann die Erstmanifestation bestimmter atopischer Erkrankungen durch präventive Maßnahmen im Säuglingsalter in ein höheres Lebensalter verschoben werden, in dem sie dann einfacher behandelt werden können oder einen geringeren Schweregrad aufweisen. Niemals kann sicher gesagt werden, dass die Erkrankung infolge der Maßnahme nicht auftreten wird. Andererseits kann das Potenzial durchaus beachtlich sein. In der LEAP-Studie (siehe Kap. 4.2.2.1) konnte für Länder mit hohem Erdnusskonsum durch die frühzeitige Gabe von Erdnussprodukten das Risiko für das Auftreten einer Erdnussallergie im Beobachtungszeitraum um 80 % reduziert werden [4].

> ⚠ **Take Home Message**
> Allergische Erkrankungen zählen zu den häufigsten chronischen Erkrankungen in den westlichen Industrienationen. Allgemein wirksame kausale Therapieoptionen fehlen. Daher kommt der Prävention eine herausragende Rolle zu.
> - Empfehlungen zur Prävention haben gewechselt von der reinen Allergenmeidung zu einer frühzeitigen Exposition gegenüber Umweltantigenen als zentrales allergiepräventives Element, um damit eine Toleranz zu induzieren.
> - Eine rechtzeitige und individuell sowie dem jeweiligen Alter angepasste Informationsvermittlung beginnend mit der Schwangerschaft bis hin zur Volljährigkeit, sichert den Betroffenen die Möglichkeit der Umsetzung und der individuellen Adaptation der Empfehlungen.
> - Die Vermittlung von allergiepräventiven Themen in der Bevölkerung muss flächendeckend umgesetzt werden.
> - Vielversprechende Therapieansätze wie eine unspezifische Immunmodulation zur Allergieprävention oder der Einsatz von Nahrungsmittelzusatzstoffen (Omega-3-Fettsäuren, Prä- und Probiotika) bedürfen der weiteren Evaluation.
> - Maßnahmen zur sekundären und tertiären Prävention können selbst beim Erkrankten erhebliche Effekte entfalten.

Referenzen

[1] Schäfer T, Bauer CP, Beyer K, et al.: S3-Leitlinie Allergieprävention – Update 2014. AWMF-Register Nr. 061/016 (oder: Schäfer T, Bauer CP, Beyer K et al. S3-Guideline on allergy prevention: 2014 update: Guideline of the German Society for Allergology and Clinical Immunology (DGAKI) and the German Society for Pediatric and Adolescent Medicine (DGKJ). ALLERGO J Int. 2014;23:186–199,

[2] Vogelberg C, Schmidt S. Prävention. Pädiatrische Allergologie in Klinik und Praxis, Sonderheft 2018.

[3] Schäfer T, Reese I (Hrsg.). Allergieprävention. De Gruyter, Berlin Boston, 2020.

[4] Toit Du G, Roberts G, Sayre PH, et al. Randomized Trial of Peanut Consumption in Infants at Risk for Peanut Allergy. N Engl J Med. 2015;372(9):803–13.

[5] Khreis H, Kelly C, Tate J, Parslow R, Lucas K, Nieuwenhuijsen M (2017) Exposure to traffic-related air pollution and risk of development of childhood asthma. Environment International. 2017;100:131–182.

[6] Lau S, Gerhold K, Zimmermann K, et al. Oral application of bacterial lysate in infancy decreases the risk of atopic dermatitis in children with 1 atopic parent in a randomized, placebo-controlled trial. Journal of Allergy and Clinical Immunology. 2012;129:1040–1047.

[7] Bisgaard H, Simpson A, Palmer CNA, et al.: Gene-environment interaction in the onset of eczema in infancy: Filaggrin loss-of-function mutations enhanced by neonatal cat exposure. PLoS Med. 2008;5:e131

[8] Grüber C, Ankermann T, Bauer CP, et al.: Empfehlungen zur Impfung von Kindern und Jugendlichen mit erhöhtem Allergierisiko. Pädiatrische Allergologie in Klinik und Praxis, Sonderheft 2015.

[9] Halken S, Larenas-Linnemann D, Roberts G, et al.: EAACI guidelines on allergen immunotherapy: prevention of allergy. Pediatr Allergy Immunol. 2017;28:728–745.

[10] Jacobsen L, Niggemann B, Dreborg S, et al.: Specific immunotherapy has long-term preventive effect of seasonal and perennial asthma: 10-year follow-up on the PAT study. Allergy. 2007;62:943–8.

[11]   Valovirta E, Petersen TH, Piotrowska T, et al.: Results from the 5-year SQ grass sublingual immu-
       notherapy tablet asthma prevention (GAP) trial in children with grass pollen allergy. J Allergy
       Clin Immunol. 2018;141(2):529–538.e13.
[12]   Virchow JC, Backer V, Kuna P, et al. Efficacy of a house dust mite sublingual allergen immuno-
       therapy tablet in adults with allergic asthma. JAMA. 2016;315(16):1715–1725.

5 Zugang zum allergischen Patienten

Jochen Meister

Prinzipien

Wie bei allen komplexen und chronischen Erkrankungen hat die Herstellung eines Arbeitsbündnisses zwischen Arzt, Patient und Familie eine zentrale Bedeutung. Auch wenn die allergologischen Krankheitsbilder heterogen sind und in ganz unterschiedlicher Schwere vorliegen können, gibt es allgemeingültige Regeln für Anamneseerhebung, Gesprächsführung sowie krankheits- und therapiebezogene Instruktionen. Dafür bewegen wir uns auf verschiedenen Ebenen im Gespräch: körperlich (z. B. Symptome und somatische Befunde), psychisch (z. B. Leidensdruck und subjektive Bedeutungsgebung und sozial (z. B. Belastungsfaktoren und soziale Einschränkungen). Diese 3 Ebenen sind im biopsychosozialen Krankheitsmodell abgebildet [1–3]. Diese mehrdimensionale Herangehensweise ermöglicht einen ganzheitlichen Zugang zum Patienten und zur Familie im besten Sinne des Wortes. Was darüber hinaus für eine gelungene Herstellung eines Arbeitsbündnisses benötigt wird, ist nachfolgend dargestellt. Dabei kann der Zugang zum Patienten/zur Familie ganz unterschiedlich sein (Erstvorstellung mit akuten Beschwerden, Vorstellung per Überweisung mit Vorbefunden, Verlaufskontrollen, stationäre Aufnahme u. v. a. m.)

5.1 Voraussetzungen für einen gelungenen Zugang zum allergischen Patienten

Medizinische Sachkenntnis

„Man erkennt nur, was man kennt" [4]. Schon Goethe war bewusst, dass ganz im Vordergrund einer gelungenen Exploration die Sachkenntnis des Untersuchers steht, um fortlaufend Entstehung, Behandlung und Bewältigung von Krankheiten im körperlichen und zeitlichen Geschehen zu erfassen, einzuordnen und zu begleiten. Das soll hier nicht weiter ausgeführt werden, denn dieses Lehrbuch soll eben diese allergologische Sachkenntnis vermitteln helfen.

Therapeutische Grundhaltung

Die therapeutische Grundhaltung im Gespräch mit dem allergologischen Patienten/ der Familie entspricht der therapeutischen Grundhaltung der personenzentrierten Gesprächstherapie [5,6]. Die zentralen Elemente mit den daraus folgenden Interaktionsmustern sind in Tab. 5.1 dargestellt.

https://doi.org/10.1515/9783110644029-005

Tab. 5.1: Therapeutische Grundhaltung im Gespräch mit dem allergologischen Patienten/der Familie (mod. nach [5,6]).

Element der therapeutischen Grundhaltung	Interaktion und Umsetzung
Positive Wertschätzung gegenüber der ratsuchenden Familie mit ihren Schwierigkeiten und Eigenheiten	vorbehaltloses Annehmen, Ermutigen, Ausdrücken von Anteilnahme
Empathie – als einfühlsames Verstehen der Welt und der Probleme von Patient und Familie – als Fähigkeit, diese Empathie zu kommunizieren	Konkretisierung des Gesagten, Bezugnehmen auf das Selbstkonzept, Bezugnehmen auf das handlungsprägende Erleben
Kongruenz als Haltung: Wahrung von Echtheit und Wahrhaftigkeit gegenüber dem Patienten und der Familie	Konfrontation mit realitätsfernen Wahrnehmungen und Interpretationen Klärung der therapeutischen Beziehung Selbstmitteilung des eigenen Erlebens durch den Arzt

Biopsychosoziale Perspektive

Die biopsychosoziale Sichtweise ist entscheidend, um die Symptomatik ganzheitlich in ihrer Komplexität, aber auch in ihrer Individualität zu erfassen [1–3].

Selbstreflexion

Die Selbstreflexion meint hier Bewusstmachung der persönlichen Haltung des Arztes zu allergologisch relevanten Themen (z. B. alternative Behandlungsmethoden, Diäten, Steroid- und Biologika-Therapien usw.).

Adäquate Gesprächstechnik und Gesprächsführung

Das Gespräch mit dem allergologischen Patienten/der Familie sollte unabhängig vom Vorstellungsanlass zielorientiert, lösungsorientiert, ressourcenorientiert, prozessorientiert und feedbackorientiert erfolgen und von einem Kooperationsangebot begleitet sein [7,8]. Eine entscheidende Bedeutung kommt dabei der Gesprächstechnik zu. Hierbei spielen – gerade bei der Anamneseerhebung – die Fragetechniken eine herausragende Rolle. Dabei sollte sich der Untersucher über geeignete und ungeeignete Fragetechniken bewusst sein.

Bei den *geeigneten Fragetechniken* werden geschlossene und offene Fragen unterschieden: *Geschlossene Fragen* (strukturierte Fragen) sind sinnvoll für gezielte Informationen, um den Patienten zum Thema zurückzuführen und um ausufernde Ausführungen zu begrenzen. Geschlossene Fragen haben aber den Nachteil, dass sie zum einen den Druck auf die Familie erhöhen können und das zum anderen Nichtgefragtes ungesagt bleibt. *Offene Fragen* (nichtstrukturierte Fragen) hingegen ermutigen den Patienten/die Familie, Belastungen anzusprechen. Gerade die Arbeit mit offenen Fragen setzt das aktive Zuhören des Untersuchers als aufnahmebereite Zuwendung voraus. Dies ist verbunden mit nonverbalen Aufmerksamkeitszeichen (z. B. Nicken) und verbalen Aufmerksamkeitszeichen. Zu den letzteren zählen insbesondere das Spiegeln (Wiedergeben, was gehört und verstanden wurde) und das Klarifizieren (in Worte fassen, was der Patient/die Familie nicht ausdrücken kann). Gespiegelt wird insbesondere die Bedeutung für den Patienten/die Familie (*„ich frage mich, was es für Sie/Dich bedeutet", „ich habe den Eindruck ..."*). Die offenen Fragen zeigen Interesse und regen zur Selbsterkenntnis an. Sie haben aber den Nachteil, dass wichtige oder unangenehme Dinge verschwiegen werden können. Außerdem können diese Fragen zu Abschweifungen führen, was gerade bei begrenzten Zeitressourcen zu Spannungen im Gespräch führen kann [9].

Bei den *ungeeigneten Fragen* werden *unproduktive* und *verbotene Fragen* unterschieden, bei denen der Untersucher die therapeutische Grundhaltung (insbesondere Empathie und Wertschätzung) vernachlässigt. Einzelheiten zu den Fragetechniken sind in Tab. 5.2 dargestellt.

Gesprächsstruktur

Für die Gesprächsstruktur muss der Untersucher sorgen. Hierzu gehören zunächst ein adäquater Gesprächsrahmen (räumlich und zeitlich) und die Klärung der Situation („Auftragsklärung") des Arzt-Patienten-Gesprächs. Weiterhin gehören zur Gesprächsstruktur die praktischen Aspekte der Gesprächseröffnung (Begrüßung und Vorstellung) und des Gesprächsabschlusses (Bilanz und Standortbestimmung, konstruktiver Plan, Verabschiedung). Die Effizienz des ärztlichen Gesprächs ist auch und gerade bei allergologischen Patienten gebunden an seine formale, strukturelle und inhaltliche Geschlossenheit.

Tab. 5.2: Fragetechniken im Gespräch mit allergologischen Patienten (mod. nach [9]).

Geeignete Fragetechniken
- **W-Fragen:** („*Was ..., Wann ..., Warum ..., Wie ..., Welche ...* "): Es handelt sich um halbstrukturierte Fragen, die gut geeignet sind für Einleitungen und Vertiefungen.
  Bsp.: *„Was führt Sie zu mir? Oder „Wann hat es angefangen?" oder „Welche Untersuchungsergebnisse gibt es schon?" oder „Wie war es im Sportunterricht?"*.
- **Sondierungsfragen:** Diese Fragen schaffen mehr Klarheit.
  Bsp.: *„Schildern Sie mir Ihre Beschwerden genauer ...?"*
- **Katalogfragen:** (in der Regel ja/nein-Fragen): Vor allem dann, wenn durch offene Fragen nicht genügend Informationen erhalten werden oder bei Verlaufskontrollen, um bestimmte Parameter abzufragen.
  Bsp.: *„Hatte Ihr Kind auch Atemnot? Hat die Salbutamol-Inhalation geholfen?"*

- **Konfrontationsfragen:** Diese Fragen führen zu einem besseren Verständnis durch Spiegeln und Auflösen von Widersprüchen.
  Bsp.: *„Glauben Sie, dass es daran liegt, das noch nicht die richtige Behandlung gefunden wurde?" oder „Sie waren zurückhaltend mit dem Einsatz von cortisonhaltigen Salben?"*
- **Interpretationsfragen:** Diese Fragen enthalten Wertungen und zielen damit insbesondere auf die subjektive Bedeutungsgebung ab.
  Bsp.: *„Verstehe ich Sie richtig …?" oder „Ich habe den Eindruck, dass Sie hier sehr beunruhigt sind" oder „Für Sie und Ihre Familie ist die Anwesenheit der Katze etwas ganz Entscheidendes?"*
- **Strategische bzw. paradoxe Fragen:** Diese Fragen sollen Unklarheiten beseitigen und bieten die Überprüfung durch Patient/Familie an.
  Bsp.: *„Sind Sie ganz sicher, dass Sie diese strenge Diät beibehalten wollen?"*

Ungeeignete Fragetechniken: Unproduktive Fragen
- **Suggestivfragen:** Diese Fragen enthalten Wertungen, Wünsche für bestimmte Antworten; sie enthalten damit auch vorgefertigte Meinungen des Untersuchers.
  Bsp.: *„Haben Sie das nicht gemerkt …?" oder „Du hast sicher schlecht geschlafen" oder „Der Ausschlag hat stark gejuckt, oder?" oder „Sie meinen doch sicher auch, dass wir die Blutentnahme heute machen sollten?"*
- **Doppel- und Mehrfachfragen:** Mehrere Fragen hintereinander erhöhen den Druck auf den Patienten, führen zu Verwirrung und zur Abwehrhaltung.
  Bsp.: *„Sie haben sich wegen des Ausschlags angemeldet. Mich interessiert, wann es angefangen hat. Wo hat es eigentlich angefangen? Gibt es ähnliches auch in der Familie? …"*
- **Überfallfragen:** Diese Fragen zeigen wenig Empathie an und blockieren das Gespräch.
  Bsp.: *„Sie haben etwas gegen Cortison und gehen lieber zum Heilpraktiker?" oder „Was sagt eigentlich Ihr Mann zu Ihrer Einstellung?"*

Ungeeignete Fragetechniken: Verbotene Fragen
- **Fangfragen,** um den Patienten hereinzulegen
  Bsp.: *„Sie glauben, dass Ihr Kind eine Eiallergie hat und lassen es trotzdem Nudeln essen?"*
- **Neugierfragen,** z. B. zu privaten Zusammenhängen, die nicht zum Krankheitsbild gehören. Diese Fragen führen in der Regel zu Beschämung und Gesprächshemmung.
  Bsp.: *„Die Neurodermitis hat im 3. Lebensmonat begonnen. Hat das Ihre Beziehung zu Ihrem Mann verändert?"*
- **Sokratische Fragen:** Der Untersucher weiß, dass der Patient, die Frage nicht beantworten kann. Hier wird in der Regel ein unproduktiver Machtkampf ausgefochten.
  Bsp.: *„Sie wissen schon, dass die neue Leitlinie das nicht mehr empfiehlt?"*
- **Wertende Fragen:** Diese Fragen führen zu Abwertung und/oder Rechtfertigungen.
  Bsp.: *„Warum haben Sie nicht darauf geachtet, dass Ihr Sohn das Asthmaspray auch nimmt?" oder „Hat Ihnen das denn gar nichts ausgemacht?"*
- **Aggressive Fragen:** Der Untersucher versucht hier seine eigene Unzufriedenheit bzw. seine Wut auf den Patienten/die Familie zu übertragen.
  Bsp.: *„Wollen Sie nicht verstehen, dass das für Ihr Kind nicht gut ist?" oder „Wollen Sie die Diät weiter so durchführen? Dann kann ich für nichts mehr garantieren."*
- **Floskelfragen:** Diese Fragen – insbesondere als Einleitung – verhindern eine Auseinandersetzung mit dem eigentlichen Thema.
  Bsp.: *„Kommen Sie einigermaßen zurecht?" oder „Gibt's was Besonderes?"*

5.2 Praktische Bedeutung

5.2.1 Anamnese

„Die Anamnese ist nicht alles, aber ohne Anamnese ist alles nichts" [10]. Wie für alle anderen Krankheitsbilder gilt dieser Leitsatz auch und gerade in der Allergologie. Das Ziel der Anamneseerhebung ist es, die Krankheitsentstehung im körperlichen und zeitlichen Geschehen zu erfassen, im Vergleich zu anderen Krankheitsbildern einzuordnen und zu diagnostizieren [11]. Die Methodik der Anamnese bei Patienten mit allergologischen Krankheitsbildern stellt die fokussierte Aufmerksamkeit dar. Der Fokus richtet sich dabei zunächst wesentlich nach dem Vorstellungsgrund bzw. nach dem primären Anliegen von Patient und Familie. Unmittelbare Folgen der Anamnese im Zusammenhang mit der klinischen Untersuchung sind für den Arzt zum einen die Diagnosestellung und/oder die Festlegung weiterer Diagnostik und zum anderen die Empfehlung bzw. Durchführung einer gezielten Therapie. Dies ist eine ärztliche Aufgabe, die nicht delegiert werden kann! Für den Patienten bedeutet die Anamneseerhebung die eigene Fokussierung auf wesentliche Zusammenhänge in Bezug auf die allergischen Beschwerden und zugleich das Kennenlernen der medizinischen „Denkweise" des Arztes. Insofern ist die gelungene Anamneseerhebung zum einen die Vorbereitung einer stabilen und von gegenseitigem Verständnis geprägten Arzt-Patienten-Beziehung. Zum anderen ist die geeignete Fragetechnik (s. o.) eine Therapievorbereitung; die Familie erlebt – ob sie es will oder nicht – erkenntnisgewinnende Einsichten. Die konkrete Form der Anamneseerhebung hängt von den Eigenheiten und Stärken des Untersuchers, von seiner Erfahrung, aber auch von den Ressourcen der Familie ab. Grundsätzlich gibt es in der Allergologie die freie Anamnese, die halbstrukturierte Anamnese und die Fragebogen-Anamnese. In den meisten Fällen wird in der der Allergologie die halbstrukturierte Anamnese genutzt (häufig unterstützt von Fragebögen). Die halbstrukturierte Anamnese setzt dabei unabhängig vom konkreten Vorstellungsanlass folgende Schwerpunkte:

Vorstellungsanlass: Der wichtigste Punkt zum Gesprächsbeginn, um die Individualität zu erfassen. Diesem Punkt sollte durch eine offene Frage genügend Raum gegeben werden: Bsp.: *„Was führt Dich/Sie zu mir?"*. Diese offene Frage ist ein Angebot, ohne Wertung Beschwerden und die eigene Sichtweise vorzutragen und zeigt zugleich an, dass hier das Interesse des Arztes liegt und das hierfür auch Zeit vorhanden ist. Hier ist besonders das aktive Zuhören mit den Elementen des Spiegelns gefragt. Bsp.: *„Wenn ich Dich richtig verstehe ..."*; *„habe ich Sie richtig verstanden?"*, dazu sachliche Nachfragen, z. B.: *„War Juckreiz vorhanden?"* oder *„Haben Sie Atemnebengeräusche wahrgenommen?"*.

Entwicklung der Symptomatik: Hier gilt es, die Familie auf die Vergangenheit zu fokussieren. In der Regel werden hier Katalogfragen benutzt. Bsp.: *„Wann hat das Exanthem angefangen?"* oder *„Davor war alles in Ordnung?"*.

Zeitliche Zusammenhänge in Bezug auf den Ausprägungsgrad der Symptomatik: Hier erkundigt sich der Untersucher nach möglichen allergischen Auslösern (saisonale Beschwerden), aber auch nach Sachverhalten, die für die Familie möglicherweise nicht im Zusammenhang mit den Symptomen gesehen wurden. Dazu gehören Beginn des KiTa-Besuches, Schulbesuch, Umzüge, Anschaffung eines Haustieres, Symptomatik in den Ferien, familiäre Veränderungen, Wohnbedingungen, psychosoziale Belastungen u. a. m. Bsp.: *„In welchen Monaten war die Nasenatmung besonders behindert?"* oder *„Wann waren die Symptome nicht da?"* oder *„Wieviel Tage nach Beginn der Medikation hat sich der Ausschlag entwickelt?"*.

Weitere Informationen, Symptome und Erkrankungen: Hier ist die Sachkenntnis des Arztes gefragt, um Zusammenhänge herzustellen. Auch hier stehen Katalogfragen im Mittelpunkt. Bsp.: *„Hat Ihr Kind dieses Medikament schon früher mal eingenommen?"*; *„Gab es frühere Bienenstiche?"*; *„Hat Ihr Kind in der Säuglingszeit einen juckenden Ausschlag/eine trockene Haut gehabt?"*

Ernährungsanamnese einschließlich Karenzmaßnahmen: Die Ernährungsanamnese ist bei allen allergologischen Krankheitsbildern, insbesondere aber auch bei der Neurodermitis, ein unverzichtbarer Bestandteil der Anamnese. Bsp.: *„Wie lange haben Sie ausschließlich gestillt? Wie haben Sie sich während des Stillens ernährt? Worauf achten Sie aktuell bei der Ernährung? Darf Ihr Kind irgendetwas nicht essen?"*

Erfassung und Würdigung bisheriger Untersuchungen und Behandlungen: Einsicht in Untersuchungsbefunde, Berichte, aber auch Fotos. Außerdem sollten gerade allergologische Patienten/Familien von Anfang an ermutigt werden, über alternative Behandlungsmethoden und Compliance-Probleme offen zu sprechen. Bsp.: *„Haben Sie vielleicht einmal Fotos von dem Ausschlag mit dem Handy gemacht? Welche Behandlungen haben Sie bisher schon versucht?"*

Familienanamnese: Hier geht es um Erkrankungen aus dem atopischen Formenkreis bei Verwandten 1. Grades. Die Erkrankungen sollten benannt und abgefragt werden. Bsp.: *„Leidet in Ihrer Familie jemand unter Heuschnupfen?"*

Allergiebezogene Lebensumstände: Die Erfassung der einflussnehmenden Lebensumstände ist ein wesentliches Element jeder allergologischen Anamnese. Bsp.: *„Lebt im Haushalt eine Katze?"* bzw. *„Wo schläft die Katze?"*.

Erfassung der bisherigen Krankheitshypothese von Patient und Familie: Bsp.: *„Was glaubst Du, was du hast?“*, *„Was meinen Sie, warum hat die Behandlung nicht geholfen?“*.

Was hat sich bewährt, was hat geholfen: Hier werden Medikationen erfasst, aber auch Umstände (z. B. stationäre Rehabilitation etc.). Letztlich geht es darum, wesentliche Copingstrategien der Familie zu erfassen und gleichzeitig die bisherigen Bemühungen der Familie wertzuschätzen. Bsp.: *„Was hat sich denn bislang bewährt?“*, *„Wie haben Sie es denn geschafft, den Juckreiz zu beeinflussen?“*.

Erfassung des Leidensdruckes: Dieser Punkt wird fortlaufend während der Anamnese erfasst. Gerade diese Fragen sollten von besonderer Wertschätzung geprägt sein. Neben dem individuellen Leidensdruck werden hier auch wichtige Resilienz-Faktoren erfasst (individuelle Bewältigungsmöglichkeiten). Bsp.: *„Wer leidet besonders darunter? Das muss doch sehr belastend für Sie sein ...? Wie haben Sie das ausgehalten? Was stört Sie am meisten?“*.

Grundsätzlich sollte jede Anamneseerhebung dem Gedanken des biopsychosozialen Krankheitsmodells folgen (Tab. 5.3).

Eine spezielle Form der allergologischen Anamnese stellt die *Notfallanamnese* dar, die sich auf die aktuelle Situation und somatische Aspekte beschränkt. Die Methodik der Wahl sind hier geschlossene Fragen, insbesondere Katalogfragen.

Tab. 5.3: Biopsychosoziale Anamneseerhebung in der Allergologie am Beispiel einer Erstkonsultation.

Ebene	Ziel	Fragebeispiele
Eingangssituation	Erfassung des unmittelbaren Vorstellungsanlasses	„Was führt Dich/Sie zu mir?“
somatische Ebene	Krankheitsentstehung im körperlichen und zeitlichen Geschehen zu erfassen, im Vergleich zu anderen Krankheitsbildern einzuordnen und zu diagnostizieren	„Welche Beschwerden haben Sie?“ „Wann hat die Symptomatik begonnen?“ „Kann die Symptomatik bestimmten Auslösern zugeordnet werden?“ „Gibt es bereits Vorbefunde?“
psychologische Ebene	Erfassung des individuellen Leidensdruckes, der subjektiven Denk- und Erlebenssymptomatik einschließlich Krankheitshypothese, der Krankheitsadaptation und vorhandener Copingstrategien	„Was stört Dich/Sie am meisten?“ „Was glauben/befürchten Sie, was Sie haben?“ „Was hat denn bisher geholfen?“
soziale Ebene	Erfassung des Ausmaßes der Beeinträchtigung des sozialen Alltags, der familiären und sozialen Interaktion	„Wer leidet am meisten unter dem Juckreiz/der Schlafstörung ...?“ „Was hat sich in der Familie/im Beruf durch die Symptomatik geändert?“

Tab. 5.3: (fortgesetzt)

Ebene	Ziel	Fragebeispiele
Entwicklungsebene	Erfassung der intrapersonellen Entwicklungsebene (Vulnerabilität, protektive Eigenschaften, Resilienz) und der extrapersonellen Entwicklungsebene (Risikofaktoren, protektive Lebensbedingungen) sowie von Begleitsymptomen und Komorbiditäten	„Sind Sie im Zusammenhang mit den Beschwerden mitunter traurig/verzweifelt?" „Welche Unterstützung haben Sie bei Ihrer Krankheit?" „Gibt es noch andere Krankheiten/Beschwerden?"

5.2.2 Fragebögen

Fragebögen zur Anamneseerhebung und/oder Diagnostik für den Patienten/die Familie können eine sinnvolle Ergänzung sein, können das ärztliche Gespräch aber nicht ersetzen. Allergologische Fragebögen können die Familie aber auf den Vorstellungstermin inhaltlich fokussieren und gleichzeitig die Familien vorbereiten. Aus diesem Grund sollten die Fragebögen zeitnah zur Vorstellung ausgefüllt werden (z. B. im Wartezimmer). Die Ausgabe von Fragebögen vor dem ersten Kontakt kann schematisch und unpersönlich empfunden werden, deshalb ist das jeweils gut vorzubereiten (im Sinne einer Einladung). Die Erstellung *individueller Fragebögen* müssen die Vorgaben der aktuellen Datenschutzbestimmungen beachten: Es dürfen nur Daten gespeichert werden, die zum Erreichen des Therapiezieles unbedingt erforderlich sind. *Standardisierte und validierte Fragebögen für den Arzt* sind hingegen immer hilfreich („Sind alle Kriterien erfüllt?"), insbesondere bei Krankheitsbildern, die sich nicht auf den ersten Blick klinisch eindeutig präsentieren. Beispielhaft seien hier genannt der habituelle Husten [12] und die *Vocal Cord Dysfunction* [13]. *Evaluierte Fragebögen zur Verlaufs- und Therapiekontrolle* können für Arzt und Patient/Familie eine Erleichterung darstellen und sowohl die Transparenz als auch die Akzeptanz deutlich erhöhen. Diese Fragebögen können von Untersucher und Familie gemeinsam ausgefüllt werden und fokussieren gerade bei schwierigen Therapieverläufen auf das eigentliche Therapieanliegen. Beispiele sind die Verlaufsdokumentation Asthma bronchiale nach den Kriterien der Nationalen Versorgungsleitlinie [14], der *Scoring Atopic Dermatitis Index* (SCORAD) [15] bei Neurodermitis, der Urticaria-Aktivitätsscore [16] oder aber auch Fragebögen zur Beurteilung der Beeinträchtigung der Lebensqualität [17].

5.3 Worauf müssen wir uns einstellen: Besonderheiten des allergischen Patienten?

Chronisch kranke Kinder und Erwachsene im Allgemeinen und allergologische Patienten im Besonderen unterscheiden sich von gesunden Kindern und Erwachsenen vor allem im Hinblick auf ihre psychosoziale Entwicklung und ihre Erfahrungen, die sie auf Grund ihrer Erkrankungen machen [18]. Auch deshalb werden die Patienten/ Familien als mitunter „schwierig" erlebt. Dabei wird vergessen, dass es selten die Personen sind, die „schwierig" sind, sondern dass das Problem (hier die allergologische Erkrankung) für die Betroffenen eine Schwierigkeit darstellt. Wenn der Untersucher dies nicht wahrnimmt, läuft er Gefahr, den Patienten nicht als Bedürftigen, sondern als Belastung wahrzunehmen. Der Untersucher ist deshalb gut beraten, krankheitsbezogene Besonderheiten bei den allergologischen Patienten zu kennen und dieses Wissen im Gespräch zu nutzen (siehe Tab. 5.4). Dabei registrieren wir insbesondere die psychosozialen Folgeprobleme allergologischer Erkrankungen:

Beeinträchtigung der Lebensqualität

Die subjektive Beeinträchtigung der Lebensqualität ist z. B. bei Nahrungsmittelallergien mit der Erfahrung einer anaphylaktischen Reaktion höher als bei anderen Erkrankungen wie zum Beispiel Typ-1-Diabetes [19,20]. Das Gleiche trifft für die Insektengiftallergie [21], die Atopische Dermatitis [22] und andere Erkrankungen zu. Bereits das Vorhandensein einer Allergie beeinträchtigt bereits unabhängig vom Schweregrad der Erkrankung die Lebensqualität [23].

Gerade bei allergologischen Patienten kann die Lebensqualität durch sichere Diagnostik und klare Therapieempfehlungen deutlich verbessert werden. Klare und verständliche Instruktionen und Bewertungen der Befunde (*good information*) sowie die Förderung des Selbstmanagements (*Empowerment*) in der Erkennung, Behandlung und Vermeidung allergischer Reaktionen sollten deshalb Grundlagen des Umgangs mit allergologischen Patienten sein. Zum Beispiel verbessert eine orale Nahrungsmittelprovokation mit einem ja/nein Ergebnis die Lebensqualität unabhängig vom Ausgang der Provokation [24].

Tab. 5.4: Besonderheiten von Patienten und Familien mit allergologischen Krankheitsbildern.

- hohes Maß an Beeinträchtigung der Lebensqualität
- überdurchschnittliche diagnostische und therapeutische Eigenaktivitäten
- Vorhandensein psychopathologischer Komorbiditäten mit dominierenden krankheitsbezogenen Ängsten
- Auftreten sekundärer Verhaltensauffälligkeiten, häufig als Folge der symptombedingten Schlafstörung

Psychopathologische Komorbiditäten

Allergische Patienten haben ein höheres Risiko, psychische Störungen zu entwickeln [25], wobei dann häufig bereits prämorbide Psychopathologien bestanden. Ein zentrales Phänomen der psychischen Komorbidität ist dabei die Angst. Diese kann im ärztlichen Gespräch dominieren und auch ein Hindernis darstellen, wenn der Untersucher sich dessen nicht bewusst ist und dies auch anspricht („Angst ist ein schlechter Ratgeber"). Unabhängig davon sind symptombedingt bestimmte Teilbereiche des Lebens bei allergischen Erkrankungen besonders beeinträchtigt. Hier ist insbesondere die Schlafstörung bei atopischer Dermatitis, aber auch bei allergischer Rhinitis zu nennen, die sekundäre Verhaltensänderungen bis zur Psychopathologie bewirken [26].

Krankheitsbewältigung

Die Krankheitsbewältigung bei allergologischen Krankheitsbildern kann mit den entsprechenden Coping-Strategien gut gelingen; sie kann aber auch maladaptiv sein und damit den Zugang zu Patient und Familie behindern. Gerade bei Eltern von Kindern mit allergologischen Krankheitsbildern fällt ein hohes Maß an diagnostischer und therapeutischer Eigenaktivität auf, die für den Untersucher auf den ersten Blick schwer einfühlbar ist. Es gilt aber, im Behandlungsprozess alle individuellen Bewältigungsstrategien zu erfassen, zu würdigen und in den Behandlungsprozess zu integrieren.

5.4 Zusammenfassung

Ziele	Umsetzung
Erfassung des Krankheitsbildes, Diagnostik- und Therapieplanung, Erfassung der individuellen Belastung von Patient und Familie	Anamneseerhebung unter Nutzung des biopsychosozialen Krankheitsmodells, Adäquate Gesprächstechnik unter Beachtung der therapeutischen Grundhaltung
Verbesserung der Lebensqualität	Entängstigung durch – sichere Diagnostik – adäquate Beratung – wissenschaftlich begründete Therapie
Förderung des Selbstmanagements	Individuelle Anpassung der Therapie Instruktionen und Schulungen Förderung und Entwicklung individueller Bewältigungsstrategien

! **Take Home Message**
- Der Zugang zum allergischen Patienten erfolgt primär durch die allergologische Anamnese unter Beachtung des Vorstellungsgrundes und dem Anliegen der Familie. Die allergologische Anamnese ist die entscheidende Voraussetzung für Diagnostik und Therapie und stellt damit eine nichtdelegierbare ärztliche Aufgabe dar.
- Die geeignete Frage- und Gesprächstechnik in der Anamnese wie auch bei Folgekonsultationen ist eine Grundvoraussetzung einer stabilen Arzt-Patienten-Beziehung. Der Patient wird auf wesentliche Zusammenhänge fokussiert und lernt gleichzeitig die Denkweise des Untersuchers kennen.
- Fragebögen können die allergische Anamnese nicht ersetzen, aber das ärztliche Gespräch vorbereiten und ergänzen. Symptombezogene Fragebögen spielen eine besondere Rolle bei Verlaufskontrollen.
- Der Untersucher allergischer Patienten sollte sich auf häufige Besonderheiten dieser Patientengruppe einstellen. Diese Besonderheiten betreffen zum einen ein hohes Ausmaß von Angst und Beeinträchtigung der Lebensqualität, zum anderen eine Krankheitsbewältigung, die von einer erhöhten Bereitschaft zu diagnostischen und therapeutischen Eigenaktivitäten geprägt ist.
- Für den Behandlungsprozess bedeutet dies, dass die *Entängstigung* ein zentrales Gesprächs- und Therapieziel darstellt. Dabei gilt es, von Anfang an vorhandene individuelle Bewältigungsstrategien zu erfassen, zu würdigen und zu integrieren.

Referenzen

[1] Engel GL. The need for a new model: a challenge for biomedicine. Science. 1977;196:129–137.
[2] Herpertz-Dahlmann B, et al. Psychosomatisches Kompendium der Pädiatrie. Hans Marseille Verlag GmbH München 2006. ISBN 978-3-886-16122-5.
[3] Egger JW. Das biopsychosoziale Krankheits- und Gesundheitsmodell. Integrative Verhaltenstherapie und psychotherapeutische Medizin. 2015:53–83.
[4] Goethe JW von. Gedenkausgabe der Werke, Briefe und Gespräche. Atemis-Verlag Zürich Stuttgart 1948, Bd. 13:142.
[5] Rogers CR. Der neue Mensch. Klett-Cotta Verlag 2019. ISBN 978-3-60896197-3.
[6] Finke J. Gesprächspsychotherapie: Grundlagen und spezifische Anwendungen. Thieme Verlag, Stuttgart, 2009, ISBN 978-3-129604-7.
[7] Preß H, et al. Die therapeutische Haltung. Psychotherapeutenjournal. 2014;13:358–365.
[8] Kölfen W. Ärztliche Gespräche, die wirken. Springer-Verlag Berlin Heidelberg, 2013. ISBN 978-3-642-40471-9.
[9] Geisler L. Arzt und Patient – Begegnung im Gespräch. Pmi Verlag AG, 2008. ISBN 3-89786-076-7.
[10] Ott H, et al. Kinderallergologie in Klinik und Praxis. Springer-Verlag Berlin Heidelberg, 2014. ISBN 978-3-642-36998-8.
[11] Zimprich H, et al. Kinderpsychosomatik. Thieme Stuttgart New York, 1995. ISBN 978-3-136-21502-9.
[12] Meister J, Niggemann B. Habitueller Husten. Kinderärztliche Praxis. 2013;84:170–173.
[13] Niggemann B. Vocal Cord Dysfunction. Consilium Pneumologicum. 2011;6:25–26.
[14] NVL Asthma bronchiale, 3. Auflage 2018; AWMF nvl 002.
[15] Schmitt J, et al. Assessment of clinical signs of atopic dermatitis: A systematic review and recommendation. J Allergy Clin Immunol. 2013;132:1337-47.
[16] Zuberbier T, et al. S3-Leitlinie Urticaria. Allergo J. 2011;20:249– 58.

[17] Wilson SR, et al. Performance of the Asthma impact on quality of life scale (A-IQOLS) in diverse asthma research populations and demographic subgroups. JACI. 2019;143:395–402.

[18] Lücke T. Chronisch-körperlich kranke Kinder – Ärzte im Familiensystem. Consilium live. 2018:30–34.

[19] Lange L. Quality of Life in the setting of anaphylaxis and food allergy. Allergo J Int. 2014;23:252–260.

[20] Lange L. Lebensqualität bei Anaphylaxie und Nahrungsmittelallergie. Allergo Journal. 2014;3:24–32.

[21] Koschel D. Beeinträchtigung der Lebensqualität bei Patienten mit Insektengiftallergie. Allergo J Int. 2017;26:88–92.

[22] Kiebert G, et al. Atopic dermatitis is associated with a decrement in health-related quality of life. Int J Dermatol. 2002;41:151–158.

[23] Covaciu C, et al. Childhood allergies affect health-related quality of life. J Asthma. 2013;50:522–528.

[24] Kansen HM, et al. The impact of oral food challenges for food allergy on quality of life: A systematic review. Pediatr Allergy Immunol. 2018;29:527–537.

[25] Tzeng NS, et al. Increased risk of psychoatric disorders in allergic diseases: a nationwide, population-based cohort study. Frontiers in Psychiatry. 2018;9:1–1.

[26] Chang Y-S, et al. Sleep disorders and atopic dermatitis: a 2-way street? JACI. 2018;142:1033–1040.

6 Diagnostische Prinzipien

Lars Lange

6.1 Allgemeine Vorüberlegungen

Die Diagnostik in der Allergologie fußt in allen Fällen auf einer gründlichen und gezielten Anamnese. Sie führt erst im zweiten Schritt zur Untersuchung auf Sensibilisierungen, also in der Regel auf den Nachweis einer Bildung von spezifischem IgE (sIgE). Hierfür stehen als in-vivo-Untersuchungen der Hautpricktest und der Intrakutantest zur Verfügung. Alternativ können in-vitro direkt spezifische IgE-Antikörper im Serum analysiert werden. Soll eine T-Zell-vermittelte Reaktion untersucht werden, sind Epikutantestungen angezeigt. Wenn durch eine klare Anamnese die klinische Relevanz einer Sensibilisierung nicht eindeutig gezeigt werden kann, muss als abschließender Schritt eine Organprovokation erfolgen. Diese kann oral, nasal, konjunktival oder selten auch parenteral durchgeführt werden.

In diesem Kapitel werden die einzelnen Verfahren vorgestellt und mit ihren Möglichkeiten und Grenzen diskutiert. Wichtige Punkte der Anamnese einzelner Erkrankungen werden in den jeweiligen Kapiteln behandelt.

6.1.1 Allergene für die Diagnostik

Um die Stärken und Schwächen der einzelnen Testmethoden besser verstehen zu können ist es wichtig zu wissen, woraus die Allergenextrakte entstehen, die die Basis der Diagnostik sind. Für den Nachweis von spezifischem IgE, sei es in-vitro im Serum oder in-vivo im Hautpricktest, ist ein Kontakt mit den allergenen Proteinen vonnöten, an welche die präformierten IgE-Antikörper des Allergikers dann binden können. Die so entstandenen Komplexe aus Allergenmolekül und IgE-Antikörpern lassen sich im Falle der serologischen Diagnostik immunhistochemisch nachweisen, im Falle des Hautpricktests lösen sie eine zellgebundene Histamin-Liberation aus, die zur Bildung einer Quaddel führt.

Es ist also für die Güte eines Testes von entscheidender Bedeutung, dass der Extrakt alle für den Patienten relevanten allergenen Proteine einer Allergenquelle enthält.

Die Allergenextrakte, die aus einer Allergenquelle gewonnen werden, sind zumeist wässrige Lösungen. Hierbei wird die Allergenquelle zerkleinert, homogenisiert und dann im Falle der serologischen Diagnostik an eine Trägermatrix gebunden und für die Hauttestung in wässrige Lösung gebracht. Durch die Verwendung der nativen Allergenquelle soll sichergestellt werden, dass alle für die Patienten relevanten allergenen Proteine enthalten sind. So erreicht man eine hohe Sensitivität der Testlösungen.

Es gibt jedoch auch allergene Proteine, die nicht wasserlöslich und daher in den Testlösungen kaum vorhanden sind. Andere Proteine sind in wässriger Lösung insta-

https://doi.org/10.1515/9783110644029-006

bil, auch finden sich in manchen Allergenquellen schon in der Ausgangssubstanz die allergologisch relevanten Proteine nur in geringer Konzentration, was dann auch für die Testlösungen gilt und die Sensitivität beeinträchtigt.

Das Wissen um diese Eigenschaften der Allergenlösungen hat dazu geführt, dass in den letzten Jahren ein weiteres Prinzip der Diagnostik in den Alltag Einzug gehalten hat: die komponentenbasierte Allergiediagnostik. Allergenextrakte sind natürliche Mischungen aus einer Vielzahl an Proteinen, wovon nur einige als Allergene wirken. Bei der komponentenbasierten Diagnostik wählt man gezielt einzelne Proteine aus, die als Allergene wirken und bestimmt das sIgE gegen diese. So lassen sich besondere allergene Eigenschaften der Proteine für diagnostische Aussagen nutzen. Es können zum Beispiel differenzierte Informationen gewonnen werden über mögliche Kreuzreaktionen, wenn die Proteine zu Familien gehören, die in gleich mehreren Allergenquellen in ähnlicher Struktur vorhanden sind. In anderen Fällen ist es möglich, sIgE gegen Proteine zu messen, die im natürlichen Allergenextrakt in unzureichender Konzentration vorhanden sind, um so die Sensitivität der Diagnostik zu erhöhen. So hat die komponentenbasierte Diagnostik einen festen Platz auch in der Primärversorgung allergiekranker Patienten gefunden.

6.1.2 Wertigkeit einzelner Methoden zur Sensibilisierungstestung

Die unterschiedlichen Testmethoden haben verschiedene Stärken und Schwächen. Die in-vivo-Tests sind rasch verfügbar und bieten sichtbare Ergebnisse. Sie sind aber abhängig von dem Organismus, in dem sie durchgeführt werden und setzen somit optimale Bedingungen voraus. Entzündliche Veränderungen der Haut im Testareal oder eine Begleitmedikation können das Ergebnis verfälschen. Generell hat im direkten Vergleich zur serologischen Diagnostik der Hautpricktest eine höhere Spezifität und eine etwas geringere Sensitivität. Der Intrakutantest hat aufgrund der größeren eingebrachten Allergenmenge eine hohe Sensitivität, aber ein erhöhtes Nebenwirkungsrisiko und das Risiko irritativer und damit falsch positiver Reaktionen. Da er schmerzhaft ist, wird er im Kindesalter nur selten durchgeführt. Bei einigen wenigen Indikationen ist er hilfreich als zusätzliche Möglichkeit, wenn eine hohe Sensitivität gewünscht ist, um eine Sensibilisierung sicher auszuschließen, z. B. im Rahmen der Stufendiagnostik bei Insektengiftallergie oder bei vermuteten Medikamentenallergien.

Die serologische Diagnostik bietet den Vorteil, dass mit einer Blutentnahme eine Vielzahl an Allergenen getestet werden kann. Zusätzlich ist die Analyse von Sensibilisierungsprofilen durch die komponentenbasierte Diagnostik möglich. Dies ist durch den Pricktest nicht möglich. Einzelne allergene Komponenten als Testlösung für die in-vivo-Diagnostik stehen nur im Fall einer Penicillinallergie zur Verfügung.

Des Weiteren gibt es bestimmte Nahrungsmittel, die so irritativ sind (z. B. Kiwi oder Gewürze), dass sie sich nicht für die Hauttestung eigenen. Auch hier ist die serologische Diagnostik angezeigt.

Generell können sich in-vivo- und in-vitro-Diagnostik ergänzen. Ist bei einem klaren Verdacht auf eine Allergie ein Sensibilisierungstest negativ, sollte zusätzlich die alternative Testmethode durchgeführt werden. Dies erhöht die Sensitivität deutlich. Eine primäre Durchführung von Hautpricktest und serologischer Diagnostik kann dann sinnvoll sein, wenn durch regulatorische Vorgaben der Umfang der serologischen Diagnostik limitiert ist. In diesem Fall bietet es sich an, die Standard-Aeroallergene im Hautpricktest zu testen und weitere notwendige Informationen zum Beispiel zu Sensibilisierungen gegen Allergenkomponenten durch die serologische IgE-Bestimmung zu gewinnen.

6.2 In-vivo-Diagnostik

6.2.1 Hautpricktest

Der Hautpricktest ist in vielen Fällen die Basis der allergologischen Diagnostik zum Nachweis einer IgE-vermittelten Sensibilisierung. Er ist einfach und rasch durchführbar und bietet nahezu unmittelbar ein Ergebnis. Durch die sichtbare Quaddel ist auch für den Patienten rasch erkennbar, welche Allergene positiv und welche negativ getestet sind. Häufig hat dies einen didaktischen Vorteil. Eine Altersbeschränkung gibt es beim Hautpricktest nicht. Auch wenige Monate alte Säuglinge können getestet werden, und es sind bei korrekter Durchführung valide Ergebnisse zu erwarten.

Systemische Reaktionen als unerwünschte Nebenwirkung eines Hautpricktests sind bei Kindern nur ganz selten beschrieben worden. Die eingebrachte Allergenmenge ist zu gering, um eine systemische Wirkung zu entfalten. Dennoch gibt es alte Empfehlungen, bei Patienten mit Zustand nach einer schweren Anaphylaxie das vermutete auslösende Allergen nicht im Hauttest zu verwenden.

Kontraindikationen des Hauttestes sind entzündliche Dermatosen und Infektionen im Testareal sowie ein ausgeprägter urtikarieller Dermographismus.

Vor der Testung ist zu bedenken, dass bestimmte Medikamente einen Einfluss auf das Testergebnis haben können. Daher sollten sie rechtzeitig vor der Durchführung abgesetzt werden. Man empfiehlt folgende Karenzzeiten:
- Systemische Antihistaminika: mehr als 3 Tage
- Langzeitanwendung topischer Steroide im Testareal: mehr als eine Woche
- Systemische Steroide nur in der Langzeitanwendung in hoher Dosis
- Omalizumab: mehr als 4 Wochen
- Inhalative Steroide, Montelukast: keine Einschränkung

Testmaterial

Es gibt zwei wesentliche Varianten des Hautpricktests: zum einen die Durchführung mit einer meist kommerziell erhältlichen fertigen Pricktestlösung oder die Durchführung als Prick-zu-Prick-Test. Bei letzterem wird die Pricknadel zuerst kurz in das

Allergen gestochen und direkt anschließend in die Haut. Dies hat den Vorteil, dass alle wesentlichen allergenen Proteine der Allergenquelle an der Nadel vorhanden sind. Die Wasserlöslichkeit der Allergene spielt somit ebenso wenig eine Rolle wie die Stabilität, da die Nahrungsmittel frisch verwendet werden sollen.

Es sind jedoch nicht alle potenziell allergenen Nahrungsmittel für Hauttests geeignet. Einige können biogene Amine wie Histamin enthalten, andere sind irritativ und liefern dann falsch positive Ergebnisse. Eine Übersicht liefert Tab. 6.1.

Die Auswahl der getesteten Allergene richtet sich natürlich zunächst nach der Anamnese und der Fragestellung. Unter Berücksichtigung bekannter Prävalenzen und Kreuzreaktionen gibt es eine Empfehlung zu einem Testpanel bei Verdacht auf eine Allergie gegen ein Aeroallergen:

– Indoor-Allergene: Hausstaubmilbe, Katze, Hund, Aspergillus ggfs. Pferd und weitere Tiere im Haushalt
– Outdoor-Allergene: Birken-, Gräser-, Beifußpollen, Alternaria, Cladosporium, ggfs. Ambrosienpollen

Bei Säuglingen und Kleinkindern in den ersten beiden Lebensjahren spielen die Outdoor-Allergene in aller Regel eine untergeordnete Rolle, so dass hier vor allem die Milben und Tierepithelien getestet werden sollten. Die Allergenauswahl bei der Diagnostik einer Nahrungsmittelallergie richtet sich nach der Anamnese.

Durchführung

Im Kindesalter hat sich als Testareal der volare Unterarm bewährt. Theoretisch ist auch eine Testung auf dem Rücken möglich, dies ist allerdings aufgrund der Unruhe der Kinder in dieser Lage meist weniger praktikabel. Die gewählte Hautstelle sollte frei von sichtbarer Entzündung und intakt sein. Mit einem Markierungsstift werden Zahlen und oder ein Gitternetz im Mindestabstand von 2 cm zwischen den einzelnen Allergenen auf die Haut aufgetragen.

Auf die markierten Hautstellen wird mit einer Pipette jeweils ein Extrakttropfen aufgetropft, mit einer Einmallanzette (1 mm Dorn über der Schulter der Lanzette) oder Pricknadel wird durch den Extrakttropfen hindurch senkrecht für ca. 1 sec in die Haut eingestochen, wobei keine Blutung auftreten soll. Es wird für jede Allergenlösung eine neue Lanzette genutzt, um eine Allergenverschleppung zu verhindern. Die überstehende Testlösung kann auf dem Arm verbleiben, in der Kinderheilkunde ist es jedoch gängige Praxis, die Testlösung bereits nach einer Minute abzutupfen, damit der Arm wieder frei bewegt werden kann. Einen Einfluss auf die Testgüte hat dies nicht. Die Ablesung erfolgt nach 15 min.

Bewertung

Von der relativen Bewertung in Bezug zur Positivkontrolle mit Angabe von +, ++ oder +++ wird heutzutage abgesehen. Die Angabe der Quaddelgröße in mm incl. der Positiv- und Negativkontrolle bietet den Vorteil der genaueren Beurteilung, auch was Sensibilisierungsverläufe angeht.

Man spricht von einem verwertbaren Ergebnis, wenn die Histaminquaddel größer oder gleich 3 mm misst und die Negativprobe mit NaCl 0,9 % kleiner als 3 mm ist.

Eine Allergenquaddel gilt als positiv, wenn sie größer ist als 3 mm und mindestens die Hälfte des Durchmessers der Histaminquaddel beträgt. So würde bei einer Histaminquaddel von 7 mm eine Allergenquaddel von 3 mm als negativ, eine von 4 mm als positiv bewertet werden.

Ist die Positivkontrolle zu klein, sollte überprüft werden, ob der Patient Medikamente eingenommen hat, die die Reaktion supprimieren. Neben der Überprüfung der richtigen Pricktechnik ist auch die Haltbarkeit der Histaminlösung eine mögliche Ursache negativer oder zu geringer Histaminreaktionen. Ist die Negativkontrolle größer als 2 mm und damit nicht auswertbar, ist oft eine Urtikaria factitia oder eine Verschleppung von Histamin oder einem Testallergen ursächlich. In beiden Fällen ist der Hautpricktest nicht auswertbar und sollte an einem anderen Tag wiederholt werden.

Die Testergebnisse müssen sorgfältig dokumentiert werden. Hierfür eignen sich vorgefertigte Dokumentationsbögen.

Tab. 6.1: Eignung von kommerziellen Testextrakten und nativen Allergenen für den Hautpricktest (erweitert nach: Worm M, et al. [12]) X = sehr gut geeignet, (x) = gut geeignet.

	kommerzieller Extrakt	Nativtestung geeignet	Nativtestung bedingt geeignet
Aeroallergene	x		
Medikamentenallergene	x	x	
Insektengiftallergene	x		
Nahrungsmittelallergene			
Fisch	x	x	
Schalentiere	x	x	
Hühnerei	x	x	
Milch	x	x	
Erdnuss/Schalenfrüchte	x	x	
Ölsaaten (Sesam, Mohn etc.)		x	
Weizen/Zerealien	(x)	x	
Kernobst (Apfel etc.)		x	
Steinobst (Pfirsich etc.)		x	
Soja	(x)	x	
Erdbeere			x
Tomate			x
Kiwi			x
Sellerie	(x)	x	
Gewürze			x
Senf			x

6.2.2 Reibe- und Scratch-Test

Bei diesen beiden Testmethoden ist die Exposition mit dem Allergen in keiner Form standardisiert. Beim Reibetest wird das Allergen auf die Haut gerieben. Wie viel Allergen die Dermis passiert hängt maßgeblich von der aufgewendeten Kraft, der Fläche und dem Zustand der Hautbarriere ab. Beim Scratch-Test wird nach Aufbringen des Allergens in wässriger Lösung auf der Haut das Areal „aufgekratzt". Auch diese Testform ist nicht standardisierbar und potenziell gefährlich durch eine unkontrollierte Einbringung größerer Allergenemengen auf parenteralem Wege. Somit sind beide Testmethoden obsolet und werden nicht empfohlen.

6.2.3 Intrakutantest

Beim Intrakutantest wird die Allergenlösung in die Dermis injiziert. Dieses Verfahren ist relativ aufwendig, aber von allen Hauttestungen das sensitivste. Hierdurch werden allerdings auch häufiger falsch positive Ergebnisse beobachtet als beim Pricktest, und es besteht ein höheres Risiko systemischer Reaktionen. Es werden daher in der Regel 1:10 oder 1:100-fach niedrigere Konzentrationen des Allergen verwendet im Vergleich zur Hautpricktestung. Ist das Ergebnis negativ, kann in einem nächsten Schritt eine höhere Konzentration gewählt werden.

Ein Intrakutantest ist oft indiziert in der Diagnostik von Insektengift- oder Medikamentenallergien. Hierbei ist es wichtig, darauf zu achten, dass für die Intrakutantestung nur Lösungen verwendet werden, die für die parenterale Anwendung geeignet sind (z. B. keine Medikamentensäfte).

Durchführung

Nach Markierung der Testorte werden 0,02–0,05 ml Extrakt mit einer Tuberkulinspritze und einer Kanüle streng intrakutan injiziert. Hierbei sollte es zur Bildung einer kleinen Quaddel (ca. 3 mm) kommen. Für jeden Extrakt wird eine eigene Spritze mit neuer Kanüle verwendet. Da die Reaktion durch eine Zu- oder Abnahme der Quaddelgröße bewertet wird, kann die initiale Quaddel mit einem feinen Markierungsstift umfahren werden.

Zusätzlich ist eine Negativkontrolle mit NaCl 0,9 % notwendig, um eine unspezifische Reaktion auszuschließen, sowie eine Positivkontrolle, die jedoch auch als Pricktest mit Histamin erfolgen kann, da sie nur die Reaktionsbereitschaft der Haut anzeigt.

Das Testergebnis wird nach 15 Minuten abgelesen. Der Intrakutantest gilt als positiv, wenn die Quaddel um 3 mm an Größe zunimmt.

6.2.4 Epikutantest

Der Epikutantest dient dem Ausschluss bzw. Nachweis einer zellvermittelten Allergie (Typ-IV) vom Ekzemtyp (Kontaktallergie). Für die Testung verwendet werden meist Standardreihen mit den häufigsten Kontaktallergenen. So gibt es eine Standardreihe für Kinder, aber auch Reihen für gezielte Fragestellungen zum Beispiel bei Verdacht auf eine Kontaktallergie gegen „Externa-Inhaltsstoffe" oder „Leder und Schuhe". Die Testbatterien werden von der deutschen Kontaktallergiegruppe nach jeweils aktuellen Prävalenzzahlen regelmäßig aktualisiert (www.dkg.ivdk.org). Es können auch einzelne Allergene getestet werden, wenn ein konkreter Verdacht besteht. Es ist zu bedenken, dass durch die lange Einwirkung des Allergens auf die Haut auch ein gewisses Sensibilisierungsrisiko besteht, was gegen den Nutzen der Diagnostik abgewogen werden muss.

Trotz dieser Risiken sind Epikutantests in der Diagnostik von Typ-IV-Allergien unverzichtbar, da kein in-vitro Testverfahren existiert.

Durchführung

Das Testgebiet ist meist der Rücken, der frei von Ekzem sein muss. Das Allergen wird in Verdünnung in einer indifferenten Grundlage (z. B. Vaseline) auf Testläppchen, Plastik-, oder Aluminiumkammern (Finn Chambers), aufgebracht. Die meist pastösen Testsubstanzen müssen dabei so in die Testkammern aufgebracht werden, dass sie nach dem Aufkleben auf den Rücken an den Rändern der Kammern nicht hervorquellen. Nach dem Aufkleben sollte der Patient noch ca. 20 min in der Praxis bleiben, um bei akuten Reaktionen mit starkem Juckreiz noch einmal untersucht werden zu können. Bei normalem Verlauf werden nach 24 Stunden (bei Kindern bis 12 Jahren) oder 48 Stunden (bei Jugendlichen und Erwachsenen) die Testpflaster entfernt und die einzelnen Testfelder durch horizontale Striche voneinander abgegrenzt.

Auswertung

Die erste Ablesung erfolgt 20 Minuten nach Entfernung der Testpflaster, die zweite und dritte jeweils nach weiteren 24 Stunden. Der Epikutantest gilt als positiv, wenn ein Erythem und geringes Infiltrat (+), Erythem und Papeln (++), Erythem, Papeln und Bläschen (+++), oder Blasen und Erosionen (++++) entstanden sind. Scharf begrenzte Erytheme weisen auf eine irritative Reaktion hin und werden als negativ bewertet. Die Ablesung und Bewertung des Epikutantests erfordert Erfahrung, da eine Differenzierung zwischen irritativen und vor allem leicht positiven Reaktionen oft nicht einfach gelingt.

6.3 In-vitro-Diagnostik

6.3.1 Serologische IgE-Diagnostik

Die serologische „Allergie"-diagnostik ist ebenso wie die *in-vivo*-Diagnostik lediglich eine Untersuchung auf vorhandene Sensibilisierungen, basierend auf der Analyse des sIgE im Serum betroffener Patienten. Ob eine tatsächliche Allergie vorliegt, ergibt sich nur durch die begleitende Anamnese. Da die serologische Diagnostik eine noch höhere Sensitivität besitzt gegenüber der Hautpricktestung, aber eine je nach Allergen deutlich niedrigere Spezifität, ist die Bewertung der Befunde oft nicht trivial.

Neben der Analyse des Gesamt-IgE i. S. werden vor allem spezifische IgE-Antikörper bestimmt. Das eingesetzte Antigenspektrum umfasst Such- oder Gruppentests gegen mehrere Allergene, die Bestimmung des sIgE gegen einzelne Allergenextrakte oder Allergenmoleküle, sowie die simultane Bestimmung von sIgE gegen eine Vielzahl von Einzelallergenen mittels sog. Allergen-Chips (Microarrays).

Die serologischen Tests hingegen sind gut etabliert und gerade im letzten Jahrzehnt sowohl methodologisch als auch um eine große Palette an verfügbaren Allergenen erweitert und damit verfeinert worden. Durch sie hat sich das Verständnis der Allergologie in vielen Bereichen grundlegend verändert oder zumindest erweitert.

6.3.1.1 Gesamt-IgE

Die Messung des Gesamt-IgE (gIgE) im Serum betroffener Patienten hat nur eine begrenzte Aussagekraft für die Diagnostik allergischer Sofortreaktionen. Gerade im Kindes- und Jugendalter ist der Referenzbereich groß. (Abb. 6.1). Das liegt u. a. daran, dass neben den Allergien auch andere Faktoren einen Einfluss auf den gIgE-Spiegel haben können wie z. B. parasitäre Infestationen (Helminthosen u. a.) oder bakterielle Infektionen (Bordetella pertussis u. a.). Auf der anderen Seite schließen niedrige gIgE-Serumspiegel gerade bei jungen Kindern eine klinisch relevante Soforttypsensibilisierung gegen Inhalations- oder Nahrungsmittelallergene nicht aus. Somit eignet sich die Bestimmung des gIgE nicht als Screening-Methode für das Vorliegen einer allergenspezifischen Sensibilisierung oder gar klinisch relevanten Allergie.

Es wird immer wieder diskutiert, ob die Bestimmung der Ratio von gIgE zu sIgE die diagnostische Spezifität verbessert. Hierbei wird davon ausgegangen, dass ein hoher Anteil des allergenspezifischen IgE am Gesamt-IgE auf einer besonders starken Immunantwort beruht und mit einem höheren Risiko klinischer Reaktionen assoziiert sei. In klinischen Studien kann dies aber nicht bestätigt werden [5]. Lediglich bei deutlich erhöhten gIgE-Serumspiegeln über 500 U/ml verschlechterte sich die Aussage hinsichtlich der klinischen Relevanz einer individuellen Sensibilisierung.

6.3.1.2 Spezifisches IgE – extraktbasierte Diagnostik

Bei der extraktbasierten IgE-Diagnostik wird sIgE gegen wässrige Auszüge natürlicher Allergenquellen gemessen. Diese werden zumeist auf einer Festphase oder in einem Flüssigmedium gebunden und enthalten meist das gesamte Proteinspektrum der Ausgangssubstanz/Allergenquelle in deren natürlicher Zusammensetzung. Da viele dieser Proteine v. a. bei Pflanzen nicht nur in einer Allergenquelle, sondern bei vielen verwandten Pflanzen zu finden sind, ist die extraktbasierte Diagnostik anfällig für serologische Kreuzreaktionen (siehe Kap. 3). Hierdurch wird die diagnostische Spezifität dieser Testmethode häufig eingeschränkt. Andererseits ist durch die komplexe Zusammensetzung der natürlichen Extrakte in der Regel eine hohe Sensitivität der Tests gewährleistet. Ausnahmen ergeben sich, wenn allergologisch bedeutsame Moleküle in der Ausgangssubstanz unterrepräsentiert sind (s. o.).

In der Regel erfolgt die sIgE-Bestimmung durch eine Einzelallergenanalyse.

Gebräuchlich sind auch häufig Gruppen- oder Paneltests. Hierbei handelt es sich um Such- oder Screeningtests. Dabei werden verschiedene Allergenextrakte gemeinsam auf einer Festphase gebunden. Man erhält so die Aussage, ob der Patient gegen eines der vorhandenen Allergene sensibilisiert ist oder nicht. Beispiele sind die oft eingesetzten Suchtests fx5 (enthaltene Allergene: Hühnerei, Kuhmilch, Erdnuss, Weizen, Dorsch, Sojabohne) oder sx1 (enthaltene Allergene: Birken-, Lieschgras-, Roggen-, Beifußpollen, Katzenepithelien, Hundeschuppen, Hausstaubmilbe, Cladosporium). Ist der Test positiv, müssen die einzelnen Allergene separat untersucht werden, um festzustellen, welches einzelne Allergen positiv ist. Ist er negativ, liegt keine Sensibilisierung gegen eines dieser Allergene vor. Daraus ergibt sich, dass diese Tests vor allem dann sinnvoll sind, wenn man eine Sensibilisierung ausschließen möchte; zum Beispiel zum Ausschluss einer Allergie bei Kindern mit rezidivierenden bronchialen Obstruktionen.

Eine schon ältere Methode ist der Streifentest für ein Allergiescreening. Hierbei werden auf Membranen mehrere Allergene in Streifen fixiert. Die sIgE-Antiköper binden an die jeweiligen allergenhaltigen Streifen. Die Konzentration der gebundenen Antikörper wird semiquantitativ für die einzelnen Allergene ausgewertet.

6.3.1.3 Spezifisches IgE – allergenkomponentenbasierte Diagnostik, Singleplex

Bei der allergenkomponentenbasierten Diagnostik werden mit Hilfe des Testsystems sIgE-Antikörper nicht gegen Extrakte und damit Allergenmischungen, sondern gegen einzelne Allergenmoleküle bestimmt. Diese Moleküle werden entweder aus dem Extrakt gewonnen und hoch gereinigt (z. B. Ovomucoid aus Hühnerei) oder rekombinant hergestellt (z. B. rAra h 2 aus Erdnuss) und anschließend auf einer Fest- oder Flüssigphase fixiert. Man erkennt die Quelle des Moleküls an dem Buchstaben vor dem Allergennamen: ‚r' steht für rekombinant und ‚n' für natürlich.

Natürliche Allergene liegen im Extrakt in vielen verschiedenen Molekülvarianten (Isoformen) vor. Dies bedeutet für die Auswahl eines rekombinanten Allergenmoleküls für die Testung, dass es möglichst repräsentativ sein sollte, um alle relevanten Isoformen zu erfassen. Natürliche Mischungen hingegen enthalten zwar viele verschiedene Isoformen, weisen aber selten eine hohe Reinheit auf. Dieser Umstand ist für die Standardisierung der Tests entscheidend und birgt damit theoretisch das Risiko für falsch positive Testresultate.

Bei der Herstellung rekombinanter Allergene spielt auch das biologische Medium eine Rolle, in dem die Moleküle hergestellt werden. Je nachdem, ob für die Herstellung Hefezellen oder Bakterienstämme verwendet werden, enthalten die Moleküle Kohlenhydrat-Seitenketten (CCD), die für unspezifische Kreuzreaktionen verantwortlich sein können (bei Herstellung in Hefekulturen). Diese Gefahr droht nicht bei Herstellung der rekombinanten Allergene mittels in *Escherichia coli*-Kulturen, weil diese Bakterien bei der Expression der Proteine keine Kohlenhydrate einbauen.

Durch den Einsatz von Allergenmolekülen werden verschiedene diagnostische Ziele verfolgt [7]:

1. Analytische Spezifität: Einzelne Allergene haben eine höhere diagnostische Aussagekraft hinsichtlich der klinischen Relevanz als der Allergenextrakt, man spricht auch von einer höheren „analytischen Spezifität". Ein Beispiel hierfür ist der Wert des sIgE gegen das 2S-Albumin der Erdnuss, rAra h 2. Eine Sensibilisierung gegen dieses Allergen zeigt wesentlich wahrscheinlicher eine klinisch relevante Erdnussallergie an, als dies eine Sensibilisierung gegen den Erdnuss-Extrakt tut. Grund dafür ist vor allem die hohe Rate an serologischen Kreuzreaktionen bei den Extrakten bedingt durch die Vielzahl an enthaltenen Allergenen (s. o.).

2. Testempfindlichkeit: Sind relevante Allergene im Extrakt nur in geringer Konzentration vorhanden, kann der Test mit dem Gesamtextrakt negativ ausfallen. Hier kann es notwendig sein, das sIgE gegen das potenziell relevante Allergenmolekül zu bestimmen, um eine Sensibilisierung nachzuweisen. Dies kann z. B. bei Menschen mit einer Birkenpollen-assoziierten Sojaallergie relevant sein, da das entsprechende kreuzreaktive Allergen, rGly m 4, im Sojaextrakt unterrepräsentiert ist. Dies führt dazu, dass das sIgE gegen Soja eventuell negativ ausfällt und die Sensibilisierung erst nachweisbar wird, wenn das spezifische IgE gegen Gly m 4 bestimmt wird. Weitere Beispiele für unterrepräsentierte Allergen sind rApi m10 aus Bienengift oder rTri a 19 aus Weizenmehlextrakt.

3. Bestimmung von Markerallergenen: Besonders pflanzliche Allergenquellen weisen Strukturhomologien auf, die für serologische und/oder klinische Kreuzreaktionen verantwortlich sein können. Sie beruhen in erster Linie darauf, dass einige Allergenfamilien in vielen verschiedenen Pflanzengattungen vorkommen. Um eine primäre und klinisch häufig relevante Sensibilisierung gegen die fragliche Allergenquelle von einer oft unspezifischen Kreuzsensibilisierung abzugrenzen, hilft die Bestimmung des sIgE gegen Proteine, die Hauptallergene sind und nur in der jeweiligen Pflanze vorkommen. Derartige Allergenmoleküle, die eine primäre Sensibilisierung gegen das vermutete Allergen anzeigen, bezeichnet man auch als „Markerallergene" (s. Tab. 6.1).

4. Aufdeckung von Kreuzreaktionen: Durch die Bestimmung des sIgE gegen Allergenmoleküle, die sich in vielen verschiedenen Allergenquellen in ähnlicher Struktur finden (Panallergene), lassen sich Kreuzreaktionen aufdecken. Ist zum Beispiel sIgE gegen Profilin vorhanden, ist eine Sensibilisierung gegen die Mehrzahl der pflanzlichen Allergene zu erwarten, da es in sehr ähnlicher Molekülstruktur in allen Pflanzen vorkommt, ohne dass für den Patienten eine klinische Relevanz besteht.

Die Singleplex-Diagnostik mit Allergenmolekülen ist im Rahmen der geltenden Limitationen für die serologische Diagnostik eine Leistung der GKV. Die Bestimmung des sIgE gegen ein Allergenmolekül wird genauso berechnet wie das sIgE gegen einen Extrakt.

6.3.1.4 Spezifisches IgE – allergenkomponentenbasierte Diagnostik, Multiplex
Bei der Analyse von Sensibilisierungen im Multiplex-Verfahren werden in einem Arbeitsgang gleichzeitig sIgE-Antikörper gegen mehrere Allergene in einer Patientenprobe bestimmt.

Ein moderneres Verfahren ist die Multiplex-Analyse auf einem Allergen-Chip oder Microarray. Hierbei werden kleinste Mengen des Allergens auf einem Chip gebunden. Durch die Zugabe von Patientenserum binden allergenspezifische Antikörper aller Klassen an das auf dem Chip fixierte Allergen. Die gebundenen IgE-Antikörper werden schließlich durch Fluoreszenz-markierte Anti-IgE-Antiköper detektiert. So ist es möglich, mit minimalen Serummengen gleichzeitig die Sensibilisierung gegen viele Allergene zu messen. Die Auswertung erfolgt ebenfalls semiquantitativ.

Durch die geringen Allergenmengen auf dem Chip kann die diagnostische Sensitivität des Tests reduziert sein. So konkurrieren Antikörper anderer Klassen, vor allem IgG-Antikörper, um die Bindung an das Testallergen, was die Empfindlichkeit herabsetzt. Im Gegensatz dazu ist bei den Singleplex-Verfahren das Allergen im Überschuss vorhanden, so dass im Idealfall alle Antiköper der Patientenprobe eine Bindungsstelle finden und damit eine genauere und sensitivere Diagnostik möglich ist. Für das aktuell am weitesten verbreitete Microarray-Testsystem (ISAC, Thermofisher, Freiburg) geht man davon aus, dass sIgE-Konzentrationen von unter 1 kU/l nicht zuverlässig gemessen werden. Hierdurch ist es auch dann für die Analyse weniger geeignet, wenn Patienten ein gIgE unter 25 IU/ml hat.

Da auf dem Chip ausschließlich Allergenmoleküle gebunden werden, ergibt sich im Ergebnis ein komplexes Bild mit allen Vorteilen der molekularen Diagnostik mit gesteigerter Testempfindlichkeit bei unterrepräsentierten Allergenen, einer erhöhten analytischen Spezifität, der Aufdeckung von Kreuzreaktionen und dem Nachweis von primären Sensibilisierungen über die Analyse der Markerallergene verschiedener

Allergenquellen. Man erhält damit ein weitgehend komplettes Sensibilisierungsprofil des Patienten.

In dieser Stärke liegt auch eine Schwäche dieses hoch auflösenden Testsystems: es ergibt sich eine „bottom-up-Diagnostik", bei der die Anamnese zur Klärung der Relevanz der nachgewiesenen Sensibilisierungen dem Test folgt und nicht, wie eigentlich üblich und sinnvoll, die Allergiediagnostik gezielt nach der Anamnese veranlasst wird. Häufig findet sich eine Reihe von Befunden, die klinisch für den Patienten vollkommen irrelevant sind.

Die Analyse des Sensibilisierungsmusters mittels ISAC eignet sich in erster Linie für Patienten mit unklarer Anamnese ohne eine fassbare Ursache der Beschwerden, z. B. bei unklarer Anaphylaxie. Viel eher aber liegt die Stärke der Methode in der Forschung. Durch den Einsatz kleinster Serummengen lassen sich in großen Kollektiven Aussagen über Sensibilisierungsmuster gewinnen.

Die Analyse des Sensibilisierungsmusters mit dem ISAC ist keine Leistung der GKV.

6.3.1.5 Konkreter Einsatz bei verschiedenen Krankheitsbildern
Einsatz bei Nahrungsmittelallergien

Gerade bei Nahrungsmittelallergien ist der klinische Wert der Singleplex-Bestimmung mit Allergenmolekülen gut untersucht und etabliert [4]. Durch Kreuzreaktionen kommt es besonders bei pflanzlichen Allergenen sehr häufig zu positiven Befunden ohne klinische Relevanz in der serologischen Diagnostik. Extrakte haben bis auf einzelne Ausnahmen (z. B. bei Soja und Weizen, s. o.) eine gute Sensitivität. Einige Allergenmoleküle können die analytische Spezifität jedoch deutlich erhöhen (Tab. 6.2). Ausreichend belegt ist dies bei den Speicherproteinen von Erdnuss, Haselnuss und Cashew bzw. Pistazie. Besonders sIgE gegen die Speicherproteine der Familie der 2 S Albumine sind Marker für eine systemische, klinisch relevante Allergie: Ara h 2 aus Erdnuss, Cor a 14 aus Haselnuss [2], Ana o 3 aus Cashew [9] und Jug r 1 aus Walnuss [3]. Dabei muss jedoch berücksichtigt werden, dass es sowohl Patienten gibt, die trotz hoher Titer gegen die Risikomarker tolerant gegenüber diesem Nahrungsmittel sind, als auch solche, die trotz negativer sIgE-Titer allergisch reagieren können. Insofern sind Sensibilisierungen gegen diese Risikomarker nur als Hinweis, nicht jedoch als Beweis einer Allergie zu sehen.

Bei vielen weiteren speziellen Fragestellungen sind andere Allergenmoleküle hilfreich. Es können zum Beispiel Aussagen über die Thermostabilität der Allergene gemacht werden, was wiederum hilfreich für die Ernährungsberatung und die konkreten Meidungsempfehlungen ist. Beispiele hierfür sind die thermolabilen PR 10-Proteine rPru p 1 oder rCor a 1 im Vergleich zu den thermostabilen Lipid-Transfer-Proteinen rPru p 3 oder rCor a 8 bei Patienten mit allergischen Symptomen nach Verzehr von Apfel, Haselnuss oder Pfirsich.

Einsatz bei Allergien gegen Aeroallergene

Bei der Frage nach einer IgE-vermittelten Pollenallergie werden bevorzugt Allergenextrakte zur serologischen Diagnostik eingesetzt. Ist die Anamnese aufgrund einer klaren Zuordnung der Beschwerden zu einer bestimmten Pollenflugzeit eindeutig, erübrigt sich die Diagnostik mit Allergenmolekülen. Zwar gibt es Hinweise, dass eine spezifische Immuntherapie eine bessere Wirkung hat, wenn die Patienten gegen die jeweiligen Majorallergene der Allergenquelle sensibilisiert sind [11]. Dies ist aber nicht in größeren Studien belegt. Zusätzlich ist eine fehlende Sensibilisierung gegen die Majorallergene bei einer klinisch bedeutsamen Allergie selten.

Häufig lässt sich aber anamnestisch kein eindeutiger Zusammenhang zwischen saisonalem Beschwerdemaximum und der Sensibilisierung gegen Pollenallergene herstellen, weil Pollen verschiedener Pflanzengattungen z. B. gleichzeitig fliegen. Verschiedene Panallergene wie Profiline (bis zu 40 % der Pollenallergiker sind sensibilisiert), Polcalcine (ca. 10 %) und Kohlenhydrat-Seitenketten (CCD, > 20 % Sensibilisierte) sorgen für eine hohe Rate an Kreuzreaktionen, was die Diagnostik erschwert. Hier hilft die Bestimmung von Markerallergenen (Tab. 6.2) weiter. Sie zeigen eine genuine Sensibilisierung gegen die jeweilige Allergenquelle an und geben damit einen Hinweis auf die Notwendigkeit einer SIT.

Bei Allergien gegen Milben, Schimmelpilze oder Tierepithelien sind in aller Regel die Allergenextrakte für die Diagnostik ausreichend und eine Diagnostik auf Komponentenbasis ohne wesentlichen diagnostischen Zugewinn.

Einsatz bei Allergien gegen Insektengifte

40–60 % der Hymenopterengiftallergiker sind gleichzeitig gegen Biene und Wespe sensibilisiert. Bei der Frage nach einer spezifischen Immuntherapie ist aber eine klare Aussage notwendig, welches Gift für die Immuntherapie verwendet werden sollte. Die Diagnostik kann prinzipiell zweistufig erfolgen: ist der Patient nur gegen einen der beiden Insektengiftextrakte sensibilisiert, ist keine weitere Aufschlüsselung des Sensibilisierungsmusters mit Allergenmolekülen notwendig. Im Falle einer Kosensibilisierung ist es hilfreich, sIgE gegen entsprechende Markerallergene zu bestimmen. Hier stehen rVes v 5 und r Ves v 1 als Markerallergene für eine primäre Wespengiftallergie und rApi m 1, rApi m 3 und rApi m 10 als Marker für eine primäre Bienengiftallergie zur Verfügung. Ist ein Patient also gleichzeitig gegen Bienen- und Wespengift sensibilisiert, kann das Markerallergen anzeigen, gegen welches Insektengift eine klinisch relevante Sensibilisierung vorliegt.

6.3.2 Zelluläre Testmethoden

Die zelluläre Diagnostik beruht in den meisten Fällen darauf, dass vitale, immunologisch aktive Zellen des Patienten mit Allergenen stimuliert werden und die entstandene Immunantwort gemessen wird. Beispiele sind der Basophilen-Aktivierungs-Test (BAT) für die Diagnostik einer allergischen Sofortreaktion und der Lymphozyten-Transformations-Test (LTT) für die Diagnostik einer Spättypreaktion. Diese Methoden sind nur teilweise standardisiert, teuer und werden nur in wenigen Zentren angeboten. Auch wenn der BAT in Einzelfällen hilfreich sein kann, spielen zelluläre Assays im klinischen Alltag keine entscheidende Rolle.

Tab. 6.2: Markerallergene und kreuzreaktive Panallergene bei Aero- und Insektengiftallergenen.

Allergenquelle	Allergen-molekül	Funktion/Protein	Markerallergene für primäre Sensibili-sierungen	Kreuzreaktive Allergene
Birke	Bet v 1	PR-10-Protein	x	
	Bet v 2	Profilin		x
	Bet v 4	Polcalcin		x
Wiesenlieschgras	Phl p 1	β-Expansin	x	
	Phl p5	Ribonuklease	x	
	Phl p 7	Polcalcin		x
	Phl p 12	Profilin		x
Beifuß	Art v 1	Defensin	x	
	Art v 3	nsLTP		(x)
Spitzwegerich	Pla l 1	Ole e 1-Familie	x	
Esche, Oliven-pollen	Ole e 1	Ole e 1-Familie	x	
Ambrosia	Amb a 1	Pektatlyase	x	
MUXF 3		CCD		x
Katze	Fel d 1	Uteroglobin	x	
	Fel d 2	Serumalbumin		x
	Fel d 4	Lipokalin	(x)	
Hund	Can f 1	Lipokalin	x	
	Can f 2	Lipokalin	x	
	Can f 3	Serumalbumin		x
	Can f 5	Prostatakallikrein	x	
Bienengift	Api m 1	Phospholipase A2	x	
	Api m 10	Icarapin	x	
Wespengift	Ves v 1	Phospholipase A1	x	
	Ves v 5	Antigen 5	x	

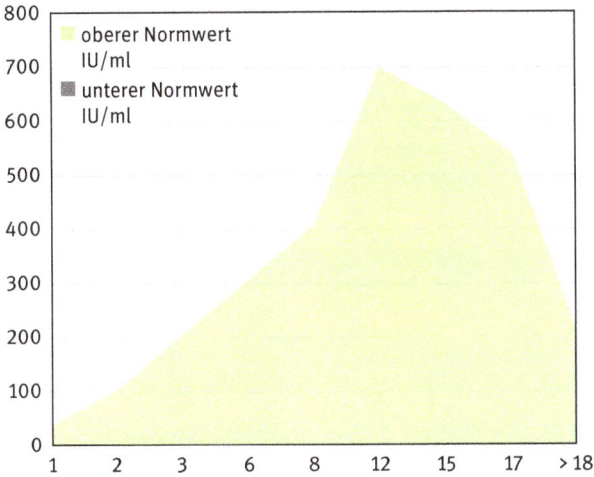

Abb. 6.1: Normalwerte für Gesamt-IgE Spiegel bezogen auf das Lebensalter (modifiziert nach Martins et al. [10]).

Tab. 6.3: Sinnvolle Allergenkomponenten für die Diagnostik IgE-vermittelter Allergien (vergleiche auch Kap. 3, Allergenkunde).

Name des Allergens	Allergenfamilie	Quelle	chemische Eigenschaft	klinische Relevanz
Pru p 1	PR 10-Proteine	Pfirsich, große Homologie zu anderen Obstsorten	thermolabil digestionslabil	klassisches OAS bei PAN
Pru p 3	LTP		thermostabil digestionsstabil	Moderates Anaphylaxierisiko (selten in Mitteleuropa)
Gly m 4	PR 10 Protein	Soja	eingeschränkt thermolabil und digestionslabil	Risiko einer Anaphylaxie bei Konsum großer Mengen
Ara h 8	PR 10-Protein	Erdnuss	thermolabil digestionslabil	kaum klinische Relevanz bei gleichzeitigem Fehlen einer Speicherproteinsensibilisierung
Ara h 2, Ara h 6	Speicherprotein, 2S-Albumin	Erdnuss	thermostabil digestionsstabil	hohe Vorhersagekraft einer systemischen allergischen Reaktion (meist nur Ara h 2 erforderlich)
Cor a 1	PR 10-Protein	Haselnuss	thermolabil digestionslabil	klassisches OAS bei gleichzeitigem Fehlen einer Speicherproteinsensibilisierung
Cor a 9, Cor a 14	Speicherproteine	Haselnuss	thermostabil digestionsstabil	hohe Vorhersagekraft einer systemischen allergischen Reaktion (besonders Cor a 14)
Cor a 8	LTP	Haselnuss	thermostabil digestionsstabil	moderates Anaphylaxierisiko

Tab. 6.3: (fortgesetzt)

Name des Allergens	Allergenfamilie	Quelle	chemische Eigenschaft	klinische Relevanz
Ana o 3	Speicherpro-tein, 2S-Albu-min	Cashew	thermostabil digestionsstabil	hohe Vorhersagekraft einer sys-temischen allergischen Reaktion
Jug r 1	Speicherpro-tein, 2S-Albu-min	Walnuss	thermostabil digestionsstabil	hohe Vorhersagekraft einer sys-temischen allergischen Reaktion bei Kindern
Gad c 1, Cyp p 1	Parvalbumin	Dorsch, Karpfen	thermostabil digestionsstabil	Kreuzreaktion zu anderen Fischen mit weißem Muskelfleisch
Alpha-Gal	CCD	Fleisch	thermostabil	Verdacht auf verspätete Anaphy-laxie nach Fleischkonsum

6.4 Organspezifische Allergen-Provokationstestungen

Organ-Provokationstests (nasal, konjunktival, bronchial, oral) sind der Goldstandard der Allergiediagnostik. Sie ermöglichen, das jeweilige Krankheitsbild unter kontrollierten Bedingungen am Manifestationsorgan zu reproduzieren. Bei unklaren oder widersprüchlichen Vorbefunden werden sie zu einer eindeutigen Klärung der vorliegenden Typ-I-Sensibilisierung angewendet.

In der klinischen Routine sicherlich mit Abstand am häufigsten eingesetzt wird der nasale Provokationstest (NPT), ein standardisiertes Verfahren mit hoher Spezifität und Sensitivität zum Nachweis der klinischen Relevanz eines Allergens für eine vermutete allergische Rhinitis. Besondere Bedeutung hat auch der Nahrungsmittel-Provokationstest bei Verdacht auf verschiedene Nahrungsmittelallergien.

6.4.1 Nasale Provokationstestung

Die Indikation zur nasalen Provokationstestung (NPT) ergibt sich, wenn der Verdacht auf eine Allergie gegen Aeroallergene besteht und mittels Anamnese und Sensibilisierungstest keine eindeutige Diagnosestellung möglich ist. Dies ist dann gegeben, wenn mehrere saisonale Allergene zur gleichen Zeit fliegen und Sensibilisierungen auf mehrere potenzielle Allergene vorliegen oder wenn es sich um ganzjährige Allergene handelt und durch die dauerhafte Exposition keine eindeutige Anamnese möglich ist. In seltenen Fällen ist auch das Ziel, eine lokale allergische Rhinitis zu diagnostizieren. Bei dieser Erkrankung liegt nur eine lokale Sensibilisierung gegen ein Aeroallergen vor, sIgE und Hautpricktest bleiben negativ, der NPT jedoch ist positiv. Eine nasale Provokationstestung sollte immer eine Konsequenz haben, in der Regel wird dies die Indikation einer spezifischen Immuntherapie sein.

Somit sind häufige Indikationen für eine nasale Provokationsstestung:

- Frage nach einer spezifischen Immuntherapie mit Milbenextrakten
- Frage nach einer spezifischen Immuntherapie mit Allergenen gleicher Saisonalität im Frühjahr (Birke vs. Esche)
- Frage nach einer spezifischen Immuntherapie mit Allergenen gleicher Saisonalität im Sommer (Gräser vs. Alternaria vs. Beifuß oder Ambrosie)
- Verdacht auf eine lokale allergische Rhinitis

Kontraindikationen für die nasale Provokationstestung sind akute und chronische, entzündliche Erkrankungen der Nase und Nasennebenhöhlen, unkontrolliertes Asthma sowie schwere Allgemeinerkrankungen und Schwangerschaft. Zusätzlich sollten Patienten, die in den vorangehenden zwei Monaten einem HNO-ärztlichen Eingriff in der Nase unterzogen worden sind, von einer nasalen Provokationstestung ausgenommen werden.

Auch sollte sichergestellt sein, dass der Patient keine Medikation eingenommen hat, die das Testergebnis beeinflussen. Hierzu zählen systemische und topische Antihistaminika, vor allem topische nasale Steroide und nasale Dekongestiva.

In der Regel werden auch Kinder mit einem Lebensalter < 5 Jahre nicht nasal provoziert, da sie regulär aufgrund der Präparatezulassung nicht einer spezifischen Immuntherapie zugeführt werden. Eine prinzipielle Kontraindikation besteht aber nicht.

Pädiatrisch relevante Kontraindikationen der nasalen Provokationstestung

- entzündliche Nasen- und Nasennebenhöhlenerkrankungen
- schwere Allgemeinerkrankungen, v. a. unkontrolliertes Asthma bronchiale
- Nasen-/Nasennebenhöhlenoperation vor < 2 Monaten

Durchführung

Bei der nasalen Provokation wird ein Allergen in wässriger Lösung auf die Nasenschleimhaut aufgesprüht. Fertige Lösungen zur Hautpricktestung sind aufgrund der potenziell irritativen Zusätze für die Provokation nicht geeignet. Fertige Provokationslösungen inklusive der reinen Trägerlösung als Negativkontrolle sind kommerziell erhältlich.

Zur Beurteilung einer Reaktion kann ausschließlich die klinische Symptomatik dienen, genauer ist jedoch eine Beurteilung mittels anteriorer Rhinomanometrie. Letztere zeichnet sich durch eine deutlich höhere Sensitivität aus, sie fordert aber einen höheren apparativen und zeitlichen Aufwand. Bei der Rhinomanometrie wird apparativ der Fluss durch die Nasengänge gemessen. Schwillt die Schleimhaut an, reduziert sich dieser. Besonders bei ganzjährigen Allergenen wie Hausstaubmilben kommt es gelegentlich nicht zu klaren Sofortsymptomen, sondern vor allem zu einer Schwellung der Schleimhaut, die so nur in der Rhinomanometrie erkennbar ist.

Rhinomanometer sind als Einzelgeräte verfügbar, oft können aber auch Lungenfunktionsgeräte mit geringem Aufwand zu einem Rhinomanometer aufgerüstet werden. Die Messung ist für kleinere Kinder oft nicht ganz einfach durchzuführen.

Eine pragmatische Lösung ist es, zunächst eine Messung durchzuführen, bei der nur der klinische Score bewertet wird. Ist diese negativ sollte aber zum sicheren Ausschluss einer Allergie in einem zweiten Schritt eine Rhinomanometrie erfolgen.

Die Voraussetzung einer nasalen Provokation ist das Erfragen von Kontraindikationen und Begleitmedikation sowie die Untersuchung auf Infektfreiheit der Nasenschleimhaut mittels anteriorer Rhinoskopie, z. B. mit einem Otoskop mit großem Trichter. Zusätzlich sollten der Patient bzw. die Eltern über die Methode und mögliche Risiken aufgeklärt werden. Der Patient sollte sich über mindestens 15 min an das Raumklima gewöhnen. Auch die Testlösungen sollten Raumtemperatur haben.

Wird eine Rhinomanometrie durchgeführt, muss zunächst ein Leerwert gemessen werden. Dann wird die Negativkontrolle mit einem Dosierspray in ein Nasenloch appliziert. Es sollte das Nasenloch gewählt werden, welches besser belüftet ist. Es ist auch möglich, beide Nasenlöcher zu testen, dies erhöht die Sensitivität. Es werden 2 Sprühstöße auf die untere und mittlere Nasenmuschel gegeben.
1. Sprühstoß in 45°-Winkel nach lateral oben in Richtung des lateralen Augenwinkels (mittlere Nasenmuschel),
2. Sprühstoß in flachem Winkel (untere Nasenmuschel).

Um eine bronchiale Allergenexposition zu verhindern, wird der Patient gebeten, tief einzuatmen und die Luft anzuhalten, bevor die Sprühstöße verabreicht werden. Nach erfolgter Allergenapplikation atmet der Patient durch die Nase wieder aus.

Nach zehn Minuten erfolgen dann klinische Untersuchung und Rhinomanometrie. Bei einer unspezifischen, irritativen Reaktion (Flussreduktion um 20 % bei 150 Pa oder eindeutige klinische Reaktion) wird die Testung abgebrochen. Die klinische Reaktion kann mit einem Score erhoben werden (Tab. 6.4). Nach neuesten Leitlinien [1] ist auch eine Bewertung mit einer visuellen Analogskala möglich, hier fehlen jedoch zurzeit noch verfügbare Cut-off-Werte zur Bewertung einer positiven Reaktion.

Tritt keine Reaktion auf, wird in oben beschriebener Weise das Allergen in das gleiche Nasenloch appliziert. Hier ist dringend darauf zu achten, dass die Allergenlösung nicht zuvor bei Probestößen im Raum zerstäubt wird. Nach zehn Minuten wird die Testreaktion beurteilt und bei einer Reduktion des Flusses um mehr als 40 % bei 150 Pa und/oder einem klinischen Score > 3 Punkten als positiv bewertet. Bei negativem Ausgang wird die Beobachtung fortgesetzt und die Messung nach weiteren zehn Minuten wiederholt. Ist sie weiterhin negativ, wird die Provokation als negativ bewertet. Eine weitere Testung mit anderen Allergenen unmittelbar im Anschluss ist in diesem Falle möglich.

Tab. 6.4: Symptomscore zur Anwendung bei nasaler Provokationstestung.

Symptomatik		Punktzahl
Irritation	0- bis 2-mal Niesen	0
	3- bis 5-mal Niesen	1
	> 5-mal Niesen	2
Sekretion	kein Sekret	0
	wenig Sekret	1
	viel Sekret	2
Fernsymptome	keine	0
	Tränenfluss und/oder Gaumenjucken und/oder Ohrenjucken	1
	Konjunktivitis und/oder Chemosis und/oder Urtikaria und/oder Husten und/oder Luftnot	2

6.4.2 Konjunktivale Provokation

Die konjunktivale Allergen-Provokationstestung ist eine alternative Möglichkeit der Organprovokation. Sie ist einfach durchzuführen und zeigt eine hohe Korrelation mit dem Ergebnis der nasalen Provokation, so dass sie alternativ eingesetzt werden kann, wenn die nasale Allergenprovokation nicht möglich ist.

Hauptsächlich erfolgt sie dann, wenn bei dringlicher Indikation (z. B. vor Einleitung einer spezifischen Immuntherapie) eine nasale Testung nicht möglich ist. Auch im eher seltenen Fall einer allergischen Konjunktivitis ohne IgE-vermittelte Begleiterkrankungen (z. B. allergische Rhinitis), kann eine konjunktivale Provokationstestung indiziert sein. Allerdings wird die konjunktivale Provokationstestung im Kindesalter nur selten eingesetzt, da die Applikation der Testsubstanz und die Testreaktion in dieser Altersgruppe häufig als sehr unangenehm empfunden werden. Indikationen und Kontraindikationen entsprechen weitgehend denen bei nasaler Allergenprovokation. Auch zur konjunktivalen Provokationstestung sollten ausschließlich standardisierte Allergenextrakte eingesetzt werden.

Durchführung
Zunächst wird ein Tropfen der Kontrolllösung in den unteren Konjunktivalsack getropft. Tritt nach 10 Minuten keine Reaktion auf, kann die Allergenprovokation erfolgen. Hierfür wird ein Tropfen der im Verhältnis 1:10 verdünnten Allergenlösung in das kontralaterale Auge appliziert. Die Beurteilung erfolgt nach 10–15 Minuten. Ist keine Reaktion zu beobachten, wird anschließend die unverdünnte Allergenlösung

eingebracht. Wird auch nach der Endkonzentration keine Reaktion beobachtet, ist der Test als negativ zu bewerten.

Der Reaktionsgrad wird anhand des klinischen Untersuchungsbefundes nach abgeschlossener konjunktivaler Provokationstestung erhoben (Tab. 6.5). Eine Fotodokumentation des Provokationsergebnisses ist zu empfehlen.

Tab. 6.5: Bewertung des Reaktionsgrades nach konjunktivaler Provokationstestung.

Reaktionsgrad	Symptomatik
0	keine subjektive oder sichtbare Reaktion
1	Juckreiz, Fremdkörpergefühl
2	zusätzlich zu 1: Tränenfluss, konjunktivale Injektion
3	zusätzlich zu 2: Erythem der Conjunctiva tarsi, Blepharospasmus
4	zusätzlich zu 3: Lidschwellung, Chemosis

Von einer positiven Reaktion ist dann auszugehen, wenn sich sichtbare Reaktionen abzeichnen (Reaktionsgrad 2–4). Bei unklaren Befunden kann die konjunktivale Allergenprovokation im Verlauf wiederholt werden.

6.4.3 Systemische Provokationstestungen

Systemische Provokationstestungen sind der Goldstandard der Allergiediagnostik. Sie können als einziger Test eindeutig den Zusammenhang zwischen Allergenexposition und Symptomatik belegen oder ausschließen.

Systemische Provokationstestungen finden v. a. bei Verdacht auf eine Nahrungsmittel- oder Medikamentenallergie regelmäßige Anwendung. In der Regel erfolgen die Testungen stationär, bzw. teilstationär. Eine häusliche Provokation ist dann möglich, wenn systemische Reaktionen ausgeschlossen sind, z. B. bei der Frage nach Exazerbationen eines atopischen Ekzems nach kurz zurück liegendem Konsum ohne Sofortreaktion oder nach benignen Exanthemen bei verspäteter Antibiotika-Allergie.

Da bei jeder systemischen Provokationstestung potenziell schwere allergische Symptome auftreten können, ist es wichtig, dass die Indikation stimmig ist, alle Kontraindikationen überprüft wurden und eine Einverständniserklärung des Patienten, bzw. der Erziehungsberechtigten vorliegt.

Das Ziel einer Provokationstestung ist eine klare Ja-/Nein-Antwort hinsichtlich der Verträglichkeit eines Allergens. In Einzelfällen kann auch eine grobe Schwellenwertbestimmung bei Nahrungsmittelallergenen sinnvoll sein. Hier ist aber zu bedenken, dass sowohl die Expositionsdosis als auch Verstärkungsfaktoren wie Schlafmangel, körperliche Belastung oder Infekte die Reaktionsschwelle vermindern können.

Durchführung

Vor jeder Provokationstestung sollte eine gründliche Anamnese hinsichtlich vorausgegangener Reaktionen und die Ergebnisse der durchgeführten Sensibilisierungstests vorliegen, um relevante Begleiterkrankungen zu erfassen und das Provokationsrisiko grob abschätzen zu können.

Die Kontraindikationen einer Provokationstestung sind:

– Fehlende Einverständniserklärung.
– Akute Erkrankung, besonders bei Beteiligung der unteren Atemwege oder des Gastrointestinaltraktes. Bei milden oberen Atemwegsinfekten ist nach Abwägung der Risiken eine Provokation eventuell möglich.
– Akute Ekzem-Exazerbationen.
– Kürzliche Anaphylaxie auf ein Nahrungsmittel mit positivem entsprechenden sIgE.
– Möglichkeit der problemlosen Meidung des Allergens ohne Einschränkung der Lebensqualität oder therapeutischen Möglichkeit bei Arzneimittelallergien
– Einnahme von Medikamenten, die eine allergische Reaktion supprimieren können (s. o.). Eine Dauertherapie bei Asthma sollte unverändert fortgesetzt werden. Bei atopischem Ekzem kann eine niedrigpotente antiinflammatorische Therapie weitergeführt werden.

Provokationen können offen oder doppelblind, Plazebo-kontrolliert erfolgen. Eine Indikation für eine doppelblinde Untersuchung sind unklare oder unspezifische Symptome, die Beurteilung, ob ein Nahrungsmittel einen Einfluss auf die Ekzemschwere hat oder Angst des Patienten vor der Provokation. Ansonsten wird meist ein offener Provokationsmodus gewählt, da die Durchführung zeitsparender ist.

Die Dosis wird in 7 Stufen ansteigend verabreicht und sollte insgesamt einer Menge von rund 4 g des allergenen Proteins entsprechen. Bei manchen Nahrungsmitteln ist dies aber sehr viel, so dass eine altersentsprechende Portionsgröße als Gesamtdosis gewählt und entsprechend aufgeteilt wird. Dosierungsempfehlungen finden sich in aktuellen Leitfäden zur Durchführung von Provokationen [8]. Der Abstand zwischen den Gaben beträgt bei IgE-vermittelten Nahrungsmittelprovokationen in der Regel 30 min. Je nach Anamnese kann bei verspäteten gastrointestinalen Reaktionen oder bei Arzneimitteltestungen der Abstand vergrößert werden. Auch kann die Anzahl der Provokationsstufen variiert werden. Bei Provokationen mit Arzneimitteln werden oft die Schritte 1:1000, 1:100, 1:10 und 1 Einzeldosis gewählt.

Tritt keine Reaktion auf, wird empfohlen, zum sicheren Ausschluss einer allergischen Reaktion die kumulative Gesamtdosis an einem weiteren Tag noch einmal zu verabreichen, da einige Patienten erst dann allergisch reagieren. Dies ist besonders wichtig nach blinden Provokationen. Bei Testung weiterer Nahrungsmittel kann die nächste Provokation am Folgetag stattfinden und die Gabe der Gesamtdosis am Ende der Provokationsreihe. Nach schweren Reaktionen sollte ein Tag pausiert werden.

Vorbereitung und Durchführung einer Provokationstestung

Vor der Provokation sollte der Patient gründlich körperlich untersucht werden und die Vitalparameter (Herzfrequenz, Blutdruck, Sauerstoffsättigung, bei größeren Kindern Peak-Flow-Messung) notiert werden. Wird mit Sofortreaktionen gerechnet, sollte ein peripherer Venenzugang liegen und vor Beginn geprüft werden. Es sollte ein Überwachungsbogen angelegt sein, auf dem die Notfallmedikamente in gewichtsadaptierter Dosis notiert sind. Folgende Medikation ist vorzuhalten:

- systemisches Antihistaminikum (Dosis z. B. bei Dimetinden 0,1 mg/kg i. v.)
- systemisches Steroid (Dosis z. B. bei Prednisolon 2 mg/KG i. v.)
- Salbutamol als Dosieraerosol oder für den Vernebler
- Adrenalin i. m. als Autoinjektor
- Adrenalin zur Inhalation über einen Vernebler
- kristalloides Volumen (z. B. 20 ml/kg NaCl 0,9 %)
- Sauerstoff

Die Provokation sollte in einer ruhigen Atmosphäre stattfinden, um eine angemessene Überwachung zu ermöglichen. Eine permanente apparative oder gar eine Überwachung unter Intensivbedingungen ist, solange keine Reaktionen beobachtet werden, nicht erforderlich und sollte unterbleiben, um die Patienten nicht zu verunsichern.

Vor jeder neuen Dosis sollte der Patient kurz untersucht werden. Treten objektive Symptome auf, wird die Provokation beendet. Lokale Reaktionen an den Kontaktflächen der Haut mit dem Allergen, z. B. perioral, sind nicht beweisend für eine systemische Allergie. Bei subjektiven Symptomen wie Bauchschmerzen oder Übelkeit wird die nächste Gabe verspätet gegeben, wenn die Beschwerden wieder abklingen. Gegebenenfalls kann die Folgedosis zunächst halbiert werden. Treten bei 3 Dosen hintereinander deutliche subjektive Beschwerden auf, kann dies als Zeichen einer positiven Reaktion gewertet werden.

Bei klarer Reaktion sollte die Bedarfsmedikation angepasst an die Beschwerdesymptomatik verabreicht werden. Der Patient sollte in jedem Fall noch mindestens 2 Stunden nach Ende der Provokation nachüberwacht werden, da verspätete oder biphasische Reaktionen auftreten können.

Im Rahmen eines ausführlichen Abschlussgespräches sollte mit den Eltern und dem Patienten das Ergebnis der Provokation besprochen werden, da Reaktionen von Eltern und Ärzten teilweise unterschiedlich beurteilt werden. Das Ergebnis und die hieraus resultierenden Konsequenzen sollten klar kommuniziert werden. So hat es sich bewährt, klare Empfehlungen zur Meidung oder (Wieder-)Einführung von Allergenen zu geben und, bei gegebener Indikation, Maßnahmen zur Notfalltherapie ausführlich zu erläutern. Den Eltern sollten entsprechende Materialien wie z. B. Anaphylaxiepässe bei Nahrungsmittelallergien oder Allergieausweise bei Medikamentenallergien ausgehändigt werden. Wurde ein Nahrungsmittel vertragen, sollte es regelmäßig, d. h. mindestens 3-mal wöchentlich zur Erhaltung der Toleranz geben werden.

Referenzen

[1] Auge J, Vent J, Agache I, et al. EAACI Position Paper on standardization of nasal allergen challenges. Allergy. 2018;73:1597–1608.

[2] Ballmer-Weber BK, Lidholm J, Lange L, et al. Allergen Recognition Patterns in Walnut Allergy Are Age Dependent and Correlate with the Severity of Allergic Reactions. J Allergy Clin Immunol Pract. 2019;7:1560–67.

[3] Beyer K, Grabenhenrich L, Härtl M, et al. Predictive values of component-specific IgE for the outcome of peanut and hazelnut food challenges in children. Allergy. 2015;70: 90–8.

[4] Gernert S, Lange L. Molekulare Diagnostik bei Patienten mit Nahrungsmittelallergien. Päd. Allergologie. 2013;16:10–14.

[5] Grabenhenrich L, Lange L, Härtl M, et al. The component-specific to total IgE ratios do not improve peanut and hazelnut allergy diagnosis. J Allergy Clin Immunol. 2016;137:1751–60.

[6] Heinzerling L, Mari A, Bergmann KC, et al. The skin prick test – European standards. Clin Transl Allergy. 2013;3:3.

[7] Kleine-Tebbe J, Jakob T. Molecular allergy diagnostics using IgE singleplex determinations: methodological and practical consideration for use in clinical routine. Allergo J Int. 2015;24:185–97.

[8] Lange L, Beyer K für die AG Nahrungsmittelallergie der GPA. Manual: Orale Nahrungsmittelprovokationen bei Verdacht auf eine Nahrungsmittelallergie im Säuglings- und Kindesalter. Pädiatrische Allergologie 2019; Sonderheft Nahrungsmittelallergie: 32–48.

[9] Lange L, Lasota L, Finger A, et al. Ana o 3-specific IgE is a good predictor for clinically relevant cashew allergy in children. Allergy. 2017;72:598–603.

[10] Martins TB, Bandauer ME, Bunker AM, et al. New childhood and adult references intervals for total IgE. J Allergy Clin Immunol. 2014;133:589–91.

[11] Schmid-Grendelmeier P. Rekombinante Allergene. Routinediagnostik oder Wissenschaft? Hautarzt. 2010;61:946–53.

[12] Worm M, Reese I, Ballmer-Weber B, et al. Guidelines on the management of IgE-mediated food allergies. Allergo J Int. 2015;24:256–93.

7 Therapeutische Prinzipien

Thomas Spindler, Christian Vogelberg

7.1 Therapie der allergischen Atemwegserkrankungen

7.1.1 Antihistaminika

Histamin ist ein grundlegender Mediator in der Pathophysiologie allergischer Reaktionen an der Haut, Schleimhaut und der glatten Muskulatur (siehe Kap. 1). Sobald ein Antigen spezifisches IgE, welches an Mastzellen oder basophilen Granulozyten gebunden ist, überbrückt, kommt es zur Degranulation mit Freisetzung von Histamin und anderen proinflammatorischen Mediatoren. Das freigesetzte Histamin wiederum bindet an G-Proteine gekoppelte Rezeptoren verschiedener Zellen im umgebenden Gewebe und Gefäßsystem. Dies umfasst endotheliale, epitheliale, glatte Muskelzellen, Neuronen und Zellen des angeborenen und erworbenen Immunsystems. Ihre Aktivierung führt zu einer Vasodilatation, Schwellung und Rötung sowie Blutdruckabfall als Zeichen der Frühphase einer allergischen Reaktion. Die Spätphase wird durch vermehrte Zytokinproduktion und Produktion von Zelladhäsionsmolekülen induziert. H2-Rezeptoren sind vor allem auf der gastralen Mukosa vertreten und steuern die gastrale Sekretion. H3- und H4-Rezeptoren haben einen Einfluss auf den Juckreiz [1]. Bei den heute verfügbaren Antihistaminika unterscheidet man eine erste und zweite Generation. Die erste Generation ist durch eine schlechtere Rezeptorselektivität gekennzeichnet, wodurch insbesondere die Nebenwirkung der Müdigkeit vermehrt auftritt. Die zweite Generation der Antihistaminika hat weniger sedierende Nebenwirkungen und wird daher bevorzugt verwendet. Die geringere sedierende Nebenwirkung verdanken sie ihrer schlechteren Passage der Blut-Hirn-Schranke.

Die Antihistaminika der ersten Generation werden systemisch vor allem bei der intravenösen Applikation verwendet (Dimetinden) und vereinzelt topisch (Ketotifen). Der Standard sind ansonsten aufgrund des besseren Wirkungs-/Nebenwirkungsverhältnisses Antihistaminika der zweiten Generation. Bei der Einnahme ist zu berücksichtigen, dass es durch den hepatischen Stoffwechsel über Cytochrome P450 bei gleichzeitiger Einnahme anderer Medikamente, die über diesen Stoffwechselweg interagieren, zu einer Akkumulation kommen kann.

Antihistaminika werden vor allem bei der allergischen Rhinitis, Konjunktivitis und Urtikaria eingesetzt, ferner bei der Anaphylaxie und bei kutanen allergischen Reaktionen. Eine Ausnahme stellt ferner die Mastozytose dar. Keine Relevanz hat die Substanz bei Asthma bronchiale, auch der Juckreiz bei atopischem Ekzem wird in der Regel nicht relevant beeinflusst, die Wirksamkeit beschränkt sich wahrscheinlich hauptsächlich auf die sedierende Komponente. Die relevanten Antihistaminika der ersten und zweiten Generation und die Altersgrenzen sind in Tab. 7.1 und Tab. 7.2 abgebildet.

https://doi.org/10.1515/9783110644029-007

Der Wirkeintritt von Antihistaminika der ersten Generation ist bei Schulkindern nach einer Stunde, bei Antihistaminika der zweiten Generation nach zwischen 30 Minuten (Cetirizin) bis 1 Stunde (Loratadin, Levocetirizin). Aufgrund der mangelnden Rezeptorspezifität der Antihistaminika der ersten Generation können neben der sedierenden Wirkung anticholinerge Effekte wie Mundtrockenheit sowie Schwindel, Tachykardie und Blutdruckabfall (antialphaadrenerger Effekt) einsetzen. Bei Antihistaminika der zweiten Generation können in einzelnen Fällen Müdigkeit, Schwindel und Kopfschmerzen sowie in seltenen Fällen ebenfalls anticholinerge Symptome auftreten. Neben Alkohol sind vor allem die Medikamente, die den Cytochrome P450 Abbauweg beeinflussen, Ursache für Nebenwirkungen bei modernen H1-Antihistaminergika, da die Medikamentenspiegel bei begleitender Medikation ansteigen können.

Tab. 7.1: Gängige Antihistaminika und ihre Indikation.

- Azelastin (Allergodil®, Vividrin®): saisonale und ganzjährige Allergische Rhinitis
- Cetirizin (Cetirizin®, Zyrtec®): saisonale und ganzjährige Allergische Rhinitis, chronisch idiopathische Urtikaria
- Clemastin (Tavegil®): chronisch idiopathische Urtikaria und Allergische Rhinitis, wenn gleichzeitig eine Sedierung indiziert ist
- Desloratadin (Aerius®, Desloratadin®): Allergische Rhinitis, Urtikaria

Tab. 7.2: Gängige Antihistaminika und ihre Altersgrenzen.

- Ab 1 Jahr: Dimetinden Sirup/Tropfen/i. v., Cetirizin Saft, Desloratadin Lösung
- Ab 2 Jahren: Cetirizin Tbl./Retardtbl./Lutschtbl./Sirup/Tropfen/Lösung, Loratadin Tbl.
- Ab 3 Jahren: Dimetinden Tbl.
- Ab 6 Jahren: Desloratadin Schmelztbl., Fexofenadin Tbl.
- Ab 12 Jahren: Desloratadin Tbl., Dimetinden Retard, Ebastin, Fexofenadin Tbl.

7.1.2 Inhalative Glukokortikosteroide

Inhalative Glukokortikosteroide stellen die Basistherapie in der Asthmabehandlung dar. Glukokortikosteroide gehören zu den Substanzen mit einer breiten antiinflammatorischen Wirkung. Durch ihre lipophilen Eigenschaften penetrieren sie leicht die Zellmembran und docken an Glukokortikoidrezeptoren im Cytosol an. Dieser Komplex tritt dann in den Zellkern über und wirkt dort als Transkriptionsfaktor, indem er hauptsächlich unterdrückende, im Einzelfall genaktivierende Wirkungen hat. Im Endeffekt werden die meisten proinflammatorischen Mediatoren reduziert freigesetzt. Dadurch entsteht die breite antiinflammatorische Wirkung von Kortikosteroiden. Darüber hinaus werden Rezeptor-unabhängige Effekte wie eine Membran-stabilisierende Wirkung bei hohen Glukokortikosteroidkonzentrationen beobachtet, wodurch die Gefäßexsudation limitiert wird.

Inhalative Kortikosteroide sind die Basissubstanz in der Asthmatherapie. Zu den wichtigsten Substanzen gehören
- Beclometasondipropionat
- Budesonid
- Ciclesonid
- Fluticasonfuroat
- Fluticasonpropionat
- Mometasonfuroat.

Der Vorteil der inhalativen Applikation liegt in der deutlich niedriger notwendigen Konzentration des Medikamentes, der damit rein topischen Applikation auf der Schleimhaut der Atemwege und damit verbundenen geringeren systemischen Resorption. Damit wird die von dem anti-inflammatorischen Effekt begleitete maßgebliche Nebenwirkungsrate der Kortikosteroide fast vollständig reduziert. Dennoch besteht insbesondere bei hochdosierter Therapie mit Fluticason sowie Budesonid das Risiko, bei rascher Dosisreduktion oder Pausieren des Medikamentes eine Nebennierenrindeninsuffizienz mit Addison-Krise zu provozieren. Der Einschluss auf das Längenwachstum liegt je nach Substanz zwischen 0,5 bis maximal 1,5 Zentimeter.

In der Asthmatherapie werden zwischen niedriger, mittlerer und hoher Dosis altersbezogen unterschieden (siehe Tab. 10.8, Kapitel Asthma bronchiale). Inhalative Steroide können als Dosieraerosol oder als Pulverinhalat appliziert werden. Um das Risiko topischer Nebenwirkungen wie enorale Candidose und Heiserkeit durch Steroid-induzierte Larynxmyopathie zu verhindern, sollen inhalative Steroide aus dem Dosieraerosol nur mit Inhalierhilfe eingeatmet werden sowie bei allen Applikationsformen nach Inhalation der Mund ausgespült oder etwas getrunken werden (Abb. 7.1). Die Inhalation aus dem Pulverinhalator ist aufgrund des entsprechenden Inhalationsmanövers frühestens ab dem Schulkindalter korrekt möglich.

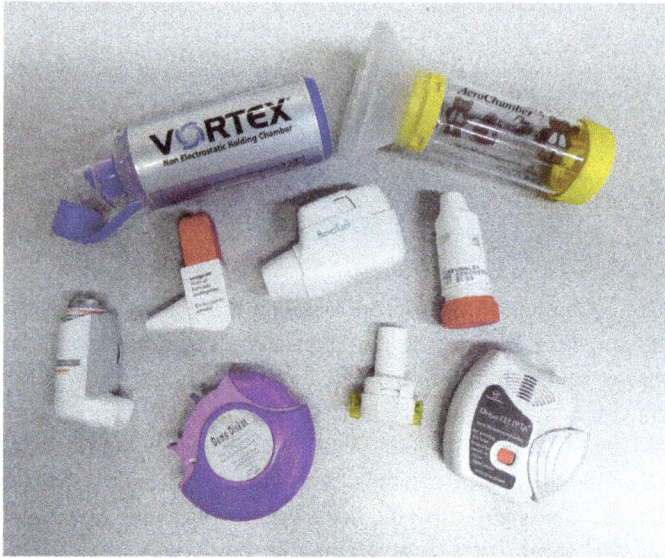

Inhalationssysteme und Inhalierhilfen.

7.1.3 Topische nasale Glukokortikosteroide

Nasale Glukokortikosteroide werden vor allem für die Behandlung bei allergischer Rhinitis/Rhinokonjunktivitis angewandt. Ihre Wirkung setzt für die Patienten spürbar je nach Ausmaß der bestehenden Rhinitis nach zwei bis vier Tagen ein, der maximale Effekt wird aber erst bei regelmäßiger Anwendung nach gut zwei Wochen erreicht. Eine Vielzahl verschiedener Substanzen und Präparate sind auf dem Markt, wobei Fluticason und Mometason die am häufigsten und bestverträglichsten Substanzen darstellen und die geringste systemische Resorption aufweisen (Abb. 7.2). Wichtig ist die korrekte Applikation des Nasensprays (Abb. 7.3).

Häufige Nebenwirkungen betreffen eine Austrocknung der Schleimhaut (Epistaxis). Die systemische Resorption ist so gering, dass systemische Nebenwirkungen praktisch nicht auftreten. Bei gleichzeitigen Behandlungen mit hochdosierten inhalativen Kortikosteroiden bzw. topischen kutanen Steroiden können diese aber sehr wohl zu systemischen Nebenwirkungen beitragen.

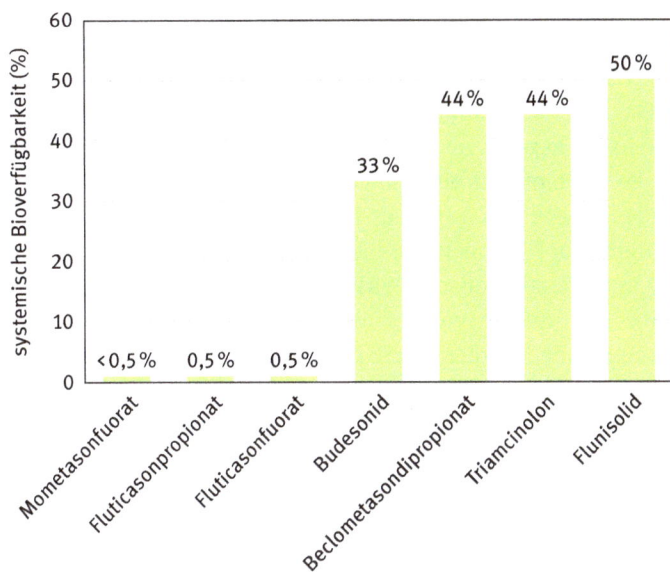

Abb. 7.2: Systemische Bioverfügbarkeit verschiedener intranasaler Steroide [2].

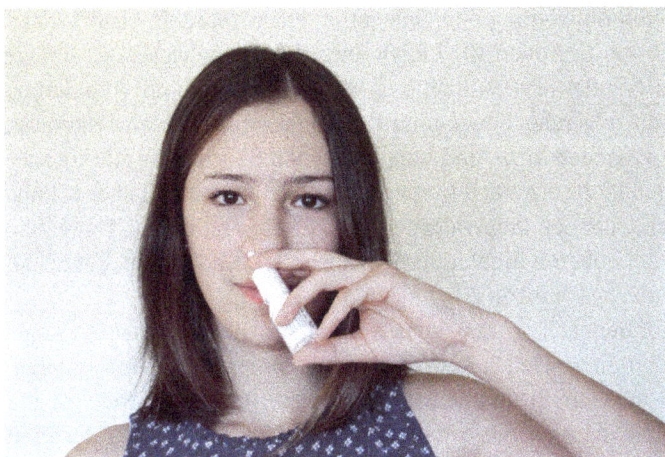

Abb. 7.3: Applikation des Nasensprays; mit der linken Hand haltend zum lateralen Augenwinkel im rechten Nasenloch, mit der rechten Hand entsprechend links. Anschließend nicht forciert durch die Nase einatmen.

7.1.4 Systemische Steroide

Systemische Steroide werden aufgrund des vergleichsweise hohen Nebenwirkungsspektrums im Wesentlichen für die Notfalltherapie (akuter Asthmaanfall, Anaphylaxie) verwendet und dann in der Regel intravenös appliziert. Die am häufigsten eingesetzte Substanz ist das Prednisolon mit einer mineralokortikoiden Potenz von 0,6 und einer glukokortikoiden Potenz von 4 (jeweils im Verhältnis zu Hydrokortison). Die Plasmahalbwertszeit liegt bei 3 Stunden, die biologische bei 12–36 Stunden. Das bedeutet, dass die volle antiinflammatorische Wirkung trotz des Einsatzes als Notfallmedikament erst nach 1–2 Stunden vorliegt, lediglich in hohen Dosen ist ein schnellerer Wirkeffekt zu erreichen. Daher empfiehlt sich ferner auch für eine Anwendung, die über 24 Stunden einen Effekt zeigen soll, eine Dosisaufteilung in 2–3 Einzelgaben. Sofern die Therapiedauer unter einer Woche liegt, kann die Behandlung abrupt beendet werden, ansonsten muss sie ausgeschlichen werden. Die gängige Dosierung für die Akuttherapie des Asthmaanfalls liegt bei 2 mg/kg KG, für die der Anaphylaxie bei 2–4 mg/kg KG Prednisolon.

7.1.5 β_2-Adrenozeptor-Agonisten

Die glatte Muskulatur des Bronchialsystems weist eine große Anzahl an β_2-adrenergen Rezeptoren auf, deren Aktivierung eine Relaxation dieser Muskeln bewirkt. Vermittelt wird dies durch die G-Protein GS Aktivierung der Adenylylcyclase. Infolge kommt es zu einem Anstieg der intrazellulären cAMP-Konzentration mit Aktivierung der Proteinkinase A und folgender Entspannung der glatten Bronchialmuskulatur. Unterschieden werden zwischen kurz- und langwirksamen β_2-Adrenozeptor-Agonisten. Der Effekt nach Inhalation setzt nach wenigen Minuten ein, dauert bei dem kurzwirksamen vier bis sechs, bei den langwirksamen bis zu 12 Stunden an. Als Nebenwirkung insbesondere bei höheren Inhalationsdosen werden v. a. Tremor, Tachykardie und vermehrte Unruhe beschrieben [3].

Kurz wirksame β_2-Adrenozeptor-Agonisten werden für die bedarfsweise angestrebte Bronchodilatation eingesetzt, langwirksame kombiniert mit einem inhalativen Kortikosteroid bei moderatem und schwerem Asthma. Eine Monotherapie mit langwirksamen Betamimetika über die bedarfsweise Applikation ist kontraindiziert aufgrund einer Herunterregulation der β-Rezeptoren und damit Auftreten eines Wirkverlustes.

Tab. 7.3: Gängige β₂-Adrenozeptor-Agonisten (modifiziert nach Freissmuth [3]).

Substanz	Wirkdauer nach Inhalation (h)	Orale Bioverfügbarkeit (%)	Applikation
kurz wirksam			
Salbutamol	3–6	25	inhalativ, oral
Fenoterol	3–5		inhalativ
Terbutalin	3–6	12	inhalativ/oral
Reproterol	4–6		i. v.
lang wirksam			
Formoterol	12		inhalativ
Salmeterol	12		inhalativ
Indacaterol	24		inhalativ
Clenbuterol	14	100	oral

7.1.6 Anticholinergika

Die inhalativen Anticholinergika wirken als Muskarinrezeptor-Antagonisten durch eine Blockade der M3-Rezeptoren. Ipratropiumbromid ist kürzer wirksam als Tiotropiumbromid, welches einmal täglich inhaliert wird. Wie bei den β₂-Agonisten kommt es zu einer Bronchodilatation durch Entspannung der glatten Muskulatur. Der Wirkeintritt ist langsamer als bei einem β₂-Adrenozeptor-Agonisten. Die Nebenwirkungen umfassen anticholinerge Symptome wie vor allem Mundtrockenheit, selten gastrointestinale Beschwerden wie Obstipation, Hautrötung, Herzrhythmusstörungen und Sehstörungen (verschwommenes Sehen).

7.1.7 Leukotrien-Rezeptor-Antagonisten

Leukotriene sind Metaboliten aus der Arachidonsäure, die durch die Lipoxygenase generiert werden. Zu ihnen gehören die cysteinhaltigen Leukotriene LTC4, LTD4 und LTE4 sowie das nicht cysteinhaltige LTB4. Insbesondere beim Asthma bronchiale aber auch der allergischen Rhinitis spielen die Cystein-Leukotriene eine Rolle und entfalten ihre Wirkung über die Aktivierung von Cysteinyl-Leukotrien-Rezeptoren. Dies resultiert in einer inflammatorischen Reaktion der Schleimhaut mit Gefäßdilatation, in Folge einem vermehrten Schleimhautödem und Sekretproduktion sowie einer Aktivierung der glatten Muskelzellen mit Bronchokonstriktion. In Deutschland ist lediglich der CysLT1-Rezeptor-Antagonist Montelukast zugelassen. Sein bronchodilatativer Effekt ist deutlich geringer als der von Betasympathomimetika, der antiinflammatorische Effekt niedriger als der von einem inhalativen Kortikosteroid. Montelukast wird oral entweder als Granulat oder als Tablette einmal täglich eingenommen mit der Hauptindikation Asthma bronchiale sowie allergische Rhinitis. Das therapeutische Ansprechen wird durch Genpolymorphismen beeinflusst. Das bedeutet, dass Montelukast nur bei einem Teil der Patienten (ca. 40 %) wirkt. Montelukast wird grundsätzlich gut vertragen, Nebenwirkungen sind vor allem gastrointestinal (Übelkeit, Unwohlsein) sowie zentral nervös (Kopfschmerzen, Albträume). Seit Vermarktung der Substanz wird ferner eine Assoziation mit dem Churg-Strauss-Syndrom diskutiert. Hier besteht aber weiterhin Unsicherheit über einen kausalen Zusammenhang. Interessant ist, dass Montelukast bei einzelnen Patienten besonders gut bei viral bedingter obstruktiver Bronchitis wirkt. Die Gründe dafür sind unklar, könnten aber mit der Desensibilisierung der Leukotrien-Rezeptoren und der resultierenden Signaltransduktion der Bronchialepithelzellen im Rahmen der Virusinfektion derselben zu tun haben.

7.1.8 Adrenalin

In der Behandlung der Anaphylaxie ist Adrenalin das wichtigste Notfallmedikament. Es hat durch die Aktivierung von α- und β-Adrenozeptoren einen Einfluss auf praktisch alle im Rahmen der Anaphylaxie relevanten Pathomechanismen wie Vasodilatation, erhöhte Gefäßpermeabilität, Bronchokonstriktion und Ödemausbildung. In der Regel wird es im Rahmen der Anaphylaxiebehandlung intramuskulär in die Außenseite des Oberschenkels appliziert. Eine systemische Konzentration ist nach acht Minuten erreicht. Die intramuskuläre Applikation ist mit einer deutlich geringeren Nebenwirkungsrate verbunden als die intravenöse, die der Reanimationssituation vorbehalten ist. Bei laryngealer Obstruktion kann Adrenalin auch inhaliert werden. Für die Selbstapplikation sind Adrenalin-Injektoren mit unterschiedlichen Charakteristika auf dem Markt (Tab. 7.4), kürzlich wurde auch der Anapen wieder neu zugelassen.

Tab. 7.4: Eigenschaften der in Deutschland verfügbaren Autoinjektoren (Modifiziert nach Niggemann B 2017 [4]).

	Emerade®*	Fastjekt®**	Jext®*	Anapen®*
pharmakologische Form d. Adrenalin	Epinephrin-Tartrat	Epinephrin-Hydrochlorid	Epinephrin-Tartrat	Epinephrin-Hydrochlorid
verfügbare Dosierungen (µg)	150, 300, 500	150, 300	150, 300	150, 300, 500
injiziertes Volumen (ml)	0,15 ml bei 150 µg 0,30 ml bei 300 µg 0,30 ml bei 500 µg	0,30 ml bei 150 µg 0,30 ml bei 300 µg	0,15 ml bei 150 µg 0,30 ml bei 300 µg	0,30 ml bei 150 µg 0,30 ml bei 300 µg 0,30 ml bei 500 µg
Nadellänge (mm)	16 mm bei 150 µg 23 mm bei 300 µg 23 mm bei 500 µg	13 mm bei 150 µg 16 mm bei 300 µg	13 mm bei 150 µg 15 mm bei 300 µg	10 ± 1,5 mm bei allen Dosierungen
Nadeldicke (mm und Gauge)	0,6 mm = 23 Gauge	0,7 mm = 22 Gauge	0,7 mm = 22 Gauge	0,4 mm = 27 Gauge
untere Alterszulassung	150 µg ab 15 kg KG	150 µg ab 7,5 kg KG	150 µg ab 15 kg KG	150 µg ab 15 kg KG
Risiko von Eigenverletzungen	weniger wahrscheinlich	gegeben	gegeben	gegeben
Sichtfenster für Prüfung benutzt/intakt	ja	ja	ja	ja
Nadelschutz vorhanden	ja	ja	ja	ja
Mindesthaltbarkeit ab Herstellung (Monate)	30 Mo für 150 µg 30 Mo für 300 µg 30 Mo für 500 µg	19 Mo für 150 µg 20 Mo für 300 µg	18 Mo für 150 µg 18 Mo für 300 µg	21 Mo für 150 µg 24 Mo für 300 µg 24 Mo für 500 µg
Lagerungsempfehlung	nicht über 25° C lagern nicht einfrieren	nicht über 25° C lagern nicht einfrieren	nicht über 25° C lagern nicht einfrieren	nicht über 25° C lagern nicht einfrieren

Legende: * = nach Firmenangaben, ** = eigene Recherchen (Firmenangaben nicht erhalten)

7.2 Biologika

Biologika, auch Biopharmazeutika, sind Substanzen, die biotechnologisch oder mit GVOs (Gentechnisch veränderten Organismen) hergestellt werden. Dies sind zurzeit hauptsächlich Antikörpermoleküle, die Prozesse des Immunsystems modellieren und dabei an Schlüsselstellen eingreifen, sogenannte Checkpoints. Aktuell sind drei Biologika für die Behandlung des Asthma bronchiale sowie eines davon auch für die Behandlung des schweren atopischen Ekzems im pädiatrischen Kontext zugelassen.

Omalizumab

Das erste für die Allergologie relevante Biologikum war ein Anti-IgE-Antikörper, der die Konzentration des freien Serum-IgE reduzieren und damit die Bindung des IgE an die Effektorzellen (Mastzellen und Basophilen Zellen) verhindern kann. Mit diesem Anti-IgE-Antikörper, dem Omalizumab (Xolair), existieren die längsten Erfahrungen und die umfangreichste Studienzahl. Er ist für die Indikation des allergischen Asthmas ab einem Alter von sechs Jahren als Zusatztherapie zugelassen. Voraussetzung ist ein schweres persistierendes allergisches Asthma mit einem positiven Haut-Test oder In-vitro-Reaktivität gegen ein ganzjährig auftretendes Aeroallergen sowie häufige Symptome während des Tages oder nächtliches Erwachen trotz täglicher Therapie mit hochdosierten inhalativen Kortikosteroiden und einem langwirksamen β_2-Agonisten. Die Kinder müssen mehrfach dokumentierte schwere Asthmaexazerbationen gehabt haben. Bei Jugendlichen ab 12 Jahren und Erwachsenen wird zusätzlich eine reduzierte Lungenfunktion (FEV$_1$ unter 80 Prozent) gefordert. Das Biologikum wird in einer Fertigspritze geliefert und subkutan injiziert. Die Dosis orientiert sich an dem Körpergewicht und der Basis-Gesamt-IgE-Konzentration, die nicht über einem bestimmten Level liegen darf. Eine weitere Indikation ist die chronische spontane Urtikaria. Hier wird Omalizumab als Zusatztherapie bei Erwachsenen und Jugendlichen ab 12 Jahren mit unzureichendem Ansprechen auf eine Behandlung mit H1-Antihistaminika durchgeführt. Die Dosierung in dieser Indikation ist fix mit 300 mg subkutan alle vier Wochen. Kürzlich wurde die Anwendung um die Indikation als Zusatztherapie zu intranasalen Kortikosteroiden zur Behandlung von Erwachsenen mit schwerer chronischer Rhinosinusitis mit Nasenpolypen erweitert. Die Verträglichkeit von Omalizumab ist sehr gut. Nebenwirkungen werden insgesamt selten gesehen und beinhalten vor allem Kopfschmerzen sowie lokale Reaktionen an der Injektionsstelle (Schmerzen, Schwellungen, Rötung, Juckreiz). Bei Kindern im Speziellen werden vor allem Kopfschmerzen, Fieber und Schmerzen im Oberbauch beobachtet. Sehr selten kommt es zu allergischen Reaktionen gegen die Substanz.

Mepolizumab

Mepolizumab ist ein weiterer humanisierter monoklonaler Antikörper, der an humanes Interleukin 5 bindet. IL5 ist wichtig für die Aktivierung und Differenzierung von

Eosinophilen. Das Medikament ist zugelassen ab einem Alter von sechs Jahren mit der Indikation des schweren, refraktären, eosinophilen Asthmas und wird ebenfalls subkutan injiziert. Bei Kindern im Alter von sechs bis elf Jahren werden 40 mg aller vier Wochen appliziert, ab 12 Jahren 100 mg. Als häufigste Nebenwirkung werden Kopfschmerzen und lokale Reaktionen an der Einstichstelle sowie Rückenschmerzen beschrieben. Bei Kindern ist die Datenlage des Medikamentes sehr eingeschränkt. Daten von Erwachsenen zeigen, dass die Therapie besonders gut wirkt, wenn der Entzündung des Asthma bronchiale eine Th2-balancierte Immunantwort (Typ 2-Inflammation) mit hohen lokalen IL-5 Spiegeln und eine Eosinophilie zu Grunde liegt.

Dupilumab

Dupilumab ist ein rekombinanter humaner monoklonaler IgG4-Antikörper, der die IL-4 und IL-13 Rezeptoren (Alpha-Untereinheit) blockiert und damit die Signalwege der beiden Zytokine hemmt. Das Medikament ist als zusätzliche Erhaltungstherapie bei Patienten ab einem Alter von 12 Jahren mit schwerem Asthma mit Typ 2-Inflammation, erhöhter Anzahl der Eosinophilen im Blut und/oder erhöhtem FeNO indiziert, das trotz hochdosierter inhalativer Kortikosteroide plus einem weiteren zur Erhaltungstherapie angewendetem Arzneimittel nicht ausreichend kontrolliert ist. Ebenfalls ab 6 Jahren ist das Medikament für die Behandlung von schwerer (bei Kindern von 6–11 Jahren) bzw. von mittelschwerer bis schwerer atopischer Dermatitis (bei Erwachsenen und Jugendlichen ab 12 Jahre) zugelassen, die für eine systemische Therapie in Betracht kommt. Die Behandlung erfolgt subkutan alle zwei Wochen.

7.3 Allergen-Immuntherapie

Die Allergen-Immuntherapie ist eine Behandlungsform mit einer über 100-jährigen Geschichte; 1911 berichteten Noon und Cantab über die subkutane Inokulation von Pollenextrakt. Seitdem hat sich diese Behandlungsform, die als einzige eine kausale allergologische Therapie darstellt, zu einer Routinetherapie weiterentwickelt. Ihre immunologische Wirkung beruht auf Aktivierung spezifischer blockierender Antikörper, toleranzinduzierender Zellen und Botenstoffe. Dadurch wird eine weitere Verstärkung der Immunantwort verhindert, eine spezifische Immunantwort blockiert und die Entzündungsreaktion im Gewebe gedämpft. Verschiedene Allergenextrakte stehen zur Verfügung, deren Ausgangssubstanz das native Allergen darstellt (Abb. 7.4).

Die Indikation für eine Allergen-Immuntherapie beruht auf dem Nachweis einer IgE-vermittelten Sensibilisierung (vorzugsweise mit Haut-Test und/oder In-vitro-Diagnostik) und einem eindeutigen Zusammenhang mit einer klinischen Symptomatik, die ggf. durch eine Provokationstestung gesichert wird. Eine Allergen-Karenz sollte nicht möglich oder nicht ausreichend möglich sein. Ein standardisiertes bzw. qualitativ hochwertiges Allergenextrakt sollte verfügbar sein und der Nachweis einer Wirkung der geplanten Therapie in der jeweiligen Indikation vorliegen [5]. Die stärkste

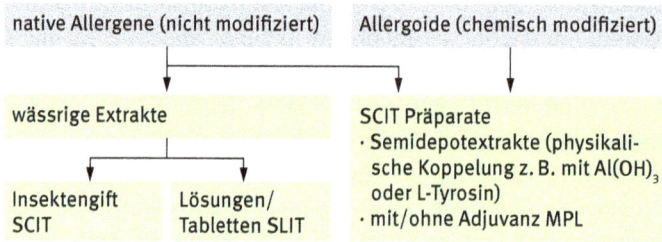

Abb. 7.4: Grundlage verschiedener Allergenextrakte für die Allergenimmuntherapie (modifiziert nach [5]).

Wirkung zeigt die Allergen-Immuntherapie bei der Behandlung der allergischen Rhinitis, ihr Einfluss lässt sich aber auch beim Asthma bronchiale belegen, sodass die Allergen-Immuntherapie auch in der Behandlung des Asthmas in den Leitlinien als Empfehlung implementiert wurde. Bei Kindern liegen vor allem Studiendaten für die Behandlung bei Pollenallergien vor, weniger häufig bei den Hausstaubmilben oder Schimmelpilzen. Momentan sind zwei Behandlungsformen routinemäßig verfügbar, die subkutan injizierte sowie die sublingual applizierte Form. Für die sublingual applizierte Form wiederum gibt es Tabletten und Tropfenpräparate. Ihre Wirksamkeit wurde vor allem bei der Behandlung mit Graspollen in Tablettenform belegt. Die Studienlage für die Behandlung mit Tropfen, insbesondere bei Baumpollen und Hausstaubmilbenallergie ist im Kindesalter nicht gut belegt und die wenigen verfügbaren Daten sind hinsichtlich der Wirksamkeit nicht überzeugend.

Folgende Effekte werden durch die Allergen-Immuntherapie erreicht:

– Senkung der Symptomlast und des Medikamentenbedarfes bei der allergischen Rhinitis/Rhinokonjunktivitis und dem allergischen Asthma
– Präventionen der weiteren allergischen Sensibilisierung
– Präventionen der „Etagenerweiterung" von einer allergischen Rhinitis/Rhinokonjunktivitis hin zum Asthma bronchiale

Die Wirkung nimmt über die Behandlungsdauer zu, von daher wird eine Behandlungsdauer von mindestens drei Jahre gefordert. Durch die hohen direkten und indirekten Kosten allergischer Erkrankungen ist die Allergen-Immuntherapie auf längere Sicht betrachtet im Vergleich zur Pharmakotherapie bei allergischer Rhinitis und bei allergischem Asthma deutlich kosteneffektiver. Problematisch ist wie bei allen Therapien chronischer Erkrankung die Therapieadhärenz. Hierfür gibt es Hinweise, dass die subkutan applizierte Therapie mit einer deutlich besseren Adhärenz als die sublingual applizierte Allergen-Immuntherapie einhergeht. Der Effekt der Allergen-Immuntherapie liegt bei ca. 10 bis 15 Jahren, verlässliche Daten fehlen hierzu.

Durch die Therapieallergene Verordnung werden Präparate mit häufigen Allergenquellen (Pollen der Süßgräser oder von Birke, Erle, Hasel, Hausstaubmilben, Bienen- und Wespengift) inzwischen auf ihre Qualität, Sicherheit und Wirksamkeit überprüft.

Bevorzugt sollten zugelassene Allergenpräparate mit Nachweis der Wirksamkeit und Sicherheit zum Einsatz gebracht werden. Für seltene Allergenquellen, zum Beispiel Pollen von Esche, Beifuß oder Ambrosia, Schimmelpilz oder Tierallergene kommen weiterhin Individualrezepturen zur Anwendung. Durch die Komponenten-basierte Diagnostik ist der Erfolg der Allergen-Immuntherapie zumindest orientierend einschätzbar. So sprechen diejenigen, die vor allem eine Major-Allergen-Sensibilisierung haben, am wahrscheinlichsten auf eine Allergen-Immuntherapie an (Tab. 7.5).

Tab. 7.5: Relevante Majorallergene für die Allergenimmuntherapie (nach [5]).

- Bet v 1: Birke, Betula pendula (früher Betula verrucosa)
- Phl p 1/5: Gräser, Phleum pratense (Wiesenlieschgras)
- Der p 1/2: Hausstaubmilben, Dermatophagoides pteronyssinus
- Alt a 1: Alternaria, Alternaria alternata
- Ole e 1: Esche – keine eigene Komponente, stattdessen aufgrund der sehr hohen Kreuzreaktivität: Ölbaum: Olea europaea
- Art v 1: Beifuß, Artemisia vulgaris
- Amb a 1: „Ragweed", Ambrosia artemisifolia (beifußblättrige Ambrosie)

Die meisten Präparate sind ab einem Alter von fünf Jahren zugelassen. Faktoren, die die klinische Wirksamkeit erhöhen, sind eine kurze Erkrankungsdauer, eine geringe Beteiligung der unteren Atemwege, ein junges Lebensalter, eine gute Adhärenz und eine hohe kumulative Dosis der Allergen-Immuntherapie [5]. Wenige Kontraindikationen sind zu beachten (Tab. 7.6).

Prinzipiell können verschiedene Allergene kombiniert werden, wobei einige Regeln beachtet werden müssen. Dazu gehört, dass saisonale und ganzjährige Allergene grundsätzlich nicht in einem Extrakt gemischt werden sollten, da sonst der ganzjährige Allergenanteil unnötig reduziert wird. Ferner sollten keine Kombinationen aus Milben und Tierallergenen, Milben- und Schimmelpilzallergenen oder Extrakte mit Pollen und Schimmelpilzallergenen gemischt werden, da es zu enzymatischen Abbauvorgängen kommt. Vor Therapiebeginn ist eine Aufklärung über die Durchführung, Art und Dauer der Behandlung, die erwartenden Wirkungen, eventuellen Risiken sowie möglichen Alternativen durchzuführen und zu dokumentieren. Aufklärungsbögen können unter anderem über die Internetseite der DGAKI heruntergeladen werden.

Tab. 7.6: Kontraindikationen[a,d] für die Allergenimmuntherapie (nach [5]).

Subkutane Applikation (SCIT)	Sublinguale Applikation (SLIT)
teil- oder unkontrolliertes Asthma bronchiale	teil- oder unkontrolliertes Asthma bronchiale
Erkrankungen, bei denen die Gabe von Adrenalin kontraindiziert ist (außer bei Insektengiftallergie)	keine Kontraindikation
Behandlung mit β-Blockern (lokal, systemisch)[b]	präparatespezifische Unterschiede, s. Fach- und Gebrauchsinformationen
schwere Autoimmunerkrankungen[c], Immundefekte, Immundefizienz, Immunsuppression	schwere Autoimmunerkrankungen[c], Immundefekte, Immundefizienz, Immunsuppression
maligne neoplastische Erkrankung mit aktuellem Krankheitswert	maligne neoplastische Erkrankung mit aktuellem Krankheitswert
schwerwiegende systemische Reaktionen bei durchgeführter SIT in der Vergangenheit	schwerwiegende systemische Reaktionen bei durchgeführter SIT in der Vergangenheit
	akute Entzündungen der Mundhöhle mit schweren Symptomen
unzureichende Compliance	unzureichende Compliance

[a] In begründeten Einzelfällen ist auch bei Vorliegen der genannten Kontraindikationen unter Abwägung von Nutzen und Risiko eine spezifische Immuntherapie möglich.
[b] In Deutschland wird derzeit auch eine Therapie mit ACE (angiotensinkonvertierendes Enzym)-Hemmern als Kontraindikation einer subkutanen Immuntherapie (SCIT) mit Insektengift genannt.
[c] Zu den schweren Autoimmunerkrankungen, die eine Kontraindikation für die SIT darstellen, sind nicht zu zählen: Hashimoto-Thyreoditis, rheumatoide Arthritis, Colitis ulcerosa und Morbus Crohn, Diabetes Mellitus Typ 1 u. a.
[d] Bei der Beurteilung der Kontraindikationen sind die jeweiligen Fach- und Gebrauchsinformationen der jeweiligen Produkte zu berücksichtigen.

7.3.1 Praktische Durchführung SCIT

Bei subkutan injizierter Allergen-Immuntherapie wird vor der Injektion nach aktuell allergischen oder anderen relevanten Symptomen, insbesondere Fieber oder Infektzeichen gefragt, die Verträglichkeit der letzten Injektion kontrolliert und dokumentiert sowie durchgemachte Erkrankungen oder Änderungen von Medikamenteneinnahmen und Impfungen dokumentiert. Das Intervall zur letzten Injektion wird geprüft und die korrekte Zuordnung von Präparat und Patientennamen im Beisein des Patienten durchgeführt. Die Injektion ist eine ärztliche Tätigkeit und darf nicht delegiert werden. Die korrekte Durchführung umfasst (modifiziert nach [5]):
– 1-ml-Spritze mit Feingraduierung bis zu 0,01 ml
– Injektionsnadel (Größe Nr. 14–18, kurzer Anschliff, Nadel von ausreichender Länge)

– Desinfektion des Hautgebietes
– Injektionen handbreit über dem Olekranon an der Streckseite der Oberarme (s. Abb. 7.5)
– streng subkutan in eine abgehobene Hautfalte
– vorher wiederholte Aspiration
– Dokumentation des Injektionsorts und der Dosis
– nach der Injektion mindestens 30 Minuten ärztliche Beobachtung
– nach der Wartezeit Kontrolle der Injektionsstelle
– bei verstärkter Lokalreaktion Dokumentation des Durchmessers (ggf. bei der nächsten Injektion Dosisanpassung gemäß der jeweiligen Gebrauchs- und Fachinformation des eingesetzten SCIT-Präparats)

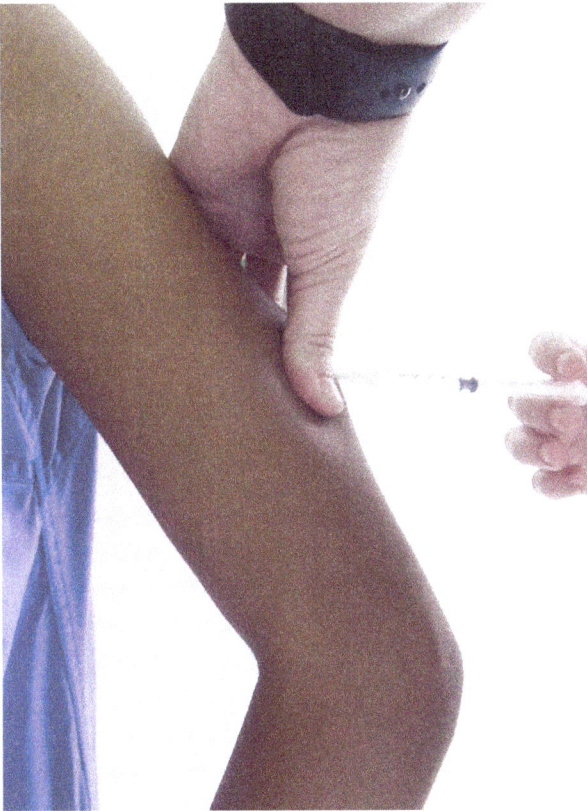

Abb. 7.5: Subkutane Injektion der Allergen-Immuntherapie.

Sollte es während der Injektion zu Problemen kommen, gelten folgende Regeln:
– **Aspiration vor Injektion blutig**: sofort Spritze ziehen, ca. 30 min warten, in anderen Arm neu injizieren
– **Aspiration während Injektion blutig**: sofort Spritze ziehen + i. v.-Zugang legen, keine neue Injektion

- wenn ein Blutstropfen beim Ziehen der Nadel erscheint, meist kein Problem – beobachten!
- sofort Spritze ziehen, wenn ein Widerstand spürbar ist! (Intramuskuläre Injektion?)

Die subkutan applizierte Allergen-Immuntherapie lässt sich normalerweise gut in den Alltag integrieren, einige Aspekte sind jedoch zu beachten (nach [5]):
- kurz vor und für den Rest des Tages nach der Injektion Augmentationsfaktoren für allergische Reaktionen (z. B. körperliche Belastung, Saunabesuche, Alkoholgenuss) unterlassen
- zwischen SCIT-Injektion und einer planbaren Impfung Abstand von mindestens einer Woche
- Impfungen in der Erhaltungsphase der SCIT durchführen
- sofort notwendige Impfungen (z. B. Tetanus nach Verletzungen) jederzeit
- bei saisonalen Aeroallergenen Einleitung der Therapie bis zur Maximaldosis außerhalb der Allergensaison
- Fortführung für mindestens drei Jahre
- kosaisonal durchgeführte SCIT (Fortführung während der Beschwerdesaison) ohne Dosisreduktion bei entsprechender Fach- und Gebrauchsinformation, fehlenden allergischen Symptomen zum Zeitpunkt der Injektion und sorgfältiger klinischer Dokumentation möglich
- beim Beginn einer neuen Charge bei entsprechender Fach- und Gebrauchsinformation im Rahmen der Fortsetzungsbehandlung Reduktion der vorgesehenen Dosis erforderlich

7.3.2 Praktische Durchführung SLIT

Im Gegensatz zur subkutan applizierten Allergen-Immuntherapie wird die sublinguale Immuntherapie mit Ausnahme der ersten Gabe, die unter Aufsicht in der Praxis oder der Ambulanz erfolgt, zu Hause durchgeführt. Sie wird in der Regel sehr gut vertragen, einige Aspekte gilt es aber auch hier zu beachten (nach [5]):
- Durchführung ambulant gemäß der vom Hersteller beigefügten Fach- und Gebrauchsinformation
- je nach Präparat und Herstellerangaben erste Dosis unter Aufsicht und Nachbeobachtung eines allergologisch erfahrenen Arztes einnehmen
- bei Virusinfekten des Respirationstrakts Einnahme entweder nach ärztlicher Empfehlung fortführen oder unterbrechen
- bei akuten Entzündungen oder Verletzungen der Mund-/Rachenschleimhaut, bei größeren chirurgischen Eingriffen (Zahnextraktion) in der Mundhöhle, bei akuter Gastroenteritis oder bei unkontrolliertem Asthma keine Einnahme

Die Nebenwirkungsrate sowohl der subkutan als auch der sublingual applizierten Allergen-Immuntherapie ist gering, dennoch kann theoretisch eine anaphylaktische Reaktion auftreten, sodass das Praxis- und Ambulanzteam sowie der durchführende Arzt in der Beherrschung einer Anaphylaxie geschult sein müssen. Nebenwirkungen der subkutan applizierten Allergenimmuntherapie umfassen:
-   lokale Reaktionen an der Stichstelle mit Rötung, Schwellung und Juckreiz sehr häufig
    -   durch lokale Behandlungsmaßnahmen (Kühlung oder topische Glukokortikoide) oder systemische Antihistaminika gut behandelbar
    -   bei gesteigerter Lokalreaktion (> 10 cm Durchmesser der Rötung und/oder Schwellung) an der Injektionsstelle spezifische Informationen des Herstellers beachten
    -   gesteigerte Lokalreaktion stellt annehmbar kein erhöhtes individuelles Risiko für das Auftreten systemischer Reaktionen dar
    -   Prämedikation mit einem Antihistaminikum möglich
-   systemische Reaktionen unterschiedlichen Schweregrades und unterschiedlicher Organmanifestation

Nebenwirkungen der sublingual applizierten Allergenimmuntherapie umfassen (dosisabhängig und vor allem bei der Einleitung) (nach [5]):
-   je nach Präparat bei 40 bis 75 % der Betroffenen lokale vorübergehende Schleimhautreaktionen (Juckreiz oder Missempfindung in der Mundhöhle, Mundschleimhautschwellung, Halsreizung) meist milder Ausprägung und Abnahme gewöhnlich 1–3 Wochen nach Therapiebeginn
-   gastrointestinale Symptome 14 %

Da durch die vergleichsweise hohe Nebenwirkungsrate ein erhöhtes Risiko zum frühen Therapieabbruch besteht, sind eine sehr gute Aufklärung der Patienten vor Therapiebeginn sowie Kontrollen in den ersten Wochen notwendig.

Risikofaktoren für eine systemische Reaktion sind unter anderem (nach [5]):
-   aktuelle allergische Symptome und potenzielle Allergenbelastung
-   akute Infekte
-   Mastzellerkrankungen
-   Hyperthyreose
-   instabiles bzw. unzureichend behandeltes Asthma
-   hoher Sensibilisierungsgrad des Patienten
-   inadäquate Dosissteigerung während der Einleitungstherapie
-   Medikamentenanwendung (β-Blocker)
-   unangemessene Kreislaufbelastungen, übermäßiger Alkoholkonsum, starke körperliche Anstrengung, Sauna (kurz vor und für den Rest des Tages nach der Injektion)
-   ungeeignete Injektionstechnik

– Überdosierung des Allergenextrakts
– vom Hersteller empfohlene Dosisreduktion bei Wechsel auf neue Packung (Produktionscharge) übersehen

7.4 Kutane Therapien

7.4.1 Topische Antihistaminika

Antihistaminika werden bei Insektenstichen, gegen Juckreiz, bei allergischen Hauterkrankungen oder auch bei Sonnenbrand eingesetzt. Die drei Wirkstoffe Dimetinden, Bamipin und Tripelenamin werden äußerlich als Gel oder Stick eingesetzt. Äußerlich angewendet dringen die Wirkstoffe aber nicht schnell und tief genug in die Haut ein. Wenn nach dem Auftragen der Mittel Juckreiz oder Schmerzen dennoch nachlassen, könnte das auf dem Kühl- und Befeuchtungseffekt des Gels beruhen. Da die Mittel in der Regel nur kurze Zeit und nicht großflächig angewendet werden, ist zumindest die Gefahr der allergischen Sensibilisierung gering. Bei längerer Anwendung auf größeren Hautflächen kann das allerdings eher vorkommen. Es gibt wenig wissenschaftliche Evidenz zur Wirksamkeit topischer Antihistaminika

7.4.2 Basistherapie der Haut

Der Barrieredefekt ist der zentrale Faktor in der Pathogenese der Neurodermitis und somit auch der zentrale Baustein der topischen kutanen Therapie.

Durch die sogenannte „Basistherapie" wird versucht, die Barrierestörung zu kompensieren. Sie hat eine entscheidende Bedeutung in der Behandlung der Neurodermitis und sollte stadienunabhängig und unabhängig von anderen eingesetzten Wirkstoffen konsequent erfolgen. Hinzu kommt die „Wirkstofftherapie", die an den durch die Barrierestörung zusätzlich hervorgerufenen Komplikationen (Entzündungsreaktionen, Superinfektionen mit Viren oder Bakterien) therapeutisch ansetzt.

Allgemein gilt für die Basistherapie die Regel: „feucht auf feucht und fett auf trocken". Die Anpassung erfolgt individuell an den Hauttyp, das Stadium (akut, subakut, chronisch) und den aktuellen Hautzustand. Zum Einsatz kommen verschiedene Basistherapeutika mit unterschiedlichem Fettgehalt (flüssig, fest, fett), und unterschiedlicher Galenik (Ö/W – W/Ö) entsprechend dem „Phasendreieck" (Abb. 7.6) wie z. B. im Schulungsmanual der Arbeitsgemeinschaft Neurodermitisschulung (AGNES) dargestellt [6]. Grundsätzlich sollte bei der regelmäßigen Applikation von Basistherapeutika auf potenzielle Substanzen mit hohem Sensibilisierungspotential wie Duftstoffe, Farbstoffen, Konservierungsstoffe oder pflanzliche Inhaltsstoffe konsequent verzichtet werden.

flüssig

Schüttelmixtur
(Lotio)

Hydrogel
Lotion
Creme
Cresa
Salbe

fest

Paste

Fett

Puder z. B. Talkum,
Zinkoxid

Fettsalbe z. B. Fette,
Öle, Wachse

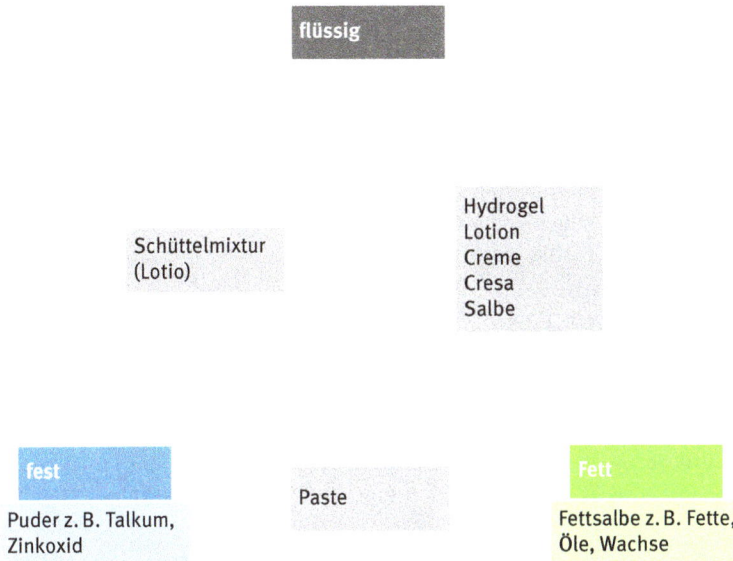

Abb. 7.6: Das Phasendreieck zur Zusammensetzung von Pasten, Cremes und Salben sowie Schüttelmixturen für die Basiszusammensetzung der Präparate für die topische Behandlung der Neurodermitis und der Ekzeme (Modifikation nach [7]).

Basistherapeutika gibt es von zahlreichen Firmen in unterschiedlichsten Formen. Hier gilt das Prinzip: „Auge und Nase schmieren mit!", das heißt: der Patient muss das Präparat akzeptieren, da er es täglich anwenden muss.

Gute Basistherapeutika weisen aus Sicht des Therapeuten folgende Eigenschaften auf:

- gute und nachhaltige Versorgung der Haut mit Wasser und Fett
- geringes allergenes Risiko
- geringe Irritation der Haut (Zusatzstoffe).

Und aus Sicht des Patienten:

- gute (und schnelle?) Verstreichbarkeit
- optimale Verträglichkeit
- subjektiv angenehmer Geruch
- günstiger Preis.

Beispielhaft genannt werden können hier die DAC-Basiscreme, Neuroderm® (Pflegelotio, Pflegecreme und Pflegecreme Lipo) oder die unterschiedlichen Excipial-Präparate in verschiedenster Galenik.

7.4.3 Wirkstofftherapie

Diese wird als symptomatische Therapie der akuten oder subakuten kutanen Entzündungsreaktion eingesetzt. Neben topischen Antiseptika wie Kaliumpermanganat, Eosin, Zink oder Octenisept 0,1 % kommen vor allem Immunmodulatoren wie Pimecrolimus oder Tacrolimus und topische Kortikosteroide zum Einsatz. Dieser Einsatz sollte immer in Abwägung potenzieller lokaler oder systemischer Nebenwirkungen erfolgen. Insbesondere bei den Kortikosteroiden ist der sogenannte „therapeutische Index", das Verhältnis zwischen therapeutischen Effekten zu unerwünschten Nebenwirkungen zu berücksichtigen. Einen günstigen therapeutischen Index haben hier z. B. Hydrocortisonbutyrat, Mometasonfuroat, Methylprednisolonaceponat oder Prednicarbat. Eine Besonderheit der antiinflammatorischen Therapie ist die sogenannte „Proaktive Therapie": nach initial täglicher Applikation bis zur Abheilung wird die Behandlung proaktiv 2–3 Mal wöchentlich über mehrere Monate fortgesetzt [8].

7.5 Nichtmedikamentöse Therapieverfahren

7.5.1 Allergenkarenz

Unter dem Begriff Allergenkarenz versteht man die weitestmögliche Vermeidung von Allergenen. Damit sind alle Maßnahmen und Verhaltensweisen gemeint, die dazu beitragen, die Exposition gegenüber Allergenen vollständig oder teilweise herunterzusetzen.

Da die Allergenkarenz eine „nebenwirkungsfreie" Therapieform ist, sollte bei jeder gesicherten allergischen Erkrankung angestrebt werden, die Auslöser zu identifizieren und Strategien zu entwickeln, diese so gut wie möglich zu meiden. So werden unnötig intensive, teure und eventuell nebenwirkungsbehaftete medikamentöse Therapien vermieden. Solche Vermeidungsstrategien gibt es sowohl für inhalative als auch für nutritive Allergene.

Zu bedenken ist hier, dass es Allergene gibt, die gut zu meiden sind, wie z. B. Tierhaare oder definierte Nahrungsmittel; Allergene, die nur teilweise zu vermeiden sind, wie z. B. die Hausstaubmilben, und Allergene, die schwer oder gar nicht zu vermeiden sind, wie Pollen oder Insekten.

7.5.1.1 Indikationen zur Allergenkarenz
Positiver Sensibilisierungstest („Allergietest")
Die gängigen „Allergietests" wie Pricktest oder spez. IgE bzw. Allergenkomponenten testen keine „Allergie", sondern sie messen das gebildete spezifische IgE als Ausdruck einer allergischen Sensibilisierung. Eine Sensibilisierung allein, ohne entspre-

chendes klinisches Korrelat, rechtfertigt weder eine Karenzmaßnahme noch eine therapeutische Intervention wie z. B. eine spezifische Immuntherapie.

Orales Allergiesyndrom/Kreuzreaktionen

Hier handelt es sich um sogenannte „sekundäre Nahrungsmittelallergien" auf Grund einer Sensibilisierung gegen inhalative Allergene. Die Symptomatik entsteht infolge der molekularen Homologie von inhaltiven und nutritiven Allergenstrukturen [9].

Aufgrund dieser Situation kommen sogenannte „Kreuzallergien" zustande. Solche Homologien sind z. B. für das Majorallergen Bet v 1 aus der Birke bekannt. Bet v 1 ähnelt strukturell z. B. dem des Apfels (rMal d1) und auch anderen Molekülen aus Pflanzen und Obst. Diese PR-10-Proteine sind sogenannte Bet v 1-Homologe. Hier kommen typischerweise Steinobst, Nüsse, Sellerie, Karotten oder Soja in Frage. Andere Beispiele sind die Kreuzreaktionen zwischen Beifuß und Paprika, Sellerie sowie verschiedenen Gewürzen wie z. B. Anis, Chili, Dill, Basilikum oder Estragon.

Wenn anamnestisch beim Verzehr dieser Nahrungsmittel Symptome wie Kribbeln im Gaumen, Brennen und Jucken im Mundbereich und an den Lippen verspürt oder gar eine Schwellung im Gesicht berichtet wird, sollte an eine Kreuzreaktion gedacht werden. Meist lösen Kreuzallergien nur leichte, örtlich begrenzte Symptome aus. Schwerere allergische Reaktionen sind extrem selten, aber nicht ausgeschlossen. Ein striktes Meiden dieser Nahrungsmittel ist meist nicht nötig. Insbesondere Kochen oder Erhitzen kann die Symptome verhindern. In der Pollenflugzeit des Majorallergens können die Symptome verstärkt zum Tragen kommen.

Sensibilisierung mit klarer klinischer Relevanz

Hier gilt klar der Grundsatz Karenz vor medikamentöser Therapie oder SIT. Ist der Zusammenhang zwischen klinischen Symptomen und Sensibilisierung festgestellt, so sollte das Allergen so weit wie möglich gemieden werden. Je nach Allergen kommen hier verschiedene Strategien zum Einsatz. Neben Karenzmaßnahmen müssen insbesondere bei nur teilweise oder nicht-vermeidbaren Allergenen die medikamentösen Therapieoptionen und die Möglichkeit einer spezifischen Immuntherapie (SIT) bedacht werden.

7.5.1.2 Vermeidbare Allergene
Tierhaare

Bei diesen zumeist vermeidbaren Allergenen heißt es normalerweise: Karenz vor Therapie. Obwohl die persönliche Bindung an ein bereits vorhandenes Haustier oft sehr tief ist oder der Wunsch nach Anschaffung eines Tieres sehr ausgeprägt ist, helfen hier nur verständnisvolle, aber klare Statements gegenüber den Eltern und Kindern.

Insbesondere das Katzenallergen ist ein häufiges Allergen. Das Hauptallergen der Katze, Fel d 1, ist für die Mehrzahl der Sensibilisierungen verantwortlich und weit verbreitet, die Prävalenz der echten Katzenallergie ist nicht klar. Allgemeine Maßnahmen wie z. B. Halten der Katze außerhalb des Wohnbereichs oder regelmäßiges Duschen und Händewaschen nach Kontakt sind deshalb oft nicht ausreichend. Ähnliches gilt für Hunde oder Pferde.

Ist aus persönlichen Gründen (z. B. beruflicher Kontakt) eine Abschaffung der Tiere nicht möglich, so bleibt nur die Möglichkeit einer spezifischen Immuntherapie gegen Katze, Hund, Pferd oder andere Tiere. Die Wirksamkeit der SCIT gegen Katze ist insgesamt nachgewiesen, ist aber schlechter als z. B. bei Pollenallergikern, jedoch besser als die SIT gegen Hund. Allerdings sind die vorliegenden Studien nicht zahlreich und qualitativ häufig nicht sehr gut. Langzeitstudien fehlen. Wichtig ist zu wissen, dass verstärkte Lokalreaktionen häufig sind und auch systemische Reaktionen beschrieben wurden [10].

Auch die Anschaffung „hypoallergener Tiere" scheint keine Lösung zu sein. Bestimmte Hunderassen, wie z. B. Pudel oder Yorkshire Terrier werden als „hypoallergen" beschrieben, da sie weniger vom Hauptallergen des Hundes, Can f 1, freisetzen würden als andere. Ähnliches wird auch über andere Haustiere, wie z. B. Katzen berichtet. In einer Vergleichsstudie aus dem Jahre 2012 wurde die Freisetzung dieses Allergens bei sogenannten „hypoallergenen Hunden" mit denen von „nicht-hypoallergenen Hunden" verglichen. Die Studie kam zum Ergebnis, dass bei den hypoallergenen Hunden sogar signifikant mehr Can f 1 in Haaren und Fell gefunden wurde als in der Vergleichsgruppe. In der Umgebungsbelastung zeigten beide Gruppen keine signifikanten Unterschiede. Zu ähnlichen Ergebnissen kamen auch Studien bei Katzen oder Pferden. Es gibt also keine Belege für das Vorhandensein spezieller hypoallergener Haustierrassen.

Primäre Nahrungsmittelallergie

Diese entstehen primär infolge gastrointestinaler oder kutaner Sensibilisierungen auf vorwiegend stabile Nahrungsmittelallergene. Die Häufigkeit bei deutschen Kindern liegt bei etwa 4 %.

Vor einer therapeutischen Diät (Karenz) muss die Relevanz des Allergens gesichert sein. Dies entweder durch eine entsprechende Anamnese und hierzu passender Sensibilisierung oder, bei Unklarheit, durch eine standardisierte Provokation unter klinischer Kontrolle. Nur so können unsinnige Karenzmaßnahmen verhindert werden, die einen erheblichen Einfluss auf die Lebensqualität der Kinder und ihrer Familien haben.

Die Karenz des Nahrungsmittels ist momentan noch die einzige therapeutische Möglichkeit. Die spezifische orale Toleranzinduktion (SOTI) ist derzeit noch Zentren im Rahmen von klinischen Studien vorbehalten. Eine gezielte Elimination ist eine effektive Intervention bei Nahrungsmittelallergien. Voraussetzung ist eine qualifizierte Beratung und Schulung durch eine Ernährungsfachkraft. Hier lernen die Betroffenen bzw. ihre Familien, das relevante Nahrungsmittelallergen zu identifizieren und abhängig von der individuellen Verträglichkeit strikt oder in bestimmter Darreichungsform (z. B. roh oder gekocht) zu meiden. Die Beratung zur Lebensmittelinformationsverordnung (LMIV) sowie deren Schwachstellen hinsichtlich möglicher unbeabsichtigter Allergenbestandteile sind hier besonders wichtig. Zu beachten ist hier auch die teilweise sehr gute Prognose im Kindesalter auch bei gesicherter Allergie, insbesondere bei Hühnereiweiß und Kuhmilch. Hier muss die klinische Relevanz regelmäßig überprüft werden

7.5.1.3 Teilweise vermeidbare Allergene
Hausstaubmilben
Die Hauptgattungen der Milbe sind Dermatophagoides farinae und Dermatophagoides pteronyssinus (Der f 1; Der p 1). Sie ernähren sich von organischen Materialien wie Hautschuppen oder Bakterien. Unter den Möglichkeiten, den Kontakt mit diesem Allergen möglichst zu reduzieren, ist die Umhüllung der Matratze, des Kopfkissens und der Bettdecke, das sog. „Encasing" nachgewiesenermaßen effektiv. Auch die klinische Wirksamkeit z. B. in Bezug auf Exazerbationen und Hospitalisierungen bei schwerem Asthma, wurde aufgezeigt. Andere Möglichkeiten, wie zum Beispiel die Benutzung von Akariziden, sind mühsam und wenig effektiv. Eine dauerhafte Senkung der Luftfeuchtigkeit ist zwar effektiv, aber nur schwer erreichbar [11], die Sanierung der Wohnung z. B. das Entfernen und Ersetzen von Teppichböden teuer.

Auch der Aufenthalt im „milbenfreien" Hochgebirge scheint nicht mehr effektiv zu sein, da auch in höheren Lagen relevante Mengen an Milbenallergen nachgewiesen wurde. Ob der Klimawandel die Ursache dieses Wandels ist wird derzeit diskutiert [12].

Schimmelpilze
Schimmelpilze sind ubiquitär verbreitet und finden sich ganzjährig sowohl in der Natur als auch in Innenräumen, hier insbesondere bei hoher Luftfeuchtigkeit. Die häufigsten Schimmelpilzarten sind *Cladosporium cladium*, *Alternaria alternata*, *Aspergillus fumigatus*, *Penicillium notatum* und *Mucor mucedo*. *Aspergillus* und *Penicillium* sind die wichtigsten Arten in Innenräumen. *Cladosporium* und *Alternaria* sind die häufigsten in der Natur. Bei den meisten Patienten kommt es zu Symptomen seitens der Atemwege durch inhalative Schimmelpilzallergene. Allergien durch Schimmelpilze in Nahrungsmitteln sind eher selten. Das Meiden in der Natur ist kaum möglich. Auch in Innenräumen kann häufig eine völlige Karenz nicht erreicht werden. Deshalb sollte die Belastung so gering wie möglich gehalten werden. Dies bedeutet, die Luftfeuchtigkeit gering zu halten, feuchte Wände zu sanieren und eventuell auch auf Zimmerpflanzen zu verzichten. Bei trotz durchgeführten Karenzmaßnahmen anhaltender Symptomatik sollte über eine SIT nachgedacht werden.

7.5.1.4 Nicht vermeidbare Allergene
Pollen

Karenz umzusetzen ist bei Pollenallergien nur sehr eingeschränkt und oft nur individuell möglich. Der Pollenflug weist deutliche regionale und tageszeitliche Schwankungen der Konzentrationen auf. In den frühen Morgenstunden ist der Pollenflug auf dem Land am stärksten. In der Stadt erreicht er zunehmend höhere Werte in den Vormittagsstunden, in Großstädten wird das Maximum erst abends erreicht. Während dieser Zeit sollten die Fenster in den Wohnräumen geschlossen bleiben. Bei sehr starkem Pollenflug kann mittels Antihistaminika „prämediziert" werden. Bei ausgeprägter Symptomatik sollten Aktivitäten im Freien wenn möglich vermieden werden. Einfache Maßnahmen wie regelmäßiges abendliches Ausspülen der Haare oder die Deposition der Tageskleidung außerhalb des Schlafzimmers können helfen.

Pollen-Apps, z. B. über den Polleninformationsdienst, können die Planungen erleichtern und helfen, stark belastete Gebiete zu umgehen. Der Deutsche Wetterdienst erstellt zusätzlich täglich eine Pollenflugvorhersage, die auf der Internetseite tagesaktuell abrufbar ist. Auch andere Länder bieten ähnliche Leistungen an.

Diskutiert wird, ob Feinstaub aus dem Straßenverkehr die Aggressivität der Pollen durch Kopplung erhöht und so deren Wirkung verstärkt.

Weitere hilfreiche Maßnahmen sind Pollenfilter im Auto oder in Klimaanlagen oder das Benutzen von Einmaltaschentüchern. Der Rasen sollte vor der Gräserblüte gemäht und durch regelmäßiges Mähen kurzgehalten werden. Gerade die Pollenallergie ist aber die Domäne der SIT. Die Indikation zu einer SIT sollte deshalb immer überprüft werden.

Insekten

Eine Allergie auf Insektengift ist eine potenziell lebensbedrohliche Reaktion. Die große Mehrzahl der Bevölkerung erleidet im Laufe des Lebens mindestens einen Stich durch ein Insekt. Systemische Reaktionen werden bei bis zu 7,5 % der Erwachsenen und bis zu 3,4 % der Kinder nach dem Stich berichtet [13]. Ein Meiden von Insekten ist nicht möglich. Lediglich einige allgemeine Maßnahmen können helfen, die Gefahr eines Kontaktes zu vermindern. Hierzu gehört das Meiden von Nest- und Futterplätzen oder Bäckereien. Vorsicht beim Essen im Freien, keine Essensreste oder Getränke offen liegen lassen. Des Weiteren das Tragen geschlossener und heller Kleidung und das Meiden von Parfüm und Duftstoffen. Wespennester sollten professionell entfernt werden. Im Freien sollten grundsätzlich Schuhe getragen werden. Grundsätzlich ist aber bei jeder systemischen Reaktion auf Insektengift die Indikation zur sehr gut wirksamen SIT gegeben.

7.6 Patientenschulung bei allergischen Erkrankungen

Patientenschulungen bei allergischen Erkrankungen verstehen sich als Teil eines langfristigen Behandlungskonzepts. Sie haben als wesentliches Ziel, mit Kindern, Jugendlichen und ihren Eltern angesichts einer nicht immer heilbaren Erkrankung eine dem Alltagsleben angemessene Behandlung und Bewältigung zu erarbeiten. Durch eine bessere Kontrolle der Asthmasymptomatik wird, auch im Sinne der Prävention, eine Verbesserung des Gesundheitszustandes und der Teilhabe angestrebt.

Das zusätzliche Einbeziehen des sozialen Umfeldes, besonders der Familie, soll eine negativ verlaufende Chronifizierung der Erkrankung verhindern und die Lebensqualität der Betroffenen verbessern. Gesamtziel muss das Erreichen einer normalen, zumindest aber bestmöglichen, sozialen Teilhabe sein [14].

Patientenschulungen gibt es bei Asthma bronchiale (www.asthmaschulung.de), Neurodermitis (www.neurodermitisschulung.de) und Anaphylaxie (www.anaphylaxieschulung.de). Sie sind interdisziplinär und curriculär aufgebaut und berücksichtigen die unterschiedlichen Altersgruppen und Entwicklungsstände der Kinder und Jugendlichen.

Den Schulungskonzepten zu Grunde liegt die ICF-Definition der funktionalen Gesundheit mit dem Ziel einer möglichst uneingeschränkten Alltagsaktivität und sozialen Teilhabe der Patienten und ihrer Familien bei bestmöglichem Erhalt der Organfunktion. Es handelt sich um pädagogische Maßnahmen mit medizinischen Inhalten, die von verschiedenen spezialisierten Berufsgruppen krankheitsspezifisch durchgeführt werden und sich sowohl an die betroffenen Kinder und Jugendlichen selbst, als auch an deren Eltern richten.

Alle 3 anerkannten Schulungsmodelle sind wissenschaftlich bezüglich Wirksamkeit und Effizienz evaluiert. Dies ist die Grundlage dafür, dass sie auf Antrag oder im Rahmen von z. B. integrierten Versorgungsmodellen von den gesetzlichen Krankenkassen finanziert werden. Bei Familien, deren Kind in das strukturierte Behandlungsprogramm Asthma (DMP) eingeschrieben ist, erfolgt die Finanzierung ohne gesonderten Antrag.

7.7 Rehabilitation bei allergischen Erkrankungen

Medizinische Rehabilitationen sind integraler Bestandteil einer am langfristigen Erfolg orientierten umfassenden Versorgung von Patienten mit allergischen Erkrankungen. Sie erfolgen bei Kindern und Jugendlichen in aller Regel stationär. Bei Kindern und Jugendlichen liegt der Fokus auf dem Erhalt bzw. der Verbesserung der Schul- und Ausbildungsfähigkeit. Zusätzlich soll allen Betroffenen und ihren Familien eine weitgehend normale oder zumindest verbesserte Teilhabe am sozialen Leben ermöglicht werden [15].

Während Rehabilitation früher eher über den „Kurgedanken" definiert wurde, hat sie sich in den letzten Jahrzehnten zu einem festen Bestandteil des Managements von komplexen allergischen Erkrankungen entwickelt. In diesem Sinne wird Rehabilitation definiert als eine möglichst evidenz-basierte, multidisziplinäre, und zeitgemäße Intervention für symptomatische und komplexe Patienten mit verminderter sozialer Teilhabe und Lebensaktivität. Diese Fakten werden in das individuelle Behandlungskonzept des Patienten integriert mit dem Ziel, eine Symptomreduktion, eine Optimierung des Funktionsstatus, eine verbesserte Teilhabe und verminderte Gesundheitskosten zu erreichen. Dies fand auch Berücksichtigung in der Nationalen Versorgungsleitlinie (NVL) Asthma, in der Rehabilitation vor Therapieeskalation auf die Therapiestufen 5 und 6 eindeutig empfohlen wird [16]. Dies bedeutet auch, dass moderne Rehabilitation sich weniger an der primären Diagnose, sondern viel mehr an den daraus resultierenden Einschränkungen der sozialen Teilhabe im weitesten Sinne orientieren muss. Die Wirksamkeit in dieser Hinsicht wurde mehrfach gut belegt.

Rehabilitation erfolgt grundsätzlich in einem mehrdimensionalen und multiprofessionellen Setting (multimodal). Geleitet durch die medizinisch-diagnostischen Inhalte sind hier insbesondere edukative, pflegerische, pädagogische, verhaltenstherapeutische und psychologische Interventionen unter ärztlicher Koordination und Verantwortung zu nennen. Diese erfolgen gleichberechtigt nebeneinander und orientieren sich an den individuellen Bedürfnissen des Patienten [15].

All diese Interventionen erfolgen unter Berücksichtigung der zu Hause verfügbaren Ressourcen. Nur so kann, in Absprache mit dem zuweisenden Arzt, eine nachhaltige Wirksamkeit des Erreichten erzielt werden. Dabei bietet Rehabilitation einen einzigartigen, geschützten Erprobungsraum für den Patienten und seine Familie. Neue Verhaltensweisen oder Therapieansätze können unter professioneller Supervision eingeübt und diesbezügliche Ziele für den Zeitraum nach der Rehabilitation mit dem Patienten vereinbart und mit dem zuweisenden Arzt besprochen werden. So kann eine funktionierende „Rehabilitationskette" entstehen, die den mittel- und langfristigen Erfolg sichert.

Rehabilitation bei allergischen Erkrankungen beschränkt sich also nicht auf Klimaänderung mit pädagogischem Gruppenerleben. Vielmehr bietet ein solch längerer Aufenthalt die Chance, komplexe medizinische Zusammenhänge in ihrer Gesamtheit zu erfassen und somit ein umfassendes, auf die individuellen Bedürfnisse und Fähigkeiten des Patienten abgestimmtes Therapiekonzept zu erarbeiten. Dies ist nur möglich durch eine klare Zielsetzung vor der Rehabilitation und eine Umsetzung während der Maßnahme in möglichst realitätsnaher Abbildung des häuslichen Alltags. Somit ist Rehabilitation bei schweren und chronischen allergischen Erkrankungen ein wichtiger und integraler Bestandteil einer an Teilhabe orientierten umfassenden Therapie [22].

Referenzen

[1] Fitzsimons R, van der Poel L-A, Thornhill W, et al. Antihistamine use in children. Arch Dis Child Educ Pract Ed. 2015;100:122–131.

[2] Mainz JG, Arnold C, Tabori H, Gerber A. Chronische Rhinosinusitis im Kindesalter. Monatsschr Kinderheilkd. 2016;164:368–377.

[3] Freissmuth M, Offermanns S, Böhm S. Pharmakologie & Toxikologie. Springer Verlag 2012, ISBN 978-3-642-12353-5.

[4] Niggemann B, Beyer K, Blümchen K, et al. Praktischer Einsatz von Adrenalinautoinjektoren. Monatsschr Kinderheilkd. 2017;165:248–253.

[5] Pfaar O, Bachert C, Bufe A, et al. Die (allergen-) spezifische Immuntherapie bei IgE-vermittelten allergischen Erkrankungen. Leitlinie der Deutschen Gesellschaft für Allergologie und klinische Immunologie (DGAKI), des Ärzteverbandes Deutscher Allergologen (ÄDA), der Gesellschaft für Pädiatrische Allergologie und Umweltmedizin (GPA), der Österreichischen Gesellschaft für Allergologie und Immunologie (ÖGAI) und der Schweizerischen Gesellschaft für Allergologie und Immunologie (SGAI). Allergo J Int. 2014;23:282–319.

[6] Scheewe S, Werfel T, Lotte C, Staab D (Hrsg). Eltern-Manual der Arbeitsgemeinschaft Neurodermitisschulung e.V. (AGNES). 2. Auflage 2017 .

[7] Tang TS, Bieber T, Williams HC. Are the concepts of induction of remission and treatment of sub-clinical inflammation in atopic dermatitis clinically useful? J Allergy Clin Immunol. 2014;133 (6):1615–25.

[8] Nemat K, Abraham S, Ahrens B. Basis-Externatherapie des Atopischen Ekzems: Vorgehen in der pädiatrischen Praxis. Aus: Ahrens F, Ott H. Pädiatrische Allergologie Sonderheft „Neurodermitis". 2017;9:25–34.

[9] Ott H. Antiinflammatorische Lokaltherapie des Atopischen Ekzems; Effektive und sichere Behandlung akuter Exazerbationen. Aus: Ahrens F, Ott H. Pädiatrische Allergologie Sonderheft „Neurodermitis". 2017;9:35–40.

[10] Striegel A, Fischer P, Laub O, Nemat K. Sekundäre Nahrungsmittelallergien bei Kindern und Jugendlichen. Aus: Lange L., Beyer K. (Hrsg) GPA Sonderheft Nahrungsmittelallergie. 2019;9:10–16.

[11] Uriarte SA, Sastre J. Subcutaneous immunotherapy with high-dose cat and dog extracts: a real-life study; Investig Allergol Clin Immunol. 2020;30(3):169–174.

[12] Matsui E, Abramson S, Sandel M. Preventing Severe Asthma Exacerbations in Children. A Randomized Trial of Mite-Impermeable Bedcovers. Am J Respir Crit Care Med. 2017;196(2):150–158.

[13] Grafetstätter C, Prossegger J, Braunschmid H, et al. No Concentration Decrease of House Dust Mite Allergens With Rising Altitude in Alpine Regions. Allergy Asthma Immunol Res. 2016;8 (4):312–318.

[14] Sturm GJ, Varga EM, Roberts G, et al. EAACI guidelines on allergen immunotherapy: Hymenoptera venom allergy. Allergy. 2018;73:744–764.

[15] Arbeitsgemeinschaft Asthmaschulung im Kindes-und Jugendalter (Hrsg). Qualitätsmanagement in der Asthmaschulung von Kindern und Jugendlichen; 5. vollständig neu bearbeitete und erweiterte Auflage 2020.

[16] Spindler T, Buhles N. Rehabilitation. Aus: Werfel T, Klimek L, Vogelberg C.:Weißbuch Allergie in Deutschland 2018: Springer Medizin Verlag GmbH, 4. überarbeitete und erweiterte Auflage 2019:345–352.

[17] Bundesärztekammer (BÄK), Kassenärztliche Bundesvereinigung (KBV), Arbeitsgemeinschaft der Wissenschaftlichen Medizinischen Fachgesellschaften (AWMF). Nationale VersorgungsLeitlinie Asthma – Langfassung, 3. Auflage. Version 1. 2018 www.asthma.versorgungsleitlinien.de.

8 Atopisches Ekzem

Susanne Abraham, Katja Nemat

8.1 Einleitung

Das atopische Ekzem (AE; Synonyme: Neurodermitis, atopische Dermatitis) ist die häufigste chronische Erkrankung von Kindern und Jugendlichen: die Lebenszeit-Prävalenz beträgt in der jetzt heranwachsenden Generation in Deutschland 14,3 %, die 12-Monats-Prävalenz 6,0 % (KiGGS-Welle 1). Das AE ist eine chronisch-persistierende oder chronisch-rezidivierende, nicht kontagiöse entzündliche Hauterkrankung. Ausprägung, Lokalisation und Schweregrad können altersabhängig und inter-individuell stark variieren. Als Leitsymptom gilt in allen Lebensaltern der ausgeprägte Juckreiz, der die ausgeprägte Einschränkung der Lebensqualität bei den betroffenen Patienten und ihren Familien bedingt.

8.2 Atopisches Ekzem im Säuglings- und Kleinkindalter

Kasuistik

Bei dem 10 Monate alten Vincent bestehen seit dem dritten Lebensmonat Hauttrockenheit und Rötungen im Gesicht. Jetzt kommt es zu einer Generalisierung des Ekzems, zu abendlichen Juckreizattacken und Schlafstörungen. Er ist das erste Kind, die Eltern leiden beide an einer allergischen Rhinokonjunktivitis. Vincent wurde vier Monate voll gestillt, dann wurde Beikost eingeführt. Die bisherige Therapie bestand aus einmal täglicher Anwendung von Pflegecreme und seifenfreier Reinigung der Haut.

Im klinischen Befund imponieren ein mäßig infiltriertes Erythem mit Schuppung und Exkoriationen im Bereich von Wangen, Lidern, Perioralregion und Stirn, es bestehen Ohrläppchenrhagaden (Abb. 8.1). Es zeigen sich krustös belegte, lokalisiert exkoriierte Ekzeme an Fußrücken/Unterschenkeln (Abb. 8.2) und eine generalisierte Xerosis mit Rötungen und Papeln/Ödem. Größerflächige Erosionen oder goldgelbe Krusten sind nicht vorhanden.

Durchgeführte Diagnostik: Gesamt-IgE: 75 µg/ml, kein Nachweis von spezifischen IgE; mikrobiologischer Befund: Nachweis von Staphylokokkus aureus (zahlreich) im Abstrich von Wange und Ohrläppchenrhagade.

8.2.1 Diagnostik

Die Diagnose AE wird anhand des klinischen Bildes gestellt (s. unten). Für eine längerfristige gute Patientenbetreuung ist es essenziell, die klinisch relevanten Triggerfaktoren zu identifizieren, einen individuellen Hauttherapieplan zu erstellen und die Empfehlungen regelmäßig anzupassen. Hierbei werden Anamnese, Beobachtung und einzelne diagnostische Werkzeuge wiederholt eingesetzt.

https://doi.org/10.1515/9783110644029-008

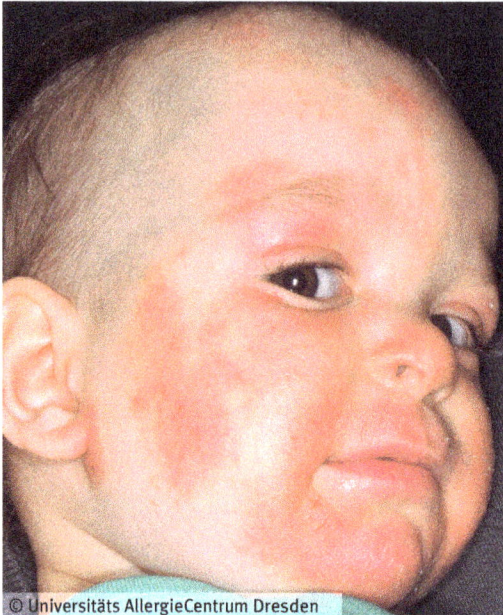

© Universitäts AllergieCentrum Dresden

Abb. 8.1: Ekzem im Säuglingsalter.

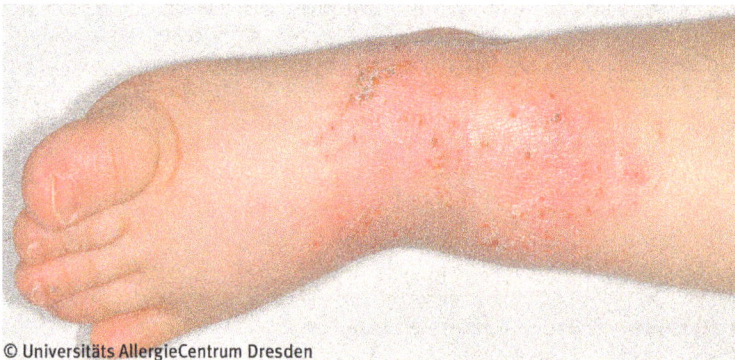

© Universitäts AllergieCentrum Dresden

Abb. 8.2: Ekzem im Säuglingsalter, Kratzexkoriationen.

8.2.1.1 Diagnosestellung

Das AE ist eine klinische Diagnose basierend auf Anamnese, Symptomatik und Hautbefund. Ergänzend können, auch im Gespräch mit den Eltern, die *Diagnosekriterien nach Hanifin/Rajka* von 1980 hinzugezogen werden, wobei der Hauptnutzen in den Hauptkriterien (Tab. 8.1) liegt.

Tab. 8.1: Diagnosekriterien nach Hanifin/Rajka für ein Atopisches Ekzem (AE)[1,2].

Hauptmerkmale:
1. Juckreiz
2. Typische Morphologie (ekzematöse Dermatitis) und für das Lebensalter typische Verteilung der Hautveränderungen
3. Chronischer oder chronisch-rezidivierender Verlauf
4. Atopie in der Eigen- oder Familienanamnese (Asthma bronchiale, Allergische Rhinitis, Atopisches Ekzem)

[1] Hanifin/Rajka (1980): Mindestens drei der vier Hauptmerkmale plus Nebenkriterien-Katalog.
[2] Modifizierte Anwendung: Alle vier Hauptmerkmale positiv → sichere Diagnose AE. Hauptmerkmale 1 bis 3 positiv → Verdacht auf „intrinsisches AE".

Bewährt in der Praxis hat sich die Verwendung dieser Kardinalmerkmale in modifizierter Form: Sind alle vier Kardinalmerkmale erfüllt, besteht sicher ein Atopisches Ekzem. Sind nur die Kriterien 1 bis 3 erfüllt, liegt wahrscheinlich ein „intrinsischer Typ" vor. Es ist außerdem zu beachten, dass die Kriterien „Juckreiz" sowie „chronischer oder chronisch-rezidivierender Verlauf" im Säuglingsalter nicht immer von Anfang an sicher beurteilbar sind. Fehlt dem Kind noch das Vermögen, gezielt zu kratzen, macht sich der Juckreiz oft in Form von Unruhe und Schlafstörungen bemerkbar. Auch schabende und reibende Bewegungsmuster sind für das Säuglingsekzem charakteristisch und bedingen häufig die Lokalisation des Ekzems (z. B. Reiben der Ferse am gegenseitigen Fuß: Abb. 8.2). Der Verlauf wiederum ist – insbesondere bei schweren Ekzemen – im Säuglingsalter oft zunächst nicht schubweise, sondern entzündliche Hautveränderungen liegen persistierend vor. Der längerfristige Verlauf ist anhand des jungen Alters noch nicht beurteilbar. Man kann das Kriterium „Chronischer oder chronisch-rezidivierender Verlauf" bei anhaltendem Ekzem über mind. drei Monate als positiv werten. Sind die ersten drei Kriterien nach Hanifin/Rajka im Säuglings- oder Kleinkindalter (noch) nicht erfüllt, sollte man die Diagnose AE zunächst nicht stellen und erst den weiteren Verlauf des „Eczema infantum" beobachten. Den Eltern ist hierbei zu erläutern, dass die Behandlung der Haut nicht von der Diagnosestellung abhängt und zügig zu beginnen ist.

Bei Vincent werden alle Kriterien bereits erfüllt, so dass die Diagnose des Atopischen Ekzems gestellt und geäußert werden darf.

Zur einheitlichen Diagnosestellung in wissenschaftlichen Studien haben sich die *UK diagnostic criteria for atopic dermatitis* von H. C. Williams etabliert, bei welchen „Juckreiz in den letzten 12 Monaten" das obligate Kriterium ist. In der klinischen Praxis werden diese seltener verwendet.

8.2.1.2 Anamneseerhebung

Eine ausführliche Anamnese ist die Basis für eine klare Diagnosestellung, die Identifizierung von Triggerfaktoren und Erstellung des individuellen Therapieplans. Es empfiehlt sich, die ausführliche Anamnese in einem Fragebogen abzufragen, und diesen zur Erstvorstellung noch einmal mit der Familie durchzusprechen bzw. den Fragebogen zu ergänzen. Bewährt in der Praxis unserer Ambulanzen hat sich ein vierseitiger *Neurodermitis-Fragebogen* (publiziert in: pädiatrische praxis 2019;91(4):1–15; Download unter https://cme.mgo-fachverlage.de/uploads/exam/exam_280.pdf).

Ist der zeitliche Rahmen für eine angemessene Exploration beim Erstkontakt mit den Eltern nicht gegeben, sollte ein späterer Zeitpunkt für das Gespräch vereinbart werden.

Im *Erstanamnesegespräch* sind folgende Themen zu erfragen:

–   Beginn der Hautveränderungen und bisheriger Verlauf. Abgrenzbare Schübe?
–   Lokalisation und Morphologie (Schuppung mit/ohne Rötung, Nässen, Papeln, gelbe Krusten).
–   Juckreizstärke, Kratzverhalten. Bei Säuglingen: Unruhe, reibende Bewegungen, gezieltes Kratzen? Störungen des Schlafs (Ein-/Durchschlafen). Auslöser von Schüben oder akutem Juckreiz/Hautverschlechterungen.
–   Vorerfahrungen mit Basis- und Wirkstoff-Externa.
–   Aktuelle Ernährung, Stilldauer, Beikosteinführung. Beobachtung von Zusammenhängen von Ekzemschüben und Änderungen der Ernährung.
–   Gedeihen, bisheriges Wachstum. Statomotorische Entwicklung. Impfstatus.
–   Sozialanamnese: familiäre Belastungs-/Resilienzfaktoren, Betreuungssituation des Kindes.
–   Familienanamnese: AE, Allergien, Asthma, andere Hauterkrankungen.

8.2.1.3 Evaluation von Triggerfaktoren

Zahlreiche Faktoren können die Krankheitsaktivität eines AE triggern, Exazerbationen über mehrere Tage oder Wochen oder auch nur eine kurzzeitige akute Verschlechterung von Hautzustand und/oder Juckreiz auslösen (Abb. 8.3).

Während psychische und physikalische Faktoren als auch die Juckreiz-Kratz-Spirale in der Regel beim AE in jedem Alter bedeutsam sind, zeigen andere Trigger Dominanz in unterschiedlichen Lebensaltern. Im Säuglings- und jüngeren Kleinkindesalter sind häufig die Themen Ernährung und Infekte als potenzielle Schubfaktoren mit den Eltern zu besprechen.

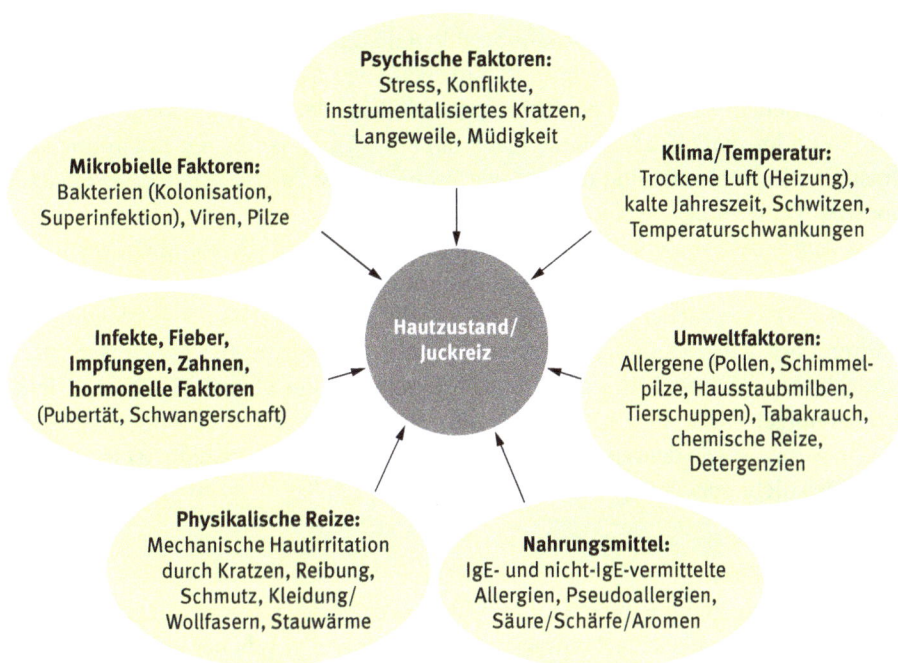

Abb. 8.3: Einflussfaktoren (Triggerfaktoren) auf die Krankheitsaktivität.

Nahrungsmittel

In den ersten Lebensjahren lässt sich bei einem Drittel der Kinder mit schwerem oder mittelschwerem AE eine Nahrungsmittelallergie nachweisen. Kinder mit leichten oder transienten Ekzemen haben keine erhöhte Rate an Nahrungsmittelallergien. Insgesamt ist – entgegen der landläufigen Meinung – nur ein kleiner Teil der kindlichen Ekzeme wesentlich durch nahrungsmittelallergische Spätreaktionen beeinflusst, bei welchen eine Eliminationsdiät Hautbefund und Lebensqualität verbessern können. Andersherum spielt der Zusammenhang jedoch eine größere Rolle: Ekzeme im Säuglings- und Kleinkindalter erhöhen das Risiko für die Entwicklung einer IgE-vermittelten Nahrungsmittelallergie mit Soforttyp-Reaktionen z. B. für Hühnerei oder Erdnuss. Eine primäre Sensibilisierungsdiagnostik zielt eigentlich auf die Detektion solcher begleitend bestehender, IgE-vermittelter Nahrungsmittelallergien vom Soforttyp ab. Da jedoch Kinder mit AE sehr häufig IgE-vermittelte Sensibilisierungen ohne klinische Bedeutung aufweisen (insbesondere gegenüber nutritiven Allergenen), birgt ein breites „Screening" das Risiko des Nachweises klinisch unbedeutender Sensibilisierungen, welche wiederum im Nachgang eingeordnet und ggf. abgeklärt werden müssen. Häufig führt ein positiver Befund leider zu längeren, medizinisch nicht begründeten Eliminationsdiäten, welche angesichts des Risikos für Wachstum und Entwicklung sowie der Einschränkung der Lebensqualität unbedingt vermieden werden sollten. Eine „echte" Nahrungsmittelallergiediagnostik, welche diagnostische Diäten und orale Nahrungsmittelprovokationen einschließt, ist daher nur bei anamnestischem Verdacht auf nahrungsmittelallergische Spätreaktionen angezeigt, d. h. wenn im zeitlichen Zusammenhang mit einer Veränderung der Ernährung eine drastische Verschlechterung des Ekzems beobachtet wurde (s. Kap. 8.2.16, Eliminationsdiät/Orale Nahrungsmittelprovokation).

Abzugrenzen von echten Nahrungsmittelallergien sind die vor allem bei Kleinkindern mit AE zahlreich beobachteten Hautrötungen nach scharfen/gewürzten, sauren oder sehr aromatischen Lebensmitteln (z. B. Erdbeeren). Häufig entstehen noch während des Verzehrs periorale Eryteme, diese Hautreizungen können sich rasch zurückbilden oder auch in eine papulöse Ekzemreaktion übergehen. Da die Hauterscheinungen mild sind, nicht zwingend reproduzierbar und von der aufgenommenen Menge sowie dem derzeit bestehenden Hautzustand abhängig, ist eine strenge Karenz nicht notwendig.

Infekte/Impfungen

Akute Erkrankungen durch virale und (seltener) bakterielle Infekte führen bei vielen Kindern mit AE zu Verschlechterungen des Hautbildes. Oft geht der Ekzemschub den für die Eltern sichtbaren Erkrankungszeichen etwas voran und lokalisiert zunächst an Hautstellen, die auch im erscheinungsarmen Intervall subklinische Entzündung aufweisen. Auch die im Rahmen einer Impfung erwünschte immunologische Reaktion kann die Entzündungsaktivität eines Ekzems verstärken und auf diese Weise einen Schub auslösen. Jedoch erhöht die Durchführung der nach STIKO in den ersten beiden Lebensjahren empfohlenen Impfungen nicht prinzipiell das Risiko für die Diagnose eines AE, auch nicht für Allergien oder Asthma bronchiale. Das AE manifestiert in 60 % der Fälle im ersten Lebensjahr, meist nach dem ersten Trimenon. In diesem Alter werden nach STIKO-Empfehlungen auch Impfungen durchgeführt, sodass eine zeitliche Koinzidenz häufig vorliegt. Jedoch besteht kein ursächlicher Zusammenhang, und es ist nicht gerechtfertigt, Kindern mit (oder ohne) AE Impfungen vorzuenthalten. Allerdings sollte zum Zeitpunkt der Impfung möglichst kein frischer Schub vorliegen, um eine kurzfristige Verschlechterung des vorhandenen Ekzems zu vermeiden. Varizellen können – wie andere kutane Virusinfektionen – auch bei Vorliegen eines lediglich milden atopischen Ekzems einen schweren Verlauf mit Superinfektion nehmen, sodass entsprechend des regulären Impfplans hier dringend eine Impfung bei AE erfolgen soll.

8.2.1.4 Besonderheiten der klinischen Untersuchung

Prinzipiell wird die normale pädiatrische Untersuchung einschließlich orientierendem Entwicklungsstatus um einen vollständigen Hautstatus ergänzt.

Zu prüfen sind im Einzelnen:
- Beurteilung Trockenheit an betroffener und nicht-betroffener Haut.
- Entzündliche Hautveränderungen:
    - Ausbreitung/Anteil betroffener Körperoberfläche.
    - Verteilung/Lokalisation.
    - Morphe: Papeln, Erythem (Farbe, Infiltrationsgrad), Ödem, Vesikel/Papulovesikel, Pusteln, Lichenifikation, Exkoriationen und Erosionen.
- Hinweise auf Superinfektion: Exsudation, gelbe Krusten?
- Lymphadenopathie zervikal/okzipital, axillär, inguinal?
- Atopie-Stigmata: palmare Hyperlinearität, Dennie-Morgan-Falte, halonierte Augen, rarefizierte Augenbrauen (Hertoghe-Zeichen), weißer Dermographismus.
- Körperlänge, Gewicht. Anhalt für Gedeihstörung/Dystrophie?

Die Lokalisation der ekzematösen Hautveränderungen verändert sich oft in Abhängigkeit vom Alter. Typische *Prädilektionsstellen* im Säuglingsalter sind:
- Gesicht (v. a. Wangen/Schläfen und Stirn) und Capillitium
- Stamm (unter Aussparung des Windelbereichs: „Windelzeichen")
- Streckseiten der Extremitäten.

> Vincent weist einen altersbezogen typischen Hautbefund in moderater Ausprägung auf. Die Familie gibt für den Juckreiz in den letzten drei Tagen 6 von 10 Punkten und für die aktuelle Schlafstörung 5 von 10 Punkten auf der visuellen Analogskala an.

Mit zunehmender Mobilität im Kleinkindalter (sowie meist auch abnehmender Intensität) lokalisiert das Ekzem mehr in die Ellen- und Kniebeugen, an den Hals sowie Handgelenke und Hände. Auch in diesem Alter ist das Gesicht sehr häufig betroffen, insbesondere Lider und Mundwinkel/Lippen.

Für ein *Schweregrad-Assessment* stehen verschiedene Scores zur Verfügung:
- *SCORAD (SCORing Atopic Dermatitis)*: Neben Schweregradeinschätzung und Einstufung der betroffenen Körperfläche werden Angaben zu Juckreiz und Schlaflosigkeit erfasst. Als schweres AE werden Werte über 50, als mittelgradiges AE Werte von 25–50 und als leichtes AE Werte < 25 definiert.
- *EASI (Eczema Area and Severity Index)*: Einschätzung der Ausbreitung an verschiedenen Körperregionen und Einstufung des durchschnittlichen Schweregrades für einzelne Zeichen der Dermatitis.
- *IGA (Investigator´s Global Assessment Scale)*: Gesamteinstufung zwischen 0 (normale Haut) bis 5 (sehr schwer ausgeprägte Erkrankung).

Ab dem 5. Lebensjahr kann die *Beeinträchtigung der Lebensqualität* über die Erhebung des *cDLQI* (Dermatologischer Lebensqualitätsindex, Kinderfragebogen) erfasst werden.

8.2.1.5 Diagnostische Werkzeuge

Zur Diagnosestellung des AE wird nur der klinische Blick und die Anamnese benötigt, ebenso zur Führung der Therapie. Einzelne diagnostische Werkzeuge kommen jedoch bei speziellen Fragestellungen, zur Bestätigung allergischer Faktoren als Ekzemtrigger sowie im Rahmen von Komplikationen zum Einsatz.

8.2.1.6 Sensibilisierungsdiagnostik

Allergen-spezifische IgE (sIgE)/Haut-Prick-Test (HPT): Kinder mit AE zeigen häufig allergische Sensibilisierungen ohne klinische Bedeutung. Oft besteht auch ein unspezifisch erhöhtes *Gesamt-IgE*. Ein „IgE-Screening" hat keine gute Aussagekraft und verleitet eher zu Fehlinterpretationen. Ergeben sich jedoch anamnestisch Hinweise auf eine Allergie, sollte diesen nachgegangen werden. Prinzipiell ist dabei das Alter zu berücksichtigen (Abb. 8.4).

> Bei Vincent ist das Gesamt IgE leicht erhöht, spezifische IgE gegen relevante Nahrungsmittel sind negativ. Anamnestisch besteht kein Anhalt für eine Triggerung der Ekzeme durch Nahrungsmittel, weswegen auf eine weitere Diagnostik verzichtet wurde.

Bei Säuglingen mit schwerem oder mittelschwerem AE besteht ein erhöhtes Risiko für IgE-vermittelte Nahrungsmittelallergien (siehe Kap. 8.2.1.3 *Triggerfaktoren*), welche klinisch bei Verzehr jedoch als allergische Frühreaktion auffallen (variable Symptomatik: Urtikaria, akuter Juckreiz, Schleimhautsymptome, Steigerung bis zur Anaphylaxie möglich). Bei entsprechender Anamnese sichert eine Allergiediagnostik die Verdachtsdiagnose. Dieselbe Risikogruppe kann jedoch– auch unabhängig vom Vorliegen einer allergischen Sensibilisierung – Spättypreaktionen auf Nahrungsmittel zeigen, welche einer weiteren Abklärung mittels oraler Nahrungsmittelprovokation bedürfen (siehe *Eliminationsdiät/Orale Nahrungsmittelprovokation*). Ab dem Kleinkindalter kann es in Verbindung mit einer Pollenallergie zu Ekzemschüben in der jeweiligen Blütezeit kommen. Differentialdiagnostisch ist die Auslösung von Ekzemschüben durch jahreszeitliche Veränderungen zu betrachten. Das wichtigste Aeroallergen, das im Falle einer Allergie häufig den langfristigen Verlauf des AE mit beeinflusst, und ebenso ab dem Kleinkindalter relevant werden kann, ist die Hausstaubmilbe. In Abhängigkeit vom Hautzustand im Testareal des volaren Unterarms kann bei Klein- und Schulkindern mit AE die Diagnostik auf Aeroallergene auch gut mittels Haut-Prick-Test erfolgen.

sIgE: Nahrungsmittel	sIgE: Aeroallergene	HPT: Nahrungsmittel	HPT: Aeroallergene
AE < 1,5 Jahre - Milcheiweiß - Hühnereiweiß(*) - Weizenmehl - Soja - (Erdnuss*) - (Haselnuss*)	- Dermatophagoides pteronyssinus - (Dermatophagoides farinae) - Katze (andere Tierepithelien bei Exposition)	Nur bei gezielter Fragestellung: - Vd. allergische Frühreaktion nach Verzehr eines Nahrungsmittels (z. B. akute Urtikaria nach erstem Weizengriesbrei)	- Dermatophagoides pteronyssinus - Katze (andere Tierepithelien bei Exposition)
AE > 1,5 Jahre - Erdnuss* - Haselnuss* - Andere Allergene bei nachgewiesener Allergie im jüngeren Alter zur Verlaufskontrolle	- Dermatophagoides pteronyssinus - (Dermatophagoides farinae) - Katze (andere Tierepithelien bei Exposition) - Birke oder Bet v1 - Lieschgras		- Dermatophagoides pteronyssinus - Dermatophagoides farinae - Katze (andere Tierepithelien bei Exposition) - Birke, Erle, Hasel - Lieschgras, Roggen - Beifuß, Spitzwegerich - Alternaria (andere Schimmelpilze nach Exposition und Verfügbarkeit Testlösung)
+ Gesamt-IgE			

sIgE: spezifische IgE
HPT: Haut-Prick-Test
In Klammern: fakultative Bestimmung
*Bestimmung erfolgt vorwiegend zum Ausschluss eines Risikos allergischer Frühreaktionen.
 Daher keine Bestimmung notwendig, wenn Nahrungsmittel anamnestisch bereits vertragen
 wurde (d. h. keine allergische Frühreaktion aufgetreten)

Abb. 8.4: Sensibilisierungsdiagnostik bei atopischem Ekzem, Empfehlungen in Abhängigkeit vom Lebensalter.

Eliminationsdiät/Orale Nahrungsmittel-Provokationen: Kinder mit leichten Ekzemen benötigen nur eine Nahrungsmitteldiagnostik, wenn sich das AE in zeitlichem Zusammenhang mit einer Ernährungsumstellung deutlich verschlechtert oder neu manifestiert hat (s. Kap. 8.2.1.3, Triggerfaktoren: Nahrungsmittel). Kommt es zum Beispiel nach Umstellung von Muttermilch auf Formulanahrung oder während des Beikostaufbaus zu generalisierten Ekzemen, so wird die Verdachtsdiagnose Nahrungsmittelallergie durch eine zwei- bis vierwöchige Eliminationsdiät überprüft. Zeigt sich unter Elimination des verdächtigen Allergens keine Verbesserung, so liegt keine Allergie vor. Im anderen Fall ist die Verdachtsdiagnose durch Wiedereinführung des Nahrungsmittelallergens zu überprüfen. Führt diese tatsächlich zu einer Verschlechterung, ist die Diagnose bestätigt und es schließt sich eine längere Karenzdiät an. Bei einer Allergie auf ein Grundnahrungsmittel (Kuhmilch, Weizen) sollte die Diät stets von einer Ernährungsfachkraft begleitet werden. Ob die Karenzdiät noch indiziert oder die Nahrungsmittelallergie ausgeheilt ist, muss alle ein bis zwei Jahre überprüft werden. In diesem Fall ist die Verlaufsdiagnostik spezifischer IgE für dieses Nahrungsmittelallergen manchmal hilfreich, da – falls initial eine IgE-vermittelte Sensibilisierung bestand – ein Titer-Abfall ein Indikator für eine Ausheilung der Nahrungsmittelallergie sein kann.

Atopie-Patch-Test: Epikutantest mit Hausstaubmilben, Pollen oder nativen Nahrungsmitteln, keine Routinediagnostik, nur für spezielle Fragestellungen.

Epikutantest: Bei Verdacht auf Kontaktallergie auf einen Externa-Inhaltsstoff oder ein topisches Glukokortikosteroid.

8.2.1.7 Nicht-allergologische Diagnostik:

Labordiagnostik: Eine allgemeine Labordiagnostik ist beim AE nicht regelhaft notwendig. Korrelierend mit dem Ausmaß der entzündlichen Hautveränderungen zeigt sich im Differentialblutbild eine *Eosinophilie*, auch das *ECP* ist dann erhöht. Beide Befunde bieten über den sichtbaren Hautbefund hinaus keine weitere Aussagekraft. Bei ausgeprägt großflächiger Exsudation im Rahmen eines *Eczema herpeticatum* oder eines massiven Ekzemschubs sowie bei chronischem Mangelgedeihen sollten ein *Eiweißmangel* einschließlich einer *Hypogammaglobulinämie* als auch ein *Elektrolytmangel* ausgeschlossen werden. In seltenen Fällen ist durch Bestimmung des *Zink*-Spiegels im Serum das Ekzem von einer Acrodermatitis enteropathica abzugrenzen (s. Kap. 8.2.2).

Mikrobiologische Untersuchungen: Besteht ein klinischer Verdacht auf eine infektiös bedingte Komplikation (siehe Kap. 8.2.5, Komplikationen), werden Hautabstriche entnommen. Bei bakterieller Superinfektion kann vor Beginn einer systemischen antibiotischen Therapie der ursächliche Erreger bestimmt werden (*Streptokokken* oder *Staphylokokken*). Allerdings besteht auf läsionaler Haut fast immer eine Kolonisierung mit *Staphylococcus aureus*. Die Besiedlungsdichte wird manchmal als Parameter für den Grad der Barrierestörung bzw. Chronifizierung gedeutet.

Bei schwierig behandelbarer, persistierender Superinfektion mit *Staphylococcus spp.* ist die spezielle Testung auf Virulenzfaktoren sinnvoll. Kommt es vom Gesicht ausgehend zu rezidivierenden Superinfektionen, sollte auch der Nasenvorhof mikrobiologisch mit untersucht werden (ggf. auch bei Familienangehörigen).

Im Rahmen einer Pilzdiagnostik werden Hautschuppen entnommen und untersucht (Nativpräparat, Kultur, Tesafilmabriss bei Vd. *Malassezia spp.*).

Bei Verdacht auf eine *Herpes simplex*- (siehe Abb. 8.7) oder *Varizellen*-Infektion ist eine PCR anzufordern (spezielle Versandbedingungen beachten: Flüssigmedium).

8.2.2 Differentialdiagnosen

Tab. 8.2: Differentialdiagnosen des Atopischen Ekzems.

Comèl-Netherton-Syndrom:	Autosomal-rezessive Vererbung; ichthyosiforme Erythrodermie; Haarschaftanomalien (Bambushaare); Gedeihstörung; Immundefizienz.
Hyper-IgE-Syndrom:	Primärer Immundefekt mit Erhöhung des Gesamt-IgE; Ekzeme ab dem Säuglingsalter; abszedierende Infektionen von Haut und Atemwegen.
Wiskott-Aldrich-Syndrom:	X-chromosomal rezessive Vererbung, Ekzeme ab den ersten Lebenstagen, Blutungsneigung/Thrombozytopenie, rezidivierende Infektionen.
Omenn-Syndrom:	Sonderform des Schweren kombinierten Immundefektes (SCID) mit autoreaktiven T-Zellen; Erythrodermie und Alopezie in ersten Lebenswochen; chronische Diarrhoe, Ödeme, Gedeihstörung.
Acrodermatitis enteropathica:	Angeborene Zinkresorptionsstörung; periorifizielle und akrale Hautveränderungen; Diarrhoe, Alopezie.
Infantile seborrhoische Dermatitis:	Beginn in ersten Lebenstagen; Talgdrüsenüberaktivität, Assoziation zu *Malassezia spp.*-Besiedlung; typischer gelber Kopfgneis; Lokalisation: Kopfhaut, Schläfen, Intertrigines; Abheilung innerhalb von Wochen bis Monaten.
Skabies:	Positive Umgebungsanamnese; Juckreiz; sichtbare Milbengänge; Prädilektionsstellen: Fingerzwischenräume, Handgelenke, Ellenbögen, perimamillär/-umbilikal, Penisschaft, bei Säuglingen auch Palmae/Plantae und Gesicht/Kopf; sekundäre Ekzemreaktion mit Papulovesikeln; cave: gepflegte Skabies bei Anwendung von topischen Corticosteroiden (TCS).
Ichthyosis vulgaris:	Generalisiert trocken-schuppende Haut mit Betonung der Streckseiten und Aussparung der Beugen; häufig Komorbidität zu AE.
Impetigo contagiosa:	Hochkontagiös; kleinblasig (Streptokokken) – großblasig (Staphylokokken); typischer honiggelber Schorf; gehäuftes Auftreten bei AE.
Dermatomykose:	Fadenpilzinfektion; scharf begrenzte, randständig schuppende Erytheme, Prädilektionsstellen Rumpf und Extremitäten, variabler Juckreiz.
Eczema coxsackium:	Ekzemreaktion im Rahmen einer akuten Hand-Fuß-Mund-Erkrankung; Lokalisation akral und glutäal; Stomatitis, Fieber, meist nur geringe Allgemeinsymptome, wichtige DD zu *Eczema herpeticatum*.
Pityriasis rosea:	Rosarote ovaläre schuppende Erytheme am Oberkörper, Primärmedaillon ein bis zwei Wochen vorher; Allgemeinsymptome eines Infekts möglich; Schulkinder; selbstlimitierend.
Psoriasis vulgaris:	Scharf begrenzte und infiltrierte schuppende Plaques; Prädilektionsstellen: Extremitäten-Streckseiten, Capillitium, Rima ani, Windelregion; Juckreiz kann insbesondere im Kindesalter vorhanden sein; positive Familienanamnese.
Kontaktekzem:	Scharf begrenztes Ekzem mit maximaler Ausprägung im Bereich der Expositionsstellen; Beispiele möglicher Kontaktallergene: Nickel, Externa-Inhaltsstoffe, Wundauflagen, Ledergerbstoffe.

Tab. 8.2: (fortgesetzt)

Lichen simplex chronicus:	Aufgrund Pruritus durch repetitives Kratzen oder Reiben an selber Stelle hervorgerufene umschriebene Plaque.
Exsikkationsekzem:	Trockene, fein- oder groblamellär schuppende Areale mit netz-artigem Muster und Fissuren; häufig im Bereich der Beine; meist im Erwachsenenalter auftretend.
Kutanes T-Zell-Lymphom:	Erythematöse, plaqueartige oder knotige Hautveränderungen mit geringem Ansprechen auf topische Steroide; im Erwachsenenalter auftretend.

8.2.3 Therapie

Die Behandlung des AE basiert auf mehreren Säulen und muss aufgrund des schub-weisen und variablen Verlaufs und der individuell verschiedenen Triggerfaktoren re-gelmäßig angepasst werden. Der Behandlungsstufenplan orientiert sich prinzipiell am Ampelschema, das für die Patientenschulung entwickelt wurde, enthält aber zu-sätzlich eine vierte Stufe für persistierend schwere Verlaufsformen (Abb. 8.5).

Behandlungsstufenplan modifiziert nach Neurodermitis-AWMF-Leitlinie

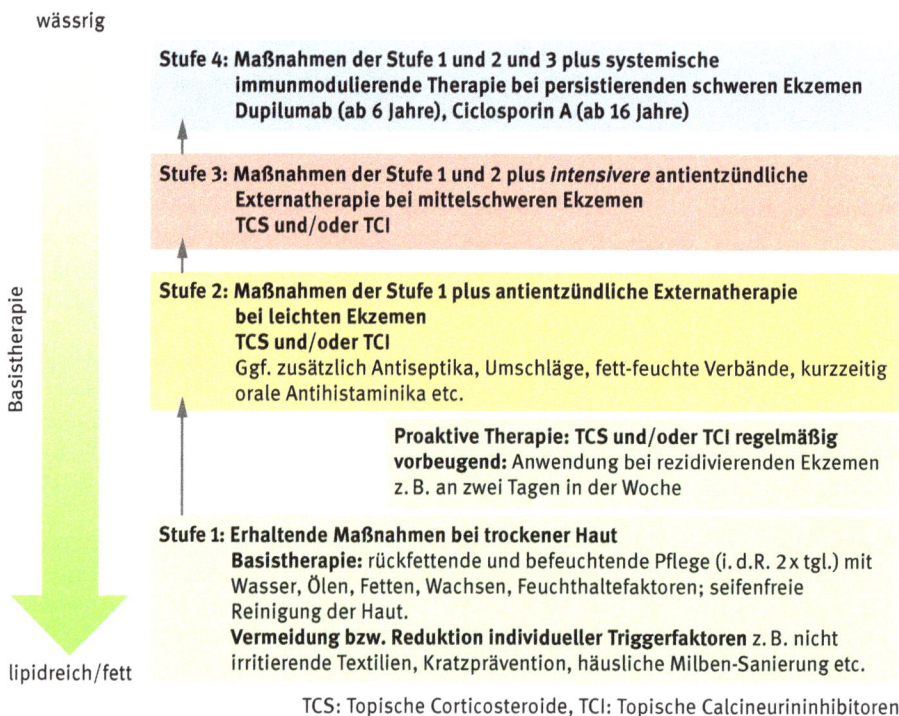

wässrig

Stufe 4: Maßnahmen der Stufe 1 und 2 und 3 plus systemische immunmodulierende Therapie bei persistierenden schweren Ekzemen Dupilumab (ab 6 Jahre), Ciclosporin A (ab 16 Jahre)

Stufe 3: Maßnahmen der Stufe 1 und 2 plus *intensivere* antientzündliche Externatherapie bei mittelschweren Ekzemen TCS und/oder TCI

Stufe 2: Maßnahmen der Stufe 1 plus antientzündliche Externatherapie bei leichten Ekzemen TCS und/oder TCI Ggf. zusätzlich Antiseptika, Umschläge, fett-feuchte Verbände, kurzzeitig orale Antihistaminika etc.

Basistherapie

Proaktive Therapie: TCS und/oder TCI regelmäßig vorbeugend: Anwendung bei rezidivierenden Ekzemen z. B. an zwei Tagen in der Woche

Stufe 1: Erhaltende Maßnahmen bei trockener Haut **Basistherapie:** rückfettende und befeuchtende Pflege (i. d. R. 2 x tgl.) mit Wasser, Ölen, Fetten, Wachsen, Feuchthaltefaktoren; seifenfreie Reinigung der Haut. **Vermeidung bzw. Reduktion individueller Triggerfaktoren** z. B. nicht irritierende Textilien, Kratzprävention, häusliche Milben-Sanierung etc.

lipidreich/fett

TCS: Topische Corticosteroide, TCI: Topische Calcineurininhibitoren

Abb. 8.5: Stufenplan für die Behandlung der des Atopischen Ekzems.

„Säulen" der AE-Behandlung:

1. Identifikation und Reduktion von Triggerfaktoren (siehe Kap. 8.2.1.3 *Triggerfak-toren*, Abb. 8.3, Kap. 8.2.1 *Diagnostik)*
2. Basistherapie der Haut
3. Wirkstoffbehandlung (zur Kontrolle akuter Exazerbationen oder proaktiv)
4. Patientenschulung

Therapieoptionen: Bei Vincent wird während der Erstvorstellung die Basistherapie optimiert und eine antientzündliche topische Therapie begonnen. Die Eltern werden in die Anwendung der Externa nach schriftlich ausgestelltem Therapieplan (siehe unten) eingewiesen. Zusätzlich werden Maßnahmen zur Kratzprävention besprochen und ein Neurodermitis-Overall rezeptiert.

Schriftlicher Therapieplan: Hydrophile Prednicarbat-Creme 0,15 % (NRF 11.144.) abends auf Rötungen an Körper und Gesicht für eine Woche. Zusätzlich für eine Woche Hydrophile Chlorhexidin-gluconat-Creme 0,5 % (NRF 11.116.) 2 × tgl. im Gesicht z. B. morgens und nachmittags. Kratzprävention mit Overall/Handschuhen zur Nacht. Ab zweiter Woche Hydrophile Prednicarbat-Creme 0,15 % (NRF 11.144.) nur noch jeden zweiten Tag anwenden, danach zwei Mal in der Woche für weitere zwei Wochen. In der Akutphase (erste zwei Wochen) Fortführung der Basistherapie morgens und abends mit Nichtionischer Hydrophiler Creme SR DAC (NRF S. 26) abends nach der Anwendung der Prednicarbat-Creme. Nach Stabilisierung der Haut Wechsel der Basistherapie auf Hydrophobe Basiscreme (NRF S. 41.) 2–4 × täglich im Gesicht, 2 × tgl. am Körper.

8.2.3.1 Basistherapie

Grundlegender ätiologischer und pathophysiologischer Faktor des AE ist eine Störung der Hautbarrierefunktion mit erhöhtem transepidermalem Wasserverlust (TEWL). Dem regelmäßigen Einsatz Barriere-stabilisierender Externa kommt im therapeutischen Management eine zentrale Bedeutung zu. Die rückfettende und hydratisierende Behandlung mit wirkstofffreien Externa ist tatsächlich „Basis" der Behandlung, durch welche der Haut Lipide zugeführt, Feuchtigkeit gespendet, die Geschmeidigkeit gefördert und Reizzustände gelindert werden. Die Basistherapie sollte möglichst frei von Duftstoffen und Kontaktallergenen erfolgen. Bei der Auswahl der galenischen Grundlage ist der Akuitätsgrad der Haut zu berücksichtigen, da sonst Verträglichkeit und Wirksamkeit eingeschränkt sein können.

Eine lipophile Salbe ist demnach bei sebostatischem, chronischem Ekzem, eine hydrophile Creme bei akut-entzündlichen Hautbefunden einzusetzen (*„fett auf trocken"* und *„feucht auf feucht"*). Eine Emulsion besteht aus zwei Phasen, also einem Gemisch aus zwei Flüssigkeiten wie Öl und Wasser. Aufgrund der hydrophilen oder lipophilen Grundlage, in die ölige respektive wässrige Bestandteile fein verteilt sind, erfolgt die Einordnung als O/W (Öl-in-Wasser)- oder W/O (Wasser-in-Öl)- Emulsion. Eine Salbe besteht in engerem Sinne aus einer Fettgrundlage und somit aus nur einer Phase. Cremes sind mehrphasige Zubereitungen aus lipophiler und hydrophiler Phase und enthalten meist Emulgatoren, um die beiden Phasen in Verbindung zu halten. Hydratisierend wirkende und deshalb häufig für Patienten mit AE eingesetzte Zusätze sind u. a. Harnstoff (3–5 %, erst ab dem Schulalter), Milchsäure (0,2–2 %) und Glycerin (5–20 %).

Die topische Therapie kann neben der Anwendung verschiedener *Fertigpräparaten* gut durch den Einsatz standardisierter *Magistralrezepturen* an den Zustand der Haut angepasst werden (Abb. 8.6). Im *akuten Stadium* mit hochgradiger Inflammation finden sich im ausgeprägten Fall erosiv-nässende Ekzemläsionen. Nach dem Grundsatz „feucht auf feucht" soll mit Bädern (ohne Ölzusatz) und/oder feuchten Umschlägen (z. B. Schwarztee, wässrige Antiseptika) behandelt werden.

Wenn keine nässenden Areale mehr zu sehen sind, kann auf den Einsatz einer hydrophilen Lotion oder Creme, z. B. *Nichtionisches wasserhaltiges Liniment DAC (NRF S. 39.)* übergegangen werden. Cave: lipophile Grundlagen und auch der Zusatz von Urea werden in diesem Stadium nicht vertragen bzw. verstärken Inflammation und Exsudation.

Im *subakuten Ekzemstadium* ohne Exsudation, aber mit deutlichen Zeichen der Inflammation (Erythem, Ödem, Papeln, Juckreiz), kommen hydrophile Externa (Lotionen oder Cremes) zum Einsatz, z. B. *Nichtionische Hydrophile Creme SR DAC (NRF S. 26.)*. Der Lipidgehalt der Externa kann mit Abheilen des Ekzemschubs schrittweise weiter gesteigert werden (z. B. *Basiscreme DAC*). Fett-feuchte Umschläge können, falls toleriert, insbesondere an den Extremitäten eingesetzt werden.

Im *chronischen Stadium* mit geringerer Rötung und Zeichen der dauerhaften Inflammation steht die Therapie von Trockenheit und Schuppung im Vordergrund, so-

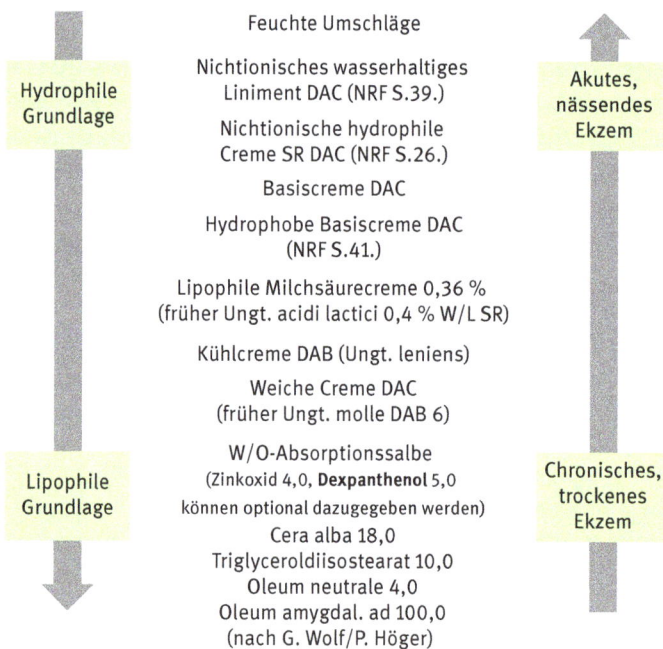

Feuchte Umschläge

Hydrophile Grundlage

Nichtionisches wasserhaltiges Liniment DAC (NRF S.39.)

Nichtionische hydrophile Creme SR DAC (NRF S.26.)

Basiscreme DAC

Hydrophobe Basiscreme DAC (NRF S.41.)

Lipophile Milchsäurecreme 0,36 % (früher Ungt. acidi lactici 0,4 % W/L SR)

Kühlcreme DAB (Ungt. leniens)

Weiche Creme DAC (früher Ungt. molle DAB 6)

W/O-Absorptionssalbe (Zinkoxid 4,0, **Dexpanthenol** 5,0 können optional dazugegeben werden) Cera alba 18,0 Triglyceroldiisostearat 10,0 Oleum neutrale 4,0 Oleum amygdal. ad 100,0 (nach G. Wolf/P. Höger)

Lipophile Grundlage

Akutes, nässendes Ekzem

Chronisches, trockenes Ekzem

Abb. 8.6: Basistherapie – Auswahl Basis-Externum entsprechend Hautbefund (Beispiele).

dass in diesem Stadium lipophile Grundlagen angewendet werden. Diese kehren die Strömungsrichtung der Haut nach innen und wirken dadurch stark hydratisierend. Aufgrund der zähen Konsistenz werden Grundlagen mit sehr hohem Fettgehalt (z. B. *Weiche Creme DAC*) leider häufig nicht gut toleriert (subjektives Wärmegefühl) oder erweisen sich im Alltag als unpraktisch (Salben ziehen schlecht ein, nach dem Eincremen kann erst verzögert Kleidung angelegt werden). Ein Kompromiss sind – falls die Xerosis cutis damit ausreichend behandelt wird – lipophile Cremes oder Lotionen (z. B. *Hydrophobe Basiscreme DAC [NRF S. 41.]* oder *Lipophile Milchsäurecreme 0,36 %*). Die *Kühlcreme DAB* (*Ungt. leniens*) kommt ohne Emulgator aus, so dass diese W/O(Quasi)-Emulsion nach dem Erwärmen auf der Haut in die Einzelkomponenten zerfällt und durch das austretende Wasser einen kühlenden Effekt hat. Wasseraufnehmende Salben vom W/O-Typ erzeugen trotz des hohen Fettgehaltes auf der Haut nur eine mäßige Okklusion (z. B. *W/O-Absorptionssalbe*) und eigenen sich zur Anwendung bei chronischen Ekzemen.

Die Zusammensetzung der Mikroorganismen auf der Haut eines Patienten mit AE unterscheidet sich von dem eines „Hautgesunden". Erste Studien untersuchen die gezielte Beeinflussung des *Hautmikrobioms* als therapeutischen Ansatz, um die Effektivität der Basistherapie auf den Hautzustand zukünftig weiter zu verbessern.

Die Häufigkeit der Anwendung der Basis-Externa richtet sich nach dem Hautzustand, in der Regel ist die Applikation zwei Mal am Tag ausreichend, jedoch kann dies auch mehrmalig täglich notwendig sein. Es hat sich bewährt, in der heißen Jahreszeit leichtere Grundlagen zu verwenden, um Okklusionseffekte mit Zunahme des Juckreizes zu vermeiden. Bei fraglicher Unverträglichkeit einer Basistherapie bietet sich ein *Halbseitenversuch* zur Überprüfung an, bei dem über mehrere Tage jeweils ein Externum auf nur einer Körperhälfte aufgetragen wird, um den Hautbefund nach einigen Tagen mit der anders behandelten anderen Seite vergleichen zu können. Im Gesicht reduzieren leichtere Grundlagen das komedogene Risiko und werden im Allgemeinen auch subjektiv besser vertragen.

Hautreinigung: Aufgrund der höheren Irritabilität der Haut gegenüber Schweiß, Fasern und Schmutz und der Neigung zur bakteriellen Besiedelung mit *Staphylococcus aureus*, kommt der Reinigung der Haut beim AE eine besondere Bedeutung zu. Es sollten seifenfreie/pH-hautneutrale Syndets verwendet werden, die frei von Duft- und Farbstoffen sind. Ölbäder können bei chronischem Ekzem zur Anwendung kommen, sie ersetzen aber nicht die grundlegende Therapie mit Basiscremes und Basissalben.

8.2.3.2 Wirkstofftherapie

Neben der Basistherapie ist die Kontrolle der kutanen Inflammation im akuten Schub und im Langzeitmanagement zentral zur Verbesserung von Hautbefund, Juckreiz, Lebensqualität und Prognose. In den meisten Fällen ist dies mit einer externen Therapie erreichbar. Erste Wahl sind hierbei die modernen **topischen Corticosteroide**

(TCS) der Wirkstärken-Klasse II und III (Deutsche Klassifikation I bis IV). TCS hemmen die Bildung proinflammatorischer Zytokine, wirken immunsuppressiv, zuverlässig antipruriginös, vasokonstriktiv und vermindern die Kolonisierung mit *Staphylococcus aureus*. In der Ekzemtherapie unerwünscht ist ihre hemmende Wirkung auf Keratin- und Kollagensynthese sowie Fibroblastenproliferation. Durch die Entwicklung von nicht-halogenierten, doppelt veresterten Wirkstoffen konnten die TCS der vierten Generation in ihrem Sicherheitsprofil so weit optimiert werden, dass bei richtiger Anwendung kein Risiko der Hautatrophie mehr besteht. Die Relation von Wirkstärke und Nebenwirkungspotenzial beschreibt der *therapeutische Index* (TIX). Bei Kindern sollten nur TCS mit einem besonders günstigen TIX ≥ 2.0 eingesetzt werden. Hierfür stehen die mittelstark wirksamen *Hydrocortison- und Prednisolon-Derivate* der vierten TCS-Generation sowie *Mometasonfuroat* für die Wirkklasse III zur Verfügung (Tab. 8.3). Die Anwendung von TCS im zentrofazialen Bereich täglich über mehrere Wochen ist unbedingt zu vermeiden, da in diesem besonders steroidsensiblen Areal eine periorale Dermatitis oder Rosazea induziert werden kann. Systemische Kortison-Nebenwirkungen sind nur für ältere TCS in exzessiv hohen Dosen beschrieben worden. Insbesondere die großflächige Anwendung von TCS mit schlechtem TIX im jungen Säuglingsalter, im Genitalbereich und okklusiv sind problematisch. Im Windelbereich sollten TCS generell nur wenige Tage und ärztlich überwacht verwendet werden. Eine weitere mögliche Nebenwirkung bei okklusiver Applikation starker TCS ist eine lokale Follikulitis.

Familien sollten explizit über die richtige Anwendung der Lokaltherapie und über die guten Langzeiterfahrungen und die Sicherheit der modernen TCS aufgeklärt werden, da eine unspezifische „Kortisonangst" in der Bevölkerung, aber auch unter Apothekern und medizinischem Personal weit verbreitet sind. Allzu häufig wird Kindern aufgrund nicht begründeter unspezifischer Ängste oder schlechter Information die rasch wirksame Therapie mit TCS vorenthalten. Ein gutes Adhärenz-förderndes Instrument ist neben der vertrauensvollen mündlichen Aufklärung ein *schriftlicher Behandlungsplan*, der alle anzuwendenden Maßnahmen der Externa- und anderen Therapie beinhaltet und dessen Praktikabilität im Alltag mit der Familie vorab zu besprechen ist.

Zur antiinflammatorischen Externatherapie stehen seit 2002 zusätzlich die **topischen Calcineurininhibitoren** (TCI) *Pimecrolimus* (als Creme) und *Tacrolimus* (als Salbe) zur Verfügung. Ihre Hauptwirkung beruht auf der Hemmung der Produktion und Freisetzung pro-inflammatorischer Zytokine in T-Zellen über die Blockade des Enzyms Calcineurin. Die Behandlung mit TCI beinhaltet kein Hautatrophierisiko. Langzeitdaten zeigen kein karzinogenes Potenzial beim Menschen. Die Anwendung eines wirksamen Sonnenschutzes wird trotzdem zur Sicherheit empfohlen. Es soll keine zeitgleiche UV-Therapie oder systemische Immunsuppression stattfinden. Bisher zeigen sich keine eindeutigen Hinweise auf ein erhöhtes Risiko kutaner Infektionen insbesondere mit Herpesviren. Dennoch wird bei Auftreten kutaner Virusinfektionen eine Therapiepause empfohlen. Die häufigsten unerwünschten Arzneimittelwirkungen der TCI sind lokale Missempfindungen der Haut wie Brennen oder Wärmegefühl, diese lassen meist nach einigen Tagen der Anwendung komplett nach. Beide Wirkstoffe sind ab einem Alter von zwei Jahren zugelassen, *Pimecrolimus* für die Behandlung leichter bis mittelschwerer Ekzeme und *Tacrolimus* zur Therapie des mittelschweren bis schweren AE einschließlich proaktiver Langzeitanwendung an zwei Tagen der Woche. *Tacrolimus* ist erhältlich in der Wirkkonzentration 0,03 % für das Kindesalter und der Konzentration 0,1 % ab dem 16. Lebensjahr. TCI werden zweimal täglich auf betroffene Areale appliziert bis zur Abheilung, manchmal reduziert man nach Besserung auf einmal täglich, eine Dosisreduktion im Therapieverlauf ist aber nicht vorgeschrieben.

Mittlerweile gelten TCI auch in der Langzeitbeobachtung als sicher. Aufgrund der wesentlich geringeren Therapiekosten, der raschen und zuverlässigen Wirkung und der Verfügbarkeit in unterschiedlichen Grundlagen sind die antiinflammatorischen Wirkstoffe erster Wahl aber die topischen Corticosteroide. Die Indikation für den Einsatz von TCI ergibt sich, wenn TCS nicht ausreichend effektiv sind, nicht vertragen werden oder aufgrund der Ekzemlokalisation (z. B. perioral, intertriginös oder im Genitalbereich) das Risiko steroidinduzierter Nebenwirkungen besteht. Entsprechend der derzeit gültigen AWMF-Leitlinie „Neurodermitis" dokumentierter Expertenmeinung wird trotz der Zulassungsbegrenzung eine Behandlung mit Pimecrolimus bei Säuglingen und Kleinkindern im Bereich steroidsensibler Areale wie Gesicht und Capillitium auch „first-line" empfohlen. In diesem Fall hat eine ausführliche Aufklärung der Eltern über off-label-Anwendung und Nutzen-Nebenwirkungspotential zu erfolgen.

Antiseptische/antibiotische Therapie: Bei bakteriellen Superinfektionen werden antiseptische Substanzen lokaltherapeutisch genutzt, z. B. Octenisept 0,1 % (als wässrige Lösung für Umschläge 2–3 × tgl.), Chlorhexidingluconat 0,5 %–1,0 % (als Creme mind. 2 × tgl.) oder Kaliumpermanganat (1 %ige Lösung, für antiseptische Bäder geeignet, auch zur Prophylaxe rezidivierender Superinfektionen z. B. einmal pro Woche). Bei generalisierten bakteriellen Superinfektionen oder großflächiger Affektion des Gesichtes sowie bei begleitenden Allgemeinsymptomen ist ein systemisches Antibiotikum angezeigt. Zur rationalen Antibiotikatherapie wird, da stets gram-positive Kokken die Auslöser sind, ein Cephalosporin der ersten Generation eingesetzt für die Therapiedauer von fünf bis sieben Tagen. Geeignet sind Cefadroxil (30–50 mg/kg in 2 ED) per os, Cefalexin (30–50 mg/kg in 3 ED) per os oder zur intravenösen Anwendung Cefazolin in der Tagesdosis von 50 –75 mg/kg in 3 ED. Die Indikation zur systemischen Antibiotika-Therapie ist eine klinische, die Entzündungsparameter sind hier erst spät und nur leicht erhöht. Die (Verdachts-)Diagnose *Eczema herpeticatum* (Abb. 8.7, Kap. 8.2.5) erfordert die unverzügliche systemische virostatische Behandlung. Adjuvant erfolgt eine topische Behandlung.

Antipruriginosa: Die Juckreiz-Kratz-Spirale spielt in der Eskalation eines Ekzemschubs eine wesentliche Rolle. Daher ist eine schnelle Kontrolle akuter Pruritus-Zustände erforderlich. Die potenteste antipruriginöse Therapie von entzündlichen

Ekzemen ist aufgrund der zuverlässigen und raschen Wirksamkeit stets die Behandlung mit TCS. Akut können Kühlung und Maßnahmen der Kratzprävention wie Handschuhe und Verbände oder Neurodermitis-Overalls eingesetzt werden. Der fett-feuchte Verband kombiniert Kühlung, Kratzschutz und Basistherapie in idealer Weise und eignet sich vor allem zur Anwendung an Extremitäten. Orale Antihistaminika werden häufig mit dem Ziel verordnet, die belastenden Ekzem-assoziierten Schlafstörungen zu durchbrechen. Hierbei kommt allerdings keine gezielte Arzneimittelwirkung, sondern vor allem die sedierende Nebenwirkung älterer Antihistaminika nach Passage der Blut-Hirn-Schranke zum Tragen. Vor einer längerfristigen Verwendung älterer Antihistaminika ist generell zu warnen. Zur kurzfristigen Juckreizkontrolle bei akuten Ekzemen kann ein Therapieversuch mit oralen Antihistaminika wie Dimetinden oder Cetirizin unternommen werden, jedoch niemals ohne gleichzeitige antiinflammatorische topische Behandlung. Bei chronischem Verlauf eines AE leiden Patienten häufig unter „internalisiertem Juckreiz" im Rahmen psychischer Anspannung oder Müdigkeit, ohne dass Zeichen der kutanen Entzündung oder vermehrter Trockenheit vorliegen. In diesen Fällen nutzen vor allem verhaltenstherapeutische Ansätze, welche aber insbesondere im jüngeren Kindesalter nur schwierig durchführbar sind. Probatorisch kann dann die topische Applikation von Polidocanol in 3- bis 5-%iger lipophiler Grundlage erfolgen. Von einer größerflächigen Applikation bei Säuglingen und jüngeren Kleinkindern ist aufgrund des Fehlens kontrollierter Studien jedoch abzuraten.

Patientenschulung: Aufgrund des beim AE ausgeprägt hohen Leidensdruckes – nicht nur beim betroffenen Kind, sondern in der gesamten Familie – sowie der Schlüsselstellung der frühen Erkrankungsphase für den weiteren Verlauf und die Entwicklung von Komorbiditäten ist die frühzeitige Einleitung eines effektiven Therapiemanagements essenziell. Der Leidensdruck erscheint im direkten Vergleich mit anderen chronischen Erkrankungen des Kindesalters manchmal inadäquat hoch und ist ärztlich oft schwer aufzufangen, obwohl eine Behandlung nach Stufenplan in den meisten Fällen rasche Kontrolle erbringt. Die konkrete topische Behandlung ist jedoch komplex, wird häufig missverstanden oder auch aufgrund unbegründeter Sorgen oder unqualifizierter Ratschläge Dritter falsch durchgeführt. Zudem greifen die Therapiemaßnahmen in unterschiedliche Lebensbereiche der Familie ein und prägen diese meist über einen langen Zeitraum. Der Schulung von Eltern und betroffenen Kindern kommt daher ein sehr hoher Stellenwert zu. In einer kontrollierten Multicenterstudie zur Neurodermitisschulung von Kindern in drei verschiedenen Altersklassen und/oder ihren Eltern konnte eine signifikante Verbesserung von Hautzustand, Symptomwahrnehmung, Krankheitsakzeptanz, eigenständiger Therapiedurchführung und Lebensqualität erzielt werden. Gerade Eltern von kleinen Kindern, die mit den Anforderungen der Erkrankung neu konfrontiert sind, profitieren sehr von einer Gruppenschulung, wobei diese optimalerweise kurz nach Diagnosestellung initiiert werden sollte. Neurodermitisschulungen werden an AGNES-Schulungszentren im gesamten Bundesgebiet nach einem einheitlichen Curriculum durchgeführt (Website

der Arbeitsgemeinschaft Neurodermitisschulung e. V.: www.neurodermitisschulung.
de). Durch sechs Schulungseinheiten zu je zwei Zeitstunden leiten Trainer aus den
Bereichen Dermatologie, Kinder- und Jugendmedizin, Ernährungsberatung, Pflege
oder Psychologie.

8.2.4 Verlauf

Das AE zeigt typischerweise einen chronisch-schubhaften Verlauf. Gerade bei Säuglingen und jüngeren Kleinkindern mit mittelschweren bis schweren Ekzemen fehlen
jedoch oft zunächst die erscheinungsfreien oder -armen Intervalle. Dennoch können
auch diese Kinder, insbesondere wenn sie in den ersten zwei Lebensjahren keine allergische Sensibilisierung entwickeln, eine gute Prognose aufweisen. Insgesamt zeigt
die Mehrheit der Erkrankungen im Kindesalter einen milden Verlauf: fast 50 % der
Kinder unter zwei Jahren mit AE gehen bis zum Schulalter in Remission. Ein erhöhtes
Risiko für andere atopische Erkrankungen liegt dennoch vor. Weiterhin besteht eine
Assoziation mit psychischen Auffälligkeiten, Aufmerksamkeitsstörungen und Hyper-
aktivität im Schul- und Jugendalter. Angesichts der bedeutsamen Komorbidität, aber
auch des ausgeprägten Leidensdrucks und nicht zuletzt der hohen direkten und indirekten medizinischen Kosten, welche mit einem AE verbunden sind, kommt einem
effektiven Therapiemanagement im Säuglings- und Kleinkindalter – auch bezüglich
des individuellen Verlaufs – eine Schlüsselstellung zu.

Verlauf: Initial zeigt sich bei Vincent ein gutes Ansprechen von Hautbefund und Juckreiz. Nach
Beendigung der Therapie mit Prednicarbat tritt erneut ein Schub im Gesicht auf mit Verstärkung
des Juckreizes. Zwei Wochen später erleidet Vincent eine Exazerbation mit akuten, teilweise ero-
siven Ekzemen am gesamten Körper, starkem Juckreiz und Schlafstörungen. Aufgrund des rezidivierenden Verlaufes wird auf eine proaktive Behandlung mit Prednicarbat an zwei Tagen pro Woche umgestellt. Zusätzlich wird eine Elternschulung nach AGNES-Curriculum initiiert. Wegen der
Lokalisation im Gesicht wird mit den Eltern mittelfristig der Wechsel der antientzündlichen Therapie von Prednicarbat auf Pimecrolimus morgens und abends an Therapietagen besprochen (bis
zur Vollendung des 2. Lebensjahres als off-label-Anwendung, jedoch für diese Indikation Leitlini-
en-Empfehlung). Im Verlauf kommt es zu einer deutlichen Verbesserung von Hautbefund und
Kratzverhalten. Die proaktive Therapie wird nach vier Monaten in Absprache mit den Eltern beendet. Erfreulicherweise treten im späteren Verlauf – unter fortgesetzter konsequenter Basistherapie – nur noch zu den Jahreszeitenwechseln Ekzemschübe auf, welche jeweils durch frühzeitigen
Einsatz von Prednicarbat am Körper und Pimecrolimus im Gesicht auf die Dauer von wenigen Tagen begrenzt werden können. Chronischer Juckreiz entwickelt sich nicht. Im Vorschulalter besteht
nur noch eine geringe Hauttrockenheit, sodass die Eltern die rückfettende Basistherapie nur noch
nach dem Baden durchführen. Hinweise auf eine allergische Rhinokonjunktivitis oder ein Asthma
bronchiale bestehen nicht. Der Haut-Pricktest mit Inhalationsallergenen ist bei Verlaufskontrolle
mit fünf Jahren negativ. Die spezialisierte Betreuung wird zur Einschulung hin beendet.

8.2.5 Komplikationen

Prinzipiell besteht eine verminderte Immunabwehr gegenüber kutanen Virusinfektionen wie *Mollusca contagiosa* und *Verrucae vulgares*. Die schwerste Komplikation ist das *Eczema herpeticatum*, bei dem es infolge einer (primären oder Re-)Infektion durch Herpes simplex zu einer rasanten Ausbreitung der typischerweise einzeln stehenden, 1–2 mm großen, schnell platzenden und dann konfluierenden Vesikel kommt. Im Verlauf können große Wundflächen entstehen, über welche entzündliches Exsudat abfließt (Abb. 8.7).

Prädilektionsstellen sind Kopf, oberer Rumpf, Hände sowie vorbestehende Ekzemherde, da das infektiöse Bläschensekret durch Kratzen verteilt wird. Es bestehen ein allgemeines Krankheitsgefühl sowie Lymphknotenschwellungen. Im Verlauf tritt Fieber auf. Bei klinischem Verdacht auf ein *Eczema herpeticatum* beim Säugling oder Kleinkind muss sofort mit einer intravenösen Aciclovir-Behandlung begonnen werden (3 × tgl. 750 mg/m² KOF bzw. 3 × tgl. 5–10 mg/kg KG über mind. 7 Tage bzw. bis zur klinischen Abheilung). Adjuvant sind antiseptische Lokalmaßnahmen z. B. mit

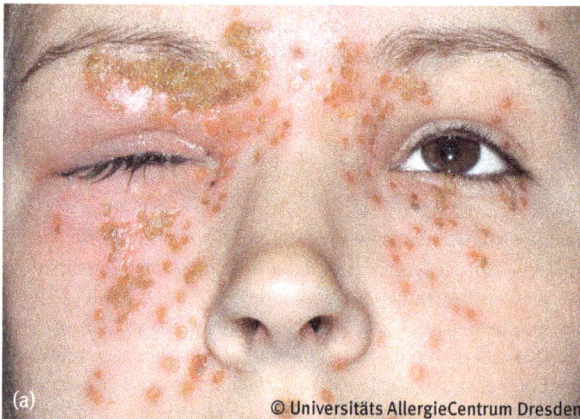

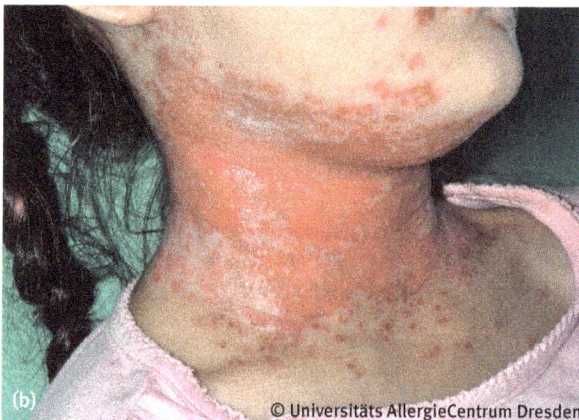

Abb. 8.7: (a) Komplikation bei AE; *Eczema herpeticatum* im Gesicht. (b) Komplikation bei AE: *Eczema herpeticatum* am Hals mit exsudierender Wundfläche.

2–3 × täglichen Octenisept-Umschlägen oder *Hydrophiler Chlorhexidincreme 0,5 %* *(NRF 11.116.)* sinnvoll. Die orale Bioverfügbarkeit von Aciclovir ist für die Initialbe-handlung von Kleinkindern nicht ausreichend. Bei älteren Kindern und Erwachsenen kann – insbesondere bei lokalisierten Formen (Herpes in loco) oder frühzeitig er-kennbaren Rezidiven – auch oral mit Aciclovir behandelt werden in einer Dosis von 5 × tgl. 200–800 mg. Häufig kommt es beim *Eczema herpeticatum* zu einer bakteriel-len Superinfektion, die eine systemische Antibiotikatherapie erforderlich macht. Ge-fürchtete Komplikationen des *Eczema herpeticatum* sind die Enzephalitis sowie die Keratitis herpetica. Bei verspäteter oder fehlender Therapie kann es aber auch auf-grund massiver Exsudation mit Eiweißverlust und Hyponatriämie zu lebensgefähr-lichen Zuständen kommen. Blutbild und Entzündungswerte zeigen häufig nur un-spezifische Veränderungen durch die Virusinfektion. Die Diagnose wird klinisch ge-stellt und durch den HSV-PCR-Nachweis aus Bläscheninhalt/Wundsekret bestätigt. Das Ergebnis sollte aber keinesfalls abgewartet, sondern sofort mit der virostatischen Behandlung begonnen werden.

Häufige Komplikationen eines AE von sehr variabler Schwere und Ausbreitung sind *bakterielle Superinfektionen* bestehender Ekzemläsionen. Ursächlicher Erreger ist meist *Staphylococcus aureus*, gelegentlich auch Streptokokken. Klinische Hinwei-

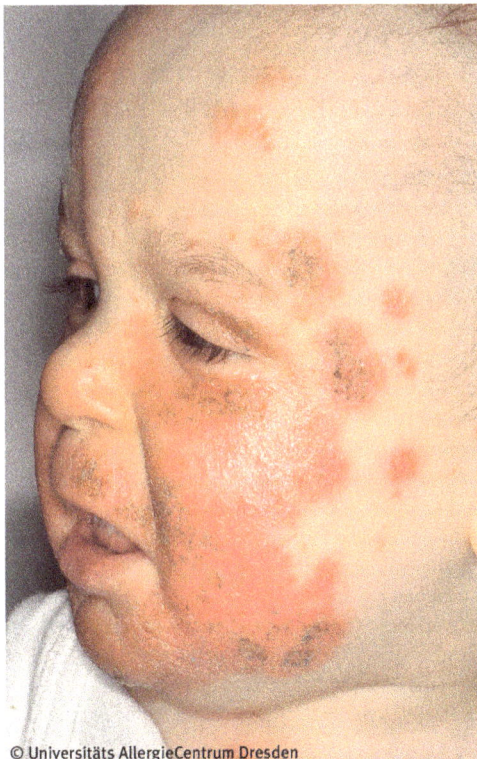

© Universitäts AllergieCentrum Dresden

Abb. 8.8: Impetiginisiertes Ekzem (bakterielle Superinfektion durch *Staphylococcus aureus*).

se sind exsudative, im Verlauf verschorfende Ekzeme (vor allem im Säuglingsalter) sowie Pusteln oder goldgelbe Impetigo-Herde (Abb. 8.8).

! **Take Home Message**
- Pathophysiologische Grundsätze müssen Eltern zu Beginn der Behandlung vermittelt werden: Barrierestörung, Hautentzündung, genetische Disposition, Triggerfaktoren als Auslöser von Hautverschlechterung, nicht der Erkrankung selbst.
- Individuelle Triggerfaktoren sollen durch Beobachtung identifiziert werden, sie können teilweise durch diagnostische Maßnahmen bestätigt werden. Ein pauschales „Diagnostik-Screening" ist nicht hilfreich.
- Die stadienadaptierte, rückfettende und hydratisierende Basistherapie mit wirkstoff-freien Externa ist zentral zur Behandlung der epidermalen Barrierestörung.
- TCS sind frühzeitig einzusetzen, um rasch Kontrolle über die kutane Entzündung zu erlangen. Moderne TCS sind bei richtiger Anwendung sicher.
- TCI stellen eine wertvolle Ergänzung der antientzündlichen Behandlung dar, insbesondere bei problematischen Verläufen. In „steroid-sensiblen" Arealen sollen sie frühzeitig eingesetzt werden.
- Bei rasch rezidivierenden Verläufen ist zur Langzeitkontrolle eine proaktive antientzündliche Therapie mit TCI oder TCS an zwei Tagen der Woche erforderlich.
- Jeder Patient erhält einen individuell angepassten Therapieplan, der in schriftlicher Form ausgegeben werden soll. In der Sprechstunde erfolgt die regelmäßige Anpassung.
- Der Schulung von Eltern kommt angesichts des hohen Leidensdrucks und der vielschichtigen Behandlung eine zentrale Rolle zu. Sie sollte nach evaluiertem AGNES-Curriculum von einem interdisziplinären, ausgebildeten Team erfolgen.
- Maßnahmen der Kratzprävention sind altersangemessen ins therapeutische Konzept einzubeziehen (z. B. fett-feuchte Verbände, Neurodermitis-Overalls, Entspannungsverfahren, Kratzalternativen etc.)
- Bei Verdacht auf ein *Eczema herpeticatum* muss bei Säuglingen und Kleinkindern unverzüglich mit einer systemischen virostatischen Therapie begonnen werden.

8.3 Atopisches Ekzem im Schulalter

Kasuistik
Sabrina, 14 Jahre alt, stellt sich in der Ambulanz vor.
Es wird von einer familiären Belastung mit Ekzemen und Allergien berichtet. Bei Sabrina bestand seit dem Säuglingsalter ein Atopisches Ekzem mit schubweisem Verlauf. Zusätzlich habe sich im Vorschulalter eine Hausstaubmilbenallergie entwickelt. Nach Einleitung häuslicher Sanierungsmaßnahmen besserte sich die perenniale Rhinitis, Hinweise auf ein Asthma bronchiale gab es nicht. Seit der Pubertät habe Sabrina wieder mehr Probleme mit der Haut, obwohl sie sie konsequent pflege. Inbesondere komme es bei Anspannung und Stress, aber auch beim Sport/Schwitzen zu unkontrollierbarem Juckreiz. Seit zwei Monaten leide sie unter einem anhaltenden Schub trotz täglicher Anwendung von Prednicarbat oder Tacrolimus. Der Juckreiz sei für sie abends und nachts gar nicht mehr kontrollierbar, die aktuelle Schlafstörung wird auf der visuellen Analogskala bei 9 von 10 Punkten eingestuft. Seit zwei Wochen war ein Schulbesuch nicht mehr möglich.

Bei der Untersuchung stellt sich ein flächiges entzündliches Infiltrat an Stamm und Extremitäten dar und eine massive Xerosis cutis sowie ein schweres Handekzem mit zahlreichen Rhagaden. An Hals, Armbeuge und Kniekehlen bestehen Erosionen. Die Patientin klagt über massiven Juckreiz (9/10 Punkten auf visueller Analogskala) und das Gefühl, „in der eigenen Haut eingemauert" zu sein. Tatsächlich besteht ein Streckdefizit der Arme bei ansonsten normaler Beweglichkeit der Gelenke (Abb. 8.9, Abb. 8.10). Die Patientin wirkt bei der Vorstellung traurig und resigniert. Sie berichtet auf Nachfrage, keine konkreten Suizidgedanken zu haben, jedoch auch nicht mehr zu wissen, wie es weiter gehen könne.

Aufgrund des schwergradigen Hautbefundes, aber vor allem der starken Beeinträchtigung der Patientin erfolgt die stationäre Einweisung mit dem Ziel einer kurzfristigen raschen Verbesserung von Juckreiz, Schlaf, Stimmung und Hautbefund.

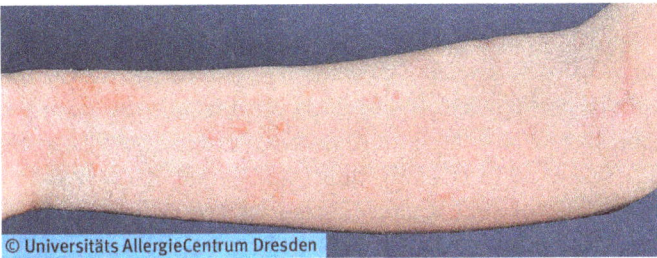

© Universitäts AllergieCentrum Dresden

Abb. 8.9: Klinischer Befund eines Atopischen Ekzems bei einer Jugendlichen; hier flächiges entzündliches Infiltrat am Unterarm mit zahlreichen Kratzeffekten bei ausgeprägter Xerosis cutis.

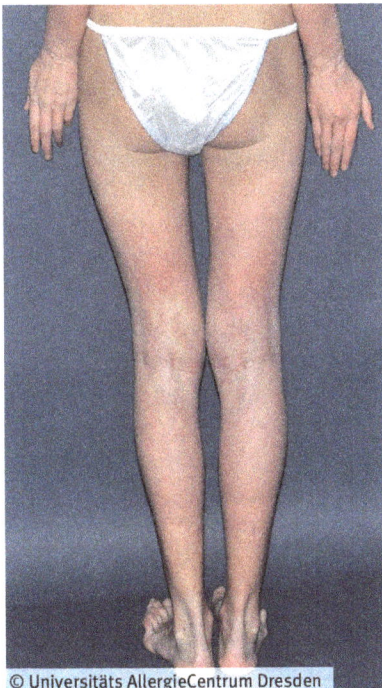

© Universitäts AllergieCentrum Dresden

Abb. 8.10: Klinischer Befund eines schwergradigen (SCORAD 80,6 Pkt.) AE bei einer Jugendlichen; schwere generalisierte Dermatitis mit massiver Xerosis cutis.

8.3.1 Diagnostik

Die Diagnose wird anhand des klinischen Bildes und der Anamnese gestellt (siehe auch Tab. 8.1). Eine Neumanifestation des AE ist auch nach der Pubertät noch möglich. Altersunabhängig sind Juckreiz, Trockenheit und entzündliche Hautveränderungen die führenden Symptome des AE. Die klinische Ausprägung von Ekzemen im Schulalter ist sehr unterschiedlich. Es treten schubweise exazerbierende, rein lokalisierte Formen auf, z. B. sebostatische Beugenekzeme, aber auch chronische Verläufe ohne erscheinungsfreie Phasen. Nicht selten liegen dann beim selben Patienten an verschiedenen Lokalisationen gleichzeitig ekzematöse Veränderungen verschiedener Akuität vor (akute, subakute bzw. chronische Morphen).

8.3.1.1 Altersbezogene Anamneseerhebung

Prinzipiell kann die Anamnese vorab orientierend per Neurodermitis-Fragebogen abgefragt werden, um dann im persönlichen Gespräch die Details aufzunehmen. Bei Schulkindern und Jugendlichen ist anamnestisch besondere Aufmerksamkeit auf die subjektive Symptomatik sowie Krankheitsverarbeitung und Umgang mit Juckreiz zu legen. So können Risikokonstellationen, aber auch Ressourcen für wertvolle (verhaltens-)therapeutische Ansätze erkannt werden.

Im Erstanamnesegespräch von Schulkindern und Jugendlichen sind folgende Themen zu erfragen:
- Beginn der Hautveränderungen und bisheriger Verlauf. Abgrenzbare Schübe?
- Lokalisation und Morphologie (Schuppung mit/ohne Rötung, Nässen, Papeln, gelbe Krusten).
- Sozialanamnese: familiäre Belastungs-/Resilienzfaktoren, schulische Situation, Ausbildung?
- Familienanamnese: AE, Allergien, Asthma, andere Hauterkrankungen?
- Vorerfahrungen mit Basis- und Wirkstoff-Externa? Durchführbarkeit im Alltag?
- Juckreizstärke: Kratzverhalten? Störungen des Schlafs (Ein-/Durchschlafen)?
- Auslöser von Schüben oder akutem Juckreiz/Hautverschlechterungen?
- Bekannte Nahrungsmittelallergie oder orales Allergiesyndrom?
- Ekzemschübe durch Wetterwechsel, Jahreszeit, Sonne, Heizungsluft, Hausstaubmilben, Pollen, Prüfungssituationen, Konflikte?
- Behandlung der Haut mit duftstoffreichen Kosmetika, mögliche Triggerung durch Schminke, Nagellack, Epilieren?
- Bekannte Sensibilisierungen und Kontaktallergien?
- Stigmatisierung und krankheitsbezogenes Mobbing, Rückzugstendenzen?
- Bisherige Erfahrung mit Entspannungsverfahren?
- Rehabilitationsmaßnahmen und Schulungserfahrung?
- Kratzverhalten, Katastrophisieren?

– Auswirkung der Erkrankung auf Stimmung, Schule/Ausbildung, Freizeit, Familie und Freunde sowie Sexualität?
– Anzeichen für eine Depressivität sowie Suizidgedanken?

Evaluation von Triggerfaktoren: Wichtig ist es, die individuell klinisch relevanten Schubfaktoren zu identifizieren (Abb. 8.3), Alter, aktuelle Lebenssituation und vorausgehender Verlauf sind dabei zu berücksichtigen.

Nahrungsmittel: Im Jugend- und Erwachsenenalter sind klassische Nahrungsmittelallergien als Schubfaktor eines AE seltenst relevant. Die Empfehlung einer allgemeingültigen Neurodermitisdiät besteht nie. Gelegentlich kommt es durch scharf gewürzte oder sehr saure Speisen zu Verschlimmerungen bereits bestehender Ekzeme. Auch eine pollen-assoziierte Nahrungsmittelallergie kann Schübe verstärken und auch induzieren.

Aeroallergene: Im älteren Kleinkind- und Jugendalter sollte vor allem nach Allergien durch Aeroallergene gefahndet werden (siehe Abb. 8.4). Häufige perenniale Aeroallergene im Jugend- und Erwachsenenalter, die zu einer Ekzemtriggerung führen können, sind Hausstaubmilben, Schimmelpilze und Tierepithelien.

Physikalische/chemische Reize: Sowohl physikalische Reizfaktoren wie das Tragen von Wolle und mechanische Hautirritation durch Kratzen und Reibung als auch chemische Reize (insbesondere häufiges Händewaschen) sind als mögliche Triggerfaktoren bekannt. Aber auch Temperaturschwankungen, Schwitzen und die Exposition zu Tabakrauch werden oft als Schubfaktoren benannt. Obwohl UV-Licht auch therapeutisch eingesetzt wird, berichten manche Patienten über Ekzemexazerbation nach Sonnenlichtexposition.

Stress/psychische Faktoren: Stress wird von vielen Patienten als Schubauslöser des Ekzems angegeben. Auch wenn die genauen Pathomechanismen noch nicht vollständig geklärt sind, konnte eine prospektive Studie nachweisen, dass „Stress" mit einer Latenz von drei Tagen zu einer signifikanten Zunahme des Juckreizempfindens und der Erkrankungsintensität des AE führen kann.

Hormonelle Veränderungen: In der Pubertät können Exazerbationen eines bekannten AE auftreten, ebenso während Schwangerschaften. Die hormonellen Veränderungen können aber auch eine langfristige Verbesserung der Grunderkrankung zur Folge haben.

Malassezia: Bei Ekzemen im Sinne einer *Head-neck-shoulder-Dermatitis* (Abb. 8.11) muss an die Triggerung durch Hefepilze der Gattung *Malassezia* gedacht und eine entsprechende Diagnostik eingeleitet werden. Hierbei wird mit einem durchsichtigen Zellophan-Klebestreifen Material von der Hautoberfläche abgezogen („Tesafilmabriss"). Anschließend kann das gewonnene Material eingefärbt und die Pilzgeflechtstränge (Myzel) der *Malassezia*-Spezies können unter dem Mikroskop nachgewiesen werden. Eine Anzucht der Erreger ist nicht sinnvoll, da diese nur auf Spezialnährboden wachsen.

Bei Sabrina ist eine Hausstaubmilbenallergie bekannt, weswegen Encasings verwendet werden. Hierunter zeigt sie keine relevante Schleimhautsymptomatik. Staubkontakt verursacht bei ihr – wie andere Hautirritanzien – akuten Juckreiz. Anamnestisch werden Sabrinas Ekzemschübe aber nicht sicher allergisch getriggert, die Sanierungsmaßnahmen werden noch einmal überprüft. Als klare Juckreizauslöser benennt Sabrina Stress, Sonne, Schwitzen, Sport und Tabakrauch. Die Diagnostik auf *Malassezia* fällt bei ihr negativ aus.

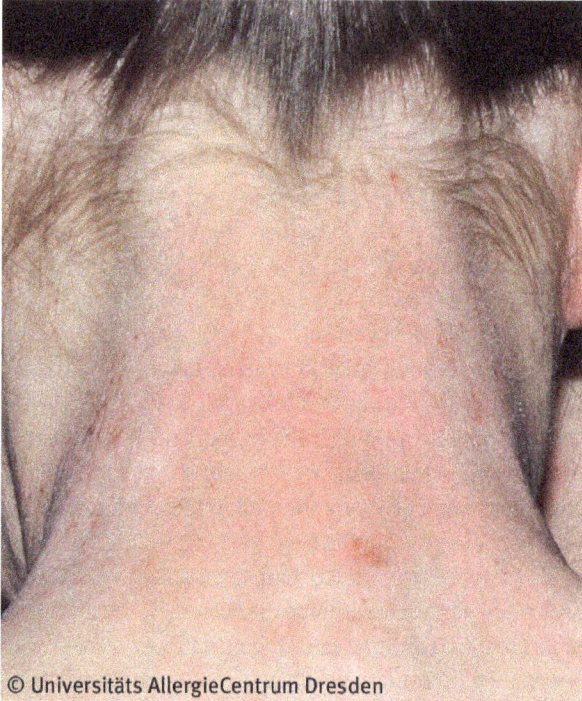

© Universitäts AllergieCentrum Dresden

Abb. 8.11: Besonderer Befund bei Atopischer Dermatitis im Jugendalter: *Head-neck-shoulder-Dermatitis* mit Schuppung und Grindbildung am behaarten Kopf sowie an abhängigen Hautpartien.

8.3.1.2 Besonderheiten der klinischen Untersuchung

Erhebung eines kompletten Hautbefundes sowie orientierende internistische Untersuchung.

Besonderes Augenmerk bei Schulkindern und Jugendlichen sollte gerichtet werden auf:

– Grad der Chronifizierung/Lichenifizierung (Lichen vidal)
– lokalisierte chronische Ekzeme z. B. Lidekzem, Handekzem
– Kopfschuppung, Grindbildung am behaarten Kopf
– Pflegezustand, Schwitzen, Geruch
– Anhalt für Kontaktallergien (Kosmetika, Nagellack)
– begleitende Akne juvenilis, Akne excoriée, Seborrhoe in den „Schweißrinnen"
– Zeichen einer Pityriasis versicolor

Prädilektionsstellen des AE im Schulkind- und Adoleszentenalter sind:
- Gesicht und Hals/Nacken
- Ellenbeugen- und Kniekehlen
- Hände und Füße

Typisch für die schwierig behandelbare Prurigoform ist die Betonung der unteren Extremität mit Aussparung des mittleren Rückens. Bei Triggerung durch *Malassezia spp.* sind häufig Kopfhaut, Gesicht und Schultern bevorzugt betroffen.

8.3.2 Differentialdiagnosen

Siehe Kap. 8.2.2.

8.3.3 Therapie

8.3.3.1 Besonderheiten der Basistherapie bei Schulkindern/Jugendlichen

Schulkinder müssen die regelmäßige Basistherapie mit der Zeit ohne elterliche Überwachung selbständig durchführen. Die Externa sollten daher von der galenischen Grundlage her als angenehm empfunden und im Alltag praktikabel eingesetzt werden können. Nur so kann Akzeptanz für einige konsequente Anwendung erreicht werden. Insbesondere bei großflächigem Bedarf sollte deshalb auf lipophile Lotionen zurückgegriffen werden, die rasch einziehen und dennoch angemessen rückfetten. Im NRF stehen keine lipophilen Lotionen zur Verfügung, allerdings gibt es eine große Auswahl an Fertigpräparaten in Drogerie und Apotheke. Es sollte darauf geachtet werden, dass kontaktallergenarme und insbesondere duftstofffreie Externa zur Anwendung kommen. Auch hat sich die Verwendung von Urea in einer Konzentration bis zu 5 % als sinnvoll erwiesen. Auf exkoriierter Haut wird Urea nicht toleriert und auch auf intakter Haut löst Urea teilweise ein brennendes Gefühl aus („stinging-Effekt"). Es wird daher vor der Verordnung ein Auftrageversuch in der Sprechstunde empfohlen.

8.3.3.2 Besonderheiten der Wirkstofftherapie bei Schulkindern/Jugendlichen

Da die Ekzemmorphe an verschiedenen Körperregionen unterschiedlich ausgeprägt sein kann und das AE zu Exazerbationen neigt, ist die Therapie entsprechend des Stufenplans zu führen (Abb. 8.5). Prinzipiell ist auf die Anwendungsempfehlungen für TCS und die Auswahl moderner Wirkstoffe mit hohem TIX zu achten (Tab. 8.3). Aufgrund des häufig langjährigen Verlaufs und der klaren Markierung von rezidivfreudigen Arealen ist oft die Indikation für eine proaktive Therapie gegeben. Es sollte aber gerade bei Jugendlichen darauf geachtet werden, dass TCS nach ärztlicher Empfehlung angewendet werden. Bei unkritischer Applikation starker TCS über lange Zeit kann es sonst zu den TCS-Nebenwirkungen periorale Dermatitis und Hautatrophie/Striae kommen, für die postpubertär eine höhere Sensibilität besteht. Bei der Anwendung von TCI im Gesicht sollte Pimecrolimus favorisiert werden, da dies aufgrund des Creme-Vehikels weniger komedogen ist als Tacrolimus in der Vaseline-Grundlage.

Tab. 8.3: Therapie mit topischen Corticosteroiden (TCS) im Kindes- und Jugendalter.

Geeignete TCS mit gutem Sicherheitsprofil (Auswahl)		
Klasse II (mittelstark wirksam)	Prednicarbat 0,25 %	Fertigpräparate als Creme, Salbe, Fettcreme, Lösung
	Prednicarbat 0,08 % oder 0,15 %,	als Magistralrezeptur auch zu 30 % und 60 % verdünnt anwendbar z. B. für Säuglinge oder im Gesicht: *Hydrophile Prednicarbat-Creme 0,08 % oder 0,15 %, NRF 11.144.*
	Methylprednisolon-aceponat 0,1 %:	Fertigpräparate als Lotion, Creme, Salbe, Fettcreme, Lösung
	Hydrocortisonbutyrat 0,1 %	Fertigpräparate als Creme, Salbe, Cremesalbe, Cremelotion, Lösung
Klasse III (stark wirksam)	Mometasonfuroat 0,1 %	Fertigpräparate als Creme, Fettcreme, Salbe, Lösung
Anwendungshinweise		
Instruktion	Mündlich *und* mittels schriftlichem Therapieplan (konkrete Angaben: Tageszeit, Lokalisation, Dauer)	
Dosierung	Kann nach *Fingertip Unit* erfolgen bzw. bis Externum „eingezogen" ist. TCS sollen in betroffene Areale einmassiert und keinesfalls „sparsam" aufgetragen werden.	
Frequenz	In der Regel einmal täglich ausreichend, die Applikation zwei Mal am Tag verbessert die antientzündliche Wirkung kaum; Tageszeit eher unbedeutend; Kombination mit Basisexterna mit einigen Minuten Abstand möglich.	
Akuität, Morphe		
Galenische Prinzipien sind bei der Verordnung von Wirkstoffexterna genauso zu beachten wie bei der Auswahl von Basisexterna:		
Morphe	exsudative Ekzeme/großflächige Erosionen	feuchte Umschläge, Bäder
	akute, frisch entzündliche Ekzeme	Cremes/Lotionen
	chronische, infiltrierte, licheninfizierte Ekzeme	Fettcremes oder Salben
Lokalisation und Alter		
Säuglinge	Verhältnis Körperoberfläche/Körpergewicht beachten: höheres Risiko der systemischen Resorption bei großflächiger Anwendung; TCS der Klasse II bzw. Prednicarbat 0,08 % oder 0,15 % sind i. d. R. rasch wirksam und können auch proaktiv eingesetzt werden.	

Tab. 8.3: (fortgesetzt)

Gesicht	Keine höherpotenten TCS; i. d. R. Klasse II anwenden bzw. Prednicarbat 0,08 % oder 0,15 %; kurzzeitige Anwendung für mehrere Tage unproblematisch; bei Bedarf längerer täglicher Anwendung: auf TCI umstellen.
Genitale/Windelbereich	Strenge Indikationsstellung; keine höherpotenten und älteren TCS; Prednicarbat 0,08 % oder 0,15 % für wenige Tage am Stück möglich; kurzfristige ärztliche Kontrolle zur Begrenzung der Anwendungsdauer; bei Bedarf längerer täglicher Anwendung: auf TCI umstellen.
Lokalisierte, tief infiltrierte Ekzeme an Stamm und Extremitäten	Klasse III notwendig; schwächere TCS oft wirkungslos
Hautfalten	Möglichen Okklusionseffekt beachten: nur kurzzeitige TCS-Anwendung; hydrophile Grundlagen.

Therapieschemata/Strategien der Therapiebeendigung

Zur Vermeidung eines Rebound-Effektes sollten TCS nicht abrupt abgesetzt, sondern die Dosis schrittweise reduziert werden. Im Therapieplan ist eine Strategie zur Beendigung der TCS-Therapie mit konkreten Angaben zu vermerken.

Stufentherapie:	Beginn mit TCS-Klasse III, nach vier bis sieben Tagen Wechsel auf TCS-Klasse II bis zur Abheilung (Nachteil: zwei verschiedene Präparate notwendig)
Intervalltherapie:	Nach sieben bis zehn Tagen täglicher Anwendung Reduktion der Frequenz auf Applikation an jedem zweiten Tag für ein bis zwei Wochen, danach Applikation an jedem dritten Tag für ein bis zwei Wochen oder Übergang auf proaktives Therapieregime. Ekzemschübe bei älteren Kindern und lokalisierte Ekzemeruptionen können auch wesentlich kürzer behandelt werden, wenn die Exazerbation schnell erkannt und TCS frühzeitig eingesetzt werden. Aus psychologischen Gründen sollte die Intervalltherapie nicht als „Ausschleichen", sondern als Strategie der Dosisreduktion bezeichnet werden.
Proaktive Therapie	Bei rasch rezidivierenden Ekzemen selber Lokalisation oder neuen Exazerbationen in der Phase der Dosisreduktion einer Schubtherapie empfiehlt sich der Wechsel auf eine proaktive antientzündliche Behandlung. Hierbei werden TCS (oder TCI) an zwei Tagen der Woche angewandt, je nach Praktikabilität an aufeinanderfolgenden Tagen oder im Abstand von drei bis vier Tagen. Behandelt werden die individuellen Prädilektionsstellen, von denen Exazerbationen im vorangegangenen Verlauf ausgingen, auch wenn sie momentan erscheinungsfrei oder -arm sind. Ziel ist die Kontrolle von Entzündungsaktivität und Pruritus und Verhütung einer Chronifizierung. Eine klinische Überwachung sollte alle acht bis zwölf Wochen erfolgen. Häufig ist eine Beendigung der proaktiven Behandlung nach drei bis sechs Monaten möglich. Bei schwergradigen Ekzemen muss die Behandlung manchmal mehrere Jahre lang proaktiv geführt werden.

Eine durch *Malassezia*-Spezies getriggerte *Head-neck-shoulder-Dermatitis* ist nicht ansteckend, neigt aber zu Rezidiven. Bei Befall des Nackens hat sich die Anwendung einer Econazol-haltigen Lotion bewährt, die an drei aufeinanderfolgenden Abenden aufgetragen wird. Zeitlich sollte ein Ketoconazol-haltiges Shampoo zum Einsatz kommen, welches auch nach der Akutphase vorbeugend genutzt wird.

8.3.3.3 Allergiemanagement bei AE

Maßnahmen zur Hausstaubmilbenreduktion inklusive der milbendichten Bezüge (*Encasing*) von Matratze und Oberbetten können bei einer nachgewiesenen Sensibilisierung zu einer Besserung des Ekzems führen. Bei gleichzeitigem Vorliegen einer allergischen Rhinokonjunktivitis auf Hausstaubmilben besteht die Therapieoption einer *Allergen-spezifischen Immuntherapie* (AIT) mit Milbenextrakt, unter welcher mittelfristig auch eine Stabilisierung des AE erreicht werden kann. Während der saisonalen Pollenexposition kann bei bestehender Typ-I-Allergie (allergische Rhinokonjunktivitis oder Asthma) auch eine Exazerbation des AE beobachtet werden. In diesem Fall ist eine adjuvante Behandlung mit oralen Antihistaminika aufgrund der Arzneimittelwirkung sinnvoll, sodass auch der subjektive Pruritus verbessert werden kann – anders als beim unkritischen Einsatz oraler Antihistaminika bei entzündlichen Ekzemschüben anderer Genese. Die Indikation zur AIT ergibt sich auch bei saisonalen Allergien hauptsächlich durch die Atemwegssymptomatik.

8.3.3.4 Systemische immunmodulierende Therapie

Meist ist die Einleitung einer Systemtherapie durch eine optimierte Lokaltherapie vermeidbar. Bei Patienten mit schwergradigem Ekzem oder moderaten, im längerfristigen Verlauf aber therapierefraktären Ekzemen muss jedoch die Indikation zur systemischen Immunmodulation geprüft werden. Obwohl im Praxisalltag *systemische Kortikosteroide* die sowohl durch Dermatologen als auch Allgemeinärzte mit Abstand am häufigsten rezeptierte Systemtherapie des schweren AE darstellen, ist hiervon abzuraten. Mit systemischen Kortikosteroiden kann in der Regel keine stabile Remission eingeleitet werden. Im Vergleich zu oralem Ciclosporin A sind orale Kortikosteroide signifikant weniger gut wirksam sind und verursachen häufig einen ausgeprägten Rebound. Aufgrund des schlechten Nebenwirkungsprofils stellen sie außerdem keine längerfristige Therapieoption dar.

Zugelassene Therapieoptionen für Jugendliche ab 16 Jahren mit schwerem, therapieresistentem AE sind *UV-Therapien* oder eine antientzündliche Systemtherapie mit *Ciclosporin A* in einer Dosierung von 2,5–3,5(–5) mg/kg Tagesdosis, aufgeteilt in zwei Einzeldosen. Im September 2017 wurde mit *Dupilumab* das erste Biologikum für das mittelschwere bis schwere Ekzem bei Erwachsenen zugelassen. Seit August 2019 ist der Einsatz auch bei mittelschwer bis schwer betroffenen Jugendlichen ab dem Alter von 12 Jahren in-label möglich, seit Dezember 2020 bei Kindern im Alter von 6–11 Jahren bei schwerer atopischer Dermatitis. Dupilumab ist ein monoklonaler IgG$_4$-

Antikörper gegen die α-Untereinheit des Interleukin-4-Rezeptors. Auf diesem Weg wird eine Hemmung der IL-4- und IL-13-Signalwege erreicht. Die Therapieempfehlung für Jugendliche ≥ 60 kg Körpergewicht und Erwachsene besteht initial in der Gabe von 2 × 300 mg s. c., gefolgt von 300 mg s. c. alle 2 Wochen. Jugendliche unter 60 kg Körpergewicht erhalten initial 2 × 200 mg s. c. und anschließend 200 mg s. c. alle 2 Wochen. Bei Kindern mit einem Körpergewicht von 15– < 60 kg besteht die Anfangsdosis aus 300 mg an Tag 1 und Tag 15, dann 300 mg alle 4 Wochen. Ab einem Körpergewicht von 60 kg wird analog zu den Jugendlichen dosiert. Eine spezielle Diagnostik vor Therapiebeginn oder Laborkontrollen sind nicht erforderlich. Eine mögliche Nebenwirkung der Behandlung mit Dupilumab bei AE ist eine aseptische beidseitige Konjunktivitis. Sollte diese auftreten, ist eine Lokaltherapie der Augenregion einzuleiten, für welche Handlungsempfehlungen erarbeitet wurden. Einige weitere Wirkstoffe zur Systemtherapie des AE befinden sich in Phase 2- und Phase 3-Studien in Erprobung.

Nach dem frustranen Versuch einer Therapieoptimierung im Rahmen eines stationären Aufenthaltes wurden bei Sabrina systemische Therapie-Optionen geprüft. Aufgrund der Dringlichkeit einer raschen Verbesserung bei zunehmender Selbstaufgabe der Patientin wurde zügig die Behandlung mit Dupilumab eingeleitet. Zu Beginn erfolgte aufgrund des Körpergewichts < 60 kg die Injektion von 2 × 200 mg subkutan. Innerhalb von zwei Wochen verminderte sich der Juckreiz und Sabrina konnte wieder schlafen. Bei der Kontrolle vier Wochen nach Beginn der Biologika-Behandlung imponierte eine deutliche Verbesserung des Hautbefundes (SCORAD-Reduktion > 50 %).
Die topische Therapie mit Kühlcreme DAB und Mometasonfuroat 0,1 % an zwei Tagen der Woche wurde zunächst fortgeführt und im Verlauf reduziert. Als Nebenwirkungen traten unter der subkutanen Therapie mit Dupilumab 200 mg alle 2 Wochen lediglich Irritationen an der Injektionsstelle auf. Im Verlauf erlernte Sabrinas Mutter die Technik der subkutanen Injektion, und die Therapie wurde zuhause weitergeführt. Bei der Kontrolle nach vier Monaten zeigte sich ein zufriedenstellender Hautbefund. Sabrina berichtete, gut schlafen zu können, nur bei starker Anspannung Juckreiz zu empfinden, welchen sie gut kontrollieren können. Sie gehe wieder gern zur Schule und habe ihre Freizeitaktivitäten wieder aufgenommen.

8.3.3.5 Rehabilitation und Patientenschulung

Auch Schulkinder und Jugendliche profitieren von einer *Neurodermitisschulung nach AGNES-Curriculum*. Da ab dem Schulalter häufig eine „Crememüdigkeit" bemerkt wird, kann in einer altersgerechten Gruppenschulung mit Gleichaltrigen oft eine höhere Akzeptanz erreicht werden. Es stehen Schulungsprogramme nach AGNES für Kinder (8–12 Jahre parallel zu ihren Eltern) und für Jugendliche (13–17 Jahre) zur Verfügung. Kratzalternativen, aber auch komplexere Entspannungsverfahren können von den Patienten gezielt zur Kratzprävention eingesetzt werden. Ein Erwachsenen-Schulungs-Programm wurde ebenfalls entwickelt und positiv evaluiert. Die Schulung ermöglicht insbesondere eine Verbesserung für die Patienten in ihrem Lebensalltag mit der Erkrankung.

Maßnahmen der *stationären Rehabilitation* kommen zum Tragen, wenn bei Patienten mit AE durch einen mehrwöchigen Aufenthalt eine längerfristige Stabilisierung erreicht werden soll. Im Vorfeld sollte eine klare Zielsetzung erfolgt sein, z. B. ein längerer Aufenthalt in allergenarmem Milieu oder die Herausnahme aus dem Alltag zur Stressreduktion.

8.3.4 Verlauf

Kam es bis zum Schulalter nicht zu einer Remission des AE, folgt meist ein chronisch-rezidivierender Verlauf – mit allerdings sehr unterschiedlichem Ausprägungsgrad. Bei mildem Verlauf finden sich im Jugendalter häufiger rezidivierende Beugenekzeme, die durch Schwitzen oder Stress provoziert werden. Vielfach tritt – bei adoleszenten oder erwachsenen Patienten oft im Rahmen irritativer Tätigkeiten – ein *atopisches bzw. kumulativ-subtoxisches Handekzem* auf. Es können sich auch *dyshidrosiforme Hand- und Fußekzeme* mit papulovesikulären Veränderungen im Bereich der Finger- und Zehen-Zwischenräume entwickeln, die teilweise auf Hand- oder Fußrücken übergreifen und in der Regel stark jucken. Sollte das Ekzem durch eine *palmoplantare Hyperhidrose* getriggert sein, hat sich der Einsatz der nebenwirkungsarmen Leitungswasseriontophorese als sehr effektiv bewiesen. Die Sonderform der *Head-neck-shoulder-Dermatitis* bei jungen Erwachsenen wird durch verschiedene *Malassezia*-Spezies unterhalten (Abb. 8.11). Ungefähr 10 % der Jugendlichen mit AE zeigen eine schwere oder mittelschwere Verlaufsform und bedürfen oft einer differenzierten, oft multidisziplinären fachärztlichen Betreuung. Auf diese Patienten ist bezüglich der Transition in die fachärztliche Betreuung im Erwachsenenalter besonderes Augenmerk zu legen.

Unabhängig vom Schweregrad des AE sollte nicht verpasst werden, Jugendliche rechtzeitig bezüglich ihres *Berufswunsches* zu befragen, um bei Wahl eines hautgefährdenden Berufes beraten zu können. Hierbei sollte kein generelles Verbot *hautgefährdender Berufe* ausgesprochen werden, sondern nach ausführlicher Beratung durch Arzt und ggf. Berufsberater alternative Berufsoptionen aufgezeigt und eine individuelle Lösung entsprechend der Wünsche des Jugendlichen gefunden werden. Sofern ein hautgefährdender Beruf ergriffen wurde, muss von Beginn an die *persönliche Schutzausrüstung* im Sinne von Hautschutz und der Hautpflege optimal angepasst sein, um ein Handekzem und das Auftreten einer Sensibilisierung auf Kontaktallergene zu meiden.

! **Take Home Message**
- Eine konsequente, an den Hautbefund angepasste Basistherapie soll entsprechend des Hautbefundes mindestens einmal täglich durchgeführt werden. Der Einsatz von harnstoffhaltigen Externa am Stamm und an den Extremitäten ist ab dem Schulalter sinnvoll.
- Individuell relevante Triggerfaktoren sollen eruiert und vermieden werden. Bei Nachweis einer Hausstaubmilbensensibilisierung ist ein *Encasing* sinnvoll.
- Antientzündliche Externa sind frühzeitig anzuwenden. TCS müssen im Schub einmal täglich aufgetragen werden (TCI zwei Mal täglich), mit anschließender Reduktion der Applikationsfrequenz.
- Zur Langzeitkontrolle hat sich die proaktive Anwendung von TCS oder TCI an 1–2 Tagen pro Woche an Prädilektionsstellen bewährt.
- Zusätzlich zur mündlichen Instruktion soll ein schriftlicher Therapieplan mit den Patienten vereinbart und bei jeder Sprechstunden-Visite angepasst werden.
- Bei nicht kontrollierbarem Ekzem unter der adäquaten Applikation von TCS und TCI ist ab dem 7. Lebensjahr der Einsatz von Dupilumab subkutan und ab dem 17. Lebensjahr der Einsatz von Ciclosporin A per os zugelassen.
- Jugendliche mit mittelschwerem oder schwerem Ekzem sollen nach AGNES-Curriculum an einem Neurodermitis-Schulungszentrum (www.neurodermitsschulung.de) geschult werden zur Verbesserung der selbständigen Therapiedurchführung und des Copings.
- Zur Juckreizkontrolle kann eine psychosomatische Mitbetreuung und die Erlernung von Entspannungsverfahrens sinnvoll sein.
- Jugendliche sollten in Ihrer Berufswahl beraten werden, um hautgefährdende Berufe zu meiden bzw. um frühzeitig entsprechende Schutzmaßnahmen im Beruf (Handschuhe, Schutz- und Pflegecremes) einsetzen zu können.
- Auch im Jugendalter muss bei Verdacht auf ein *Eczema herpeticatum* unverzüglich mit einer systemischen virostatischen Therapie begonnen werden.

Weiterführende Literatur

DAC/NRF PLH. Standardisierte Rezepturen: Formelsammlung für Ärzte. 10., überarbeitete Auflage ed. Eschborn: Govi; 2019.

Erica A, Fortson SRF, Lindsay C. Strowd. Management of Atopic Dermatitis. In: Crusio WE, Lambris JD, Radeke HH, Rezaei N (Eds.). Advances in Experimental Medicine and Biology: Springer, Cham; 2017.

Grobe W, Bieber T, Novak N. Pathophysiology of atopic dermatitis. J Dtsch Dermatol Ges. 2019;17 (4):433–40.

Nemat K, Bauer A, Abraham S. Neurodermitis im Kindesalter – praktische Aspekte. Einsatz eines strukturierten Anamnesebogens in der pädiatrisch-dermatologischen Sprechstunde. pädiatrische praxis. 2019;2019(91):668–82.

Remitz A, De Pita O, Mota A, et al. Position statement: topical calcineurin inhibitors in atopic dermatitis. J Eur Acad Dermatol Venereol. 2018;32(12):2074–82.

Ring J. Atopic Dermatitis. Eczema: Springer International Publishing; 2016.

Schmitt J, von Kobyletzki L, Svensson A, Apfelbacher C. Efficacy and tolerability of proactive treatment with topical corticosteroids and calcineurin inhibitors for atopic eczema: systematic review and meta-analysis of randomized controlled trials. Br J Dermatol. 2011;164(2):415–28.

Wang FP, Tang XJ, Wei CQ, et al. Dupilumab treatment in moderate-to-severe atopic dermatitis: A systematic review and meta-analysis. J Dermatol Sci. 2018;90(2):190–198.

Weidinger S, Novak N. Atopic dermatitis. Lancet. 2016;387(10023):1109–22.

Werfel T, Heratizadeh A, Aberer W, et al. S2k guideline on diagnosis and treatment of atopic dermatitis–short version. J Dtsch Dermatol Ges. 2016;14(1):92–106.

Werfel TCC, Kulp W, Greiner W, Von der Schulenburg J-M. Therapie der Neurodermitis. Köln: Deutsche Agentur für Health Technology Assessment des Deutschen Instituts für Medizinische Dokumentation und Information. DAHTA@DIMDI; 2006.

Wohlrab J, Wollenberg A, Reimann H, Pleyer U, Werfel T. Interdisciplinary recommendations for action in dupilumab-related inflammatory eye diseases. Hautarzt. 2019;70(1):64–7.

9 Nahrungsmittelallergie und Nahrungsmittelunverträglichkeit

Susanne Büsing

9.1 Nahrungsmittelallergie

Kasuistik

Der 3 jährige Anton wird von seinen Eltern vorgestellt, da er bereits zweimal Episoden mit Luftnot mit Husten und Giemen und einem urtikariellen Hautausschlag erlitten hat. Nach den Episoden war jeweils eine Vorstellung beim Kinderarzt erfolgt. Es kam zu einer raschen Besserung der Symptome nach Inhalation mit β-2 Agonisten (Salbutamol) und rektaler Gabe von Cortison. Ein Aspirationsereignis ist nicht erinnerlich.

Die weitere Anamnese erfolgt anhand eines Allergiefragebogens. Anton hat eine jetzt milde Neurodermitis, ausgeprägt bis zum 2. Lebensjahr. Die augenblickliche Hauptpflege wird mit einer phneutralen Lotion durchgeführt, damit ist die Haut seit langem stabil. Die Hautpflege ist nicht geändert worden.

Bei einer Episode hatte Anton zusätzlich unter einem leichten Luftwegsinfekt über 4 Tage gelitten, kein Fieber, Rhinitis und Husten ohne Obstruktionen. Bislang hat Anton nie eine obstruktive Bronchitis durchgemacht, Infekte mit normaler Frequenz von 3–4 Infekten in den Herbst/Wintermonaten.

Anton hat keine pollinotischen Beschwerden. Es besteht keine regelmäßige Medikamenteneinnahme.

Familienanamnestisch hat der Vater eine Neurodermitis und ein Asthma bronchiale, die Mutter eine Pollinosis mit einer Kreuzallergie auf Kern- und Steinobst.

In der Familie raucht niemand. Die Familie wohnt in einem 1980 erbauten Haus, Gaszentralheizung. Anton schläft allein in seinem Kinderzimmer, welches mit Laminat ausgelegt ist. Er schläft auf eine Kaltschaummatratze, hat 3 waschbare Kuscheltiere im Bett, Kopfkissen und Oberbett bei 60° waschbar. Die Familie hat keine Tiere.

Im Alter von 9 Monaten ist ein Pricktest negativ ausgefallen für Hausstaubmilben, Milch, Ei, Soja, Weizen. Der Kostaufbau ist altersgemäß erfolgt, bislang werden keine Nahrungsmittel gemieden, altersgemäß ist bislang auf Nüsse und Erdnuss verzichtet worden, wobei auf Spurenkennzeichnung nicht geachtet wurde. Bei genauerer Anamnese geben die Eltern an, dass die Symptome einmal direkt nach dem Mittagessen und einmal nach dem Frühstück aufgetreten sind. Die Eltern werden gebeten, möglichst genau die Mahlzeiten anhand eines Tagebuches zu dokumentieren. Mittagessen: Nudeln mit einem Spinat-Pesto, als Nachtisch Vanillepudding. Sowohl die Nudeln als auch der Vanillepudding sind schon häufig gegessen worden. Das gekaufte Spinat-Pesto ist erstmals gegessen worden, Spinat hat Anton immer gegessen und vertragen.

Frühstück: ein weichgekochtes Ei, Müsli mit Vanillejoghurt, Orangensaft. Ei, Vanillejoghurt und Orangensaft werden regelmäßig konsumiert, das Müsli ist neu, wobei Anton regelmäßig Müsli frühstückt.

Bei der zweiten Vorstellung haben die Eltern die genaue Inhaltsangabe des Pestos und des Müslis mitgebracht. In dem Pesto sind Spinat, Parmesankäse und Cashewkerne enthalten, außerdem Olivenöl und Knoblauch. In dem Müsli sind Haferflocken, Honig, Sonnenblumenöl, geröstete Cashewkerne und Apfel enthalten.

Ein Pricktest ergibt eine Sensibilisierung auf Cashewnuss, Haselnuss, Mandel, Pistazie, negativ für Erdnuss, Walnuss, Paranuss, Macadamianuss. Daraufhin Blutentnahme zur Bestimmung der spezifischen IgE-AK inclusive Komponentendiagnostik mit Bestätigung der Sensibilisierungen.

https://doi.org/10.1515/9783110644029-009

Mit der Familie wird das strikte Meiden von Cashewnüssen, Haselnüssen und Mandeln besprochen, eine Ernährungsberatung empfohlen. Als Notfallset werden ein Adrenalin-Autoinjektor, ein Antihistaminikum der zweiten Generation und ein orales Cortisonpräparat verordnet. Die Handhabung des Autoinjektors wird mittels einer Instruktion eingeübt, der mitgegebene Notfallplan besprochen. Außerdem wird mit der Familie die Durchführung einer oralen Provokation auf Haselnuss und Mandel thematisiert und eine Anaphylaxieschulung empfohlen.

9.1.1 Diagnostik

9.1.1.1 Anamneseerhebung

Die Vorstellung von Anton erfolgte mit den Symptomen Luftnot und Urtikaria, der Wunsch der Familie ist zum einen die mögliche Klärung der Ursachen, zum anderen die Frage nach einer Therapie.

Die Anamnese ist am besten durch einen strukturierten Allergiefragebogen zu klären. Bei dem Symptom der bronchialen Obstruktion kann als Ursache eine bronchiale Hyperreagibilität vorliegen, zumal Anton bei einem der stattgefunden Ereignisse einen milden Luftwegsinfekt durchgemacht hatte. Anamnestisch hat er aber bei Infekten, die mit normaler Frequenz durchgemacht werden, bislang nie eine obstruktive Bronchitis durchgemacht. Dagegen spricht auch die rasche Besserung der Symptome. Eine Lungenfunktion mit einer Spirometrie ist bei einem 3-jährigen Kleinkind in der Regel mitarbeitsbedingt wenig aussagekräftig. Auch bei einer akuten spontanen Urtikaria stellt der Infekt die häufigste Ursache dar, auch hier dauert die Symptomatik in der Regel länger an.

Eigenanamnestisch ergibt sich bei Anton der Hinweis einer Atopie, da er eine atopische Dermatitis hat. Im Alter von 9 Monaten ist ein Pricktest zunächst negativ ausgefallen für Hausstaubmilben, Milch, Ei, Soja, Weizen. Auch die Familienanamnese ergibt Hinweise einer Atopie, der Vater hat ebenfalls eine Neurodermitis und ein Asthma bronchiale, die Mutter eine Pollinosis mit einer Kreuzallergie auf Kern- und Steinobst, wobei Anton bislang weder Hinweise für ein Asthma bronchiale noch eine Pollinosis aufweist.
In der Umgebungsanamnese wird das häusliche Umfeld abgefragt, ist die Symptomatik mit einer Belastung durch HSM, Pollen oder Tiere erklärbar.
Bei Anton hat die Symptomatik ausschließlich tagsüber stattgefunden, eine HSM-Allergie ist also unwahrscheinlich. Beide Ereignisse haben im November stattgefunden, so dass Pollen auch keine Rolle spielen, Tierkontakt hat es nicht gegeben.
Die weitere Anamnese ergibt den Hinweis, dass die Symptome jeweils etwa 10–15 Minuten nach einer Mahlzeit aufgetreten sind, so dass sich der Verdacht einer Nahrungsmittelallergie ergibt.

Bei den Nahrungsmittelallergien handelt es sich um eine immunologisch vermittelte Überempfindlichkeitsreaktion, die eine gestörte Toleranzentwicklung gegenüber Fremdproteinen verursacht.

Allergie (immunologisch vermittelt)		Intoleranz (nicht immunologisch vermittelt)			
Frühreaktion	Spätreaktion	pseudo-allergisch	Enzymdefekt	pharmako-logisch	Abneigung
z. B. Quincke-ödem, Urticaria	z. B. Ekzemschub bei atop. Dermatitis	z. B. Konser-vierungsmittel	z. B. Laktose	z. B. Histamin, Tyramin	z. B. Fett

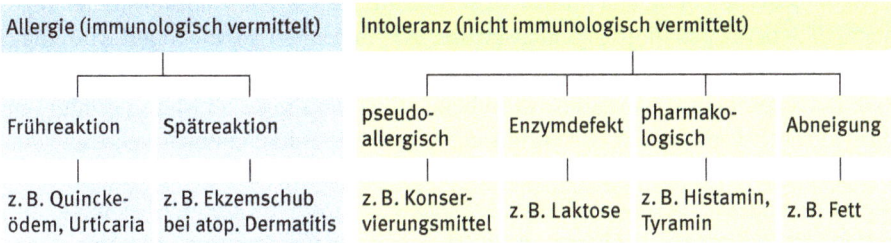

Abb. 9.1: Einteilung der allergisch/immunologisch und der nicht immunologisch (Intoleranz) bedingten Nahrungsmittelreaktionen.

Man unterscheidet IgE-vermittelte von Nicht-IgE-vermittelten Allergien (Abb. 9.1). Bei den *IgE-vermittelten Nahrungsmittelallergien* unterscheidet man eine primäre von einer sekundären Form. Bei der *primären Form* erfolgt eine kutane oder gastrointestinale Sensibilisierung gegen vorwiegend stabile Klasse I Nahrungsmittel-allergene. Die *sekundäre Form* beruht auf einer Sensibilisierung gegen Aeroallerge-nen mit einer Kreuzallergie auf strukturverwandte instabile Klasse II Nahrungsmittel-allergene, dem sogenannten oralen Allergiesyndrom. Die Nicht-IgE-vermittelten Nah-rungsmittelallergien sind immunologisch vermittelt und betreffen hauptsächlich den Gastrointestinaltrakt (siehe Fall 2) [2]. Die Symptome sind im Schweregrad variabel und reichen von lokalen Symptomen bis zur schweren Anaphylaxie und umfassen die Haut in über 90 %, die Atemwege, den Gastrointestinaltrakt und das Herz-Kreis-laufsystem.

Primäre Nahrungsmittelallergien gehen in der Regel mit einer Sofortreaktion ei-ner Anaphylaxie einher. Die häufigsten Auslöser siehe Abb. 9.2.

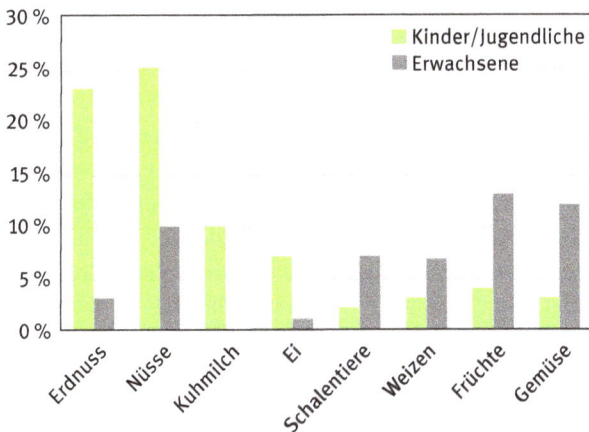

Abb. 9.2: Die häufigsten Aus-löser der Nahrungsmittelaller-gien im Kindesalter [1] (modifiziert nach: Hompes S, et al. Allergo Journal 2010).

Bei dem Verdacht einer Nahrungsmittelallergie ist ein Nahrungsmittel-Tagebuch, in dem die genaue Zusammensetzung der Mahlzeiten dokumentiert wird, diagnostisch der Goldstandard. Nur so ist gewährleistet, dass auch seltene Ursachen, wie z. B. Gewürze, gefunden werden. Entscheidend ist die Frage, ob Nahrungsmittel im Vorfeld schon vertragen wurden und welche Nahrungsmittel erstmals gegessen wurden. In Antons Fall haben die Inhaltsstoffe des Pestos und des Müslis den Verdacht einer Schalenfrucht-Allergie erhärtet, in beiden Mahlzeiten waren Cashewnüsse enthalten, die vorher noch nicht wissentlich gegessen worden sind. Die heterogene Gruppe der Schalenfrüchte besteht aus den echten Nüssen (Haselnuss, Walnuss, Pekannuss, Macadamianuss), den Steinfrüchten (Mandel, Cashew, Pistazie) und der Kapselfrucht Paranuss.

9.1.1.2 Besonderheiten der klinischen Untersuchung

Die Symptomatik der Nahrungsmittelallergie kann sehr unterschiedlich sein. Wenn eine allergisch bedingte Nahrungsmittelallergie vorliegt, sind vor allem Symptome der Haut, der Atemwege und des Magendarmtraktes zu erwarten.

9.1.1.3 Sensibilisierungsdiagnostik

In der daraufhin durchgeführten In-vivo-Diagnostik mittels einer Hautpricktestung konnte eine Sensibilisierung auf Cashewnuss, Haselnuss und Mandel diagnostiziert werden. Die Pricktestung ist mit nativen Nahrungsmitteln durchgeführt worden, da kommerzielle Extrakte nicht standardisiert sind und deren Allergengehalt niedriger ist, in diesem Fall bei festen Nahrungsmitteln als Prick-to-Prick-Test. Eine Sensibilisierung beweist ohne das Vorliegen einer eindeutigen klinischen Reaktion aber keine Allergie. Nur bei eindeutiger Übereinstimmung zwischen den klinischen Angaben und den Testergebnissen kann eine Nahrungsmittelallergie diagnostiziert werden.

Altersgemäß hat Anton bislang keine Schalenfrüchte oder Erdnüsse gegessen, wobei auf Spurenkennzeichnung nicht geachtet wurde.

Daraufhin erfolgte zur weiteren Diagnostik die Bestimmung der entsprechenden spezifischen IgE-AK sowie zusätzliche Komponentendiagnostik. Durch diese wird in einzelnen Fällen die analytische Spezifität verbessert. Einzelne Allergene erhöhen die Aussagekraft bezüglich der klinischen Relevanz bzw. des Risikos einer systemischen anaphylaktischen Reaktion. Das ist am besten untersucht bei der Bestimmung des spez. IgE gegen das Speicherprotein rAra h 2 bei Erdnussallergie, rCor a 14 bei Haselnussallergie und rAna o 3 bei Cashewnussallergie. Die positive Vorhersagewert von rAna o 3 bei einem Wert über 1,67 U/l liegt mit 95%iger Wahrscheinlichkeit eine Anaphylaxie mit systemischer Reaktion vor [3].

Bei Anton liegt dieser Wert über 2 U/l, zusammen mit der Klinik kann hier die *Diagnose einer Cashewnuss-Anaphylaxie* gestellt werden, auf eine Provokation kann verzichtet werden, das Nahrungsmittel muss gemieden werden (Abb. 9.3). Auf Grund der Kreuzreaktivität zwischen den Schalenfrüchten ist bei Anton die Allergietestung

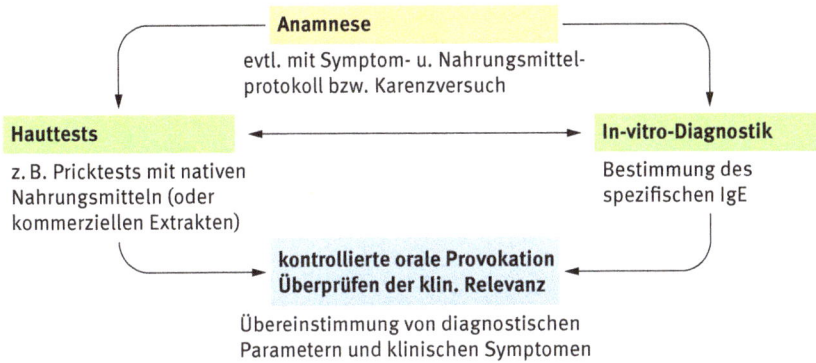

Abb. 9.3: Vorgehen bei der Diagnostik einer Nahrungsmittelallergie (mit freundlicher Genehmigung von Worm et al.).

gegen alle Schalenfrüchte durchgeführt worden. Es besteht keine Sensibilisierung gegen Walnuss, Paranuss und Macadamianuss, so dass diese Nahrungsmittel gegessen werden können. Bezüglich Haselnuss und Mandeln besteht eine Sensibilisierung, so dass eine Allergie nicht ausgeschlossen werden kann, da Anton beides bislang noch nicht wissentlich gegessen hat.

Auch bei der Frage nach eine Haselnussallergie hat sich die Komponentendiagnostik als hilfreich erwiesen. So konnte gezeigt werden, dass eine Erhöhung von rCor a 14-spezifischem IgE auf ≥ 47,8 kU/l mit einer 90 %igen Wahrscheinlichkeit einer klinisch relevanten Haselnussallergie mit systemischer Reaktion einhergeht.

Bei Anton liegt der Wert mit 14 kU/l deutlich unter diesem Grenzwert, so dass keine Vorhersage bezüglich einer Haselnussallergie getroffen werden kann, ebenso bezüglich einer Mandelnussallergie [4].

9.1.1.4 Provokationstestungen

Ist diese Übereinstimmung nicht gegeben, ist die doppelblind plazebokontrolliert durchgeführte orale Provokation (DBPCFC) oder die offene Provokation der Goldstandard der Nahrungsmittelallergie-Diagnostik. Durch eine Provokation kann eine Nahrungsmittelallergie bewiesen werden, um das auslösende Allergen zu meiden und klinische Symptome zu vermeiden. Die oralen Provokationen sollten nach standardisierten Protokollen durchgeführt werden. Um die Gefahr schwerer anaphylaktischer Reaktionen zu minimieren, wird mit sehr kleinen Mengen begonnen und in der Regel in 7 Titrationsstufen semilogarithmisch alle 30 Minuten gesteigert. Bei negativer Provokation erfolgt eine repetitive Gabe der kumulativen Menge frühestens am Folgetag, da etwa 10 % der Patienten erst auf die kumulative Gesamtmenge reagieren [5].

Mit Antons Familie wurde die Durchführung einer stationären Provokation Haselnuss und Mandelnuss stationär über 4 Tage besprochen und geplant. Bis zum si-

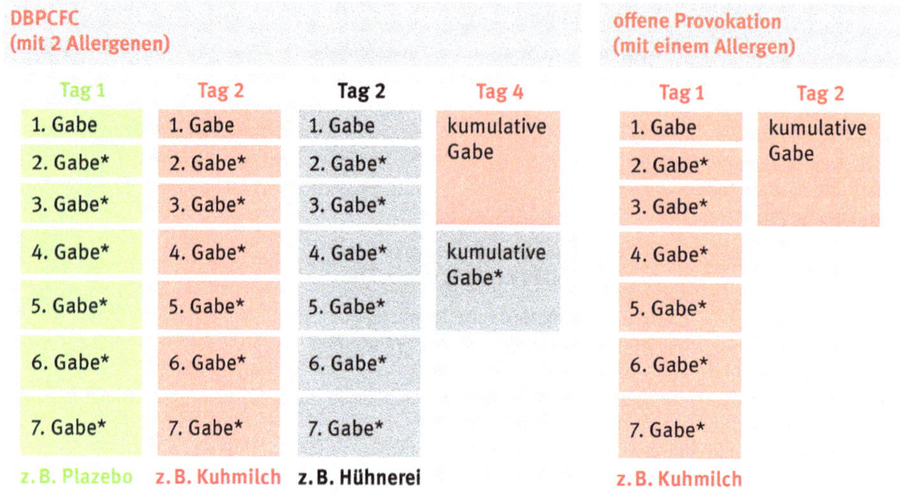

DBPCFC (mit 2 Allergenen)				offene Provokation (mit einem Allergen)	
Tag 1	Tag 2	Tag 2	Tag 4	Tag 1	Tag 2
1. Gabe	1. Gabe	1. Gabe	kumulative Gabe	1. Gabe	kumulative Gabe
2. Gabe*	2. Gabe*	2. Gabe*		2. Gabe*	
3. Gabe*	3. Gabe*	3. Gabe*		3. Gabe*	
4. Gabe*	4. Gabe*	4. Gabe*	kumulative Gabe*	4. Gabe*	
5. Gabe*	5. Gabe*	5. Gabe*		5. Gabe*	
6. Gabe*	6. Gabe*	6. Gabe*		6. Gabe*	
7. Gabe*	7. Gabe*	7. Gabe*		7. Gabe*	
z. B. Plazebo	z. B. Kuhmilch	z. B. Hühnerei		z. B. Kuhmilch	

* Die nächste Gabe erfolgt jeweils, wenn die vorherige Dosis toleriert wurde.

Abb. 9.4: Vorgehen bei der doppelblinden (DBPCFC) und bei der offenen Nahrungsmittelprovokation.

cheren Ausschluss einer Allergie müssen diese Nahrungsmittel ebenfalls gemieden werden. Die allergologische Verwandtschaft zwischen Cashew und Pistazie ist so hoch, dass der jeweilige Gegenspieler bei Nachweis einer Allergie meist ebenfalls streng zu meiden ist. Also sollte Anton Pistazien bei nachgewiesener Sensibilisierung ebenfalls meiden.

9.1.2 Differentialdiagnosen

Differentialdiagnostisch muss zunächst geklärt werden, ob eine *akute infektiologische* Ursache zugrunde gelegen hat. Da beide Episoden sich nach kurzer Zeit gebessert haben, scheiden Ursachen einer *chronischen Urtikaria* wie z. B. einer *physikalischen Urtikaria*, aus. Ebenso ist der Beginn eines *Asthmas bronchiale* unwahrscheinlich. Bei einer Obstruktion in diesem Alter sollte auch immer an eine Aspiration gedacht werden, auch wenn kein Ereignis erinnerlich ist. In diesem Fall passt aber der Hautausschlag nicht zu einer Aspiration, auch die Wiederholung der Symptome sprechen dagegen, so dass auf weitere Diagnostik mit einem Röntgenthorax verzichtet werden kann.

Bei der Klärung der *allergologischen Ursache* gilt es, möglichst genau das auslösende Allergen heraus zu arbeiten. Sollte klinisch und serologisch keine genaue Diagnose einer Nahrungsmittelallergie gestellt werden können, sollten Provokationstestungen geplant werden, um unnötige Diäten zu vermeiden. Der zeitliche Ablauf der Symptomatik muss möglichst detailliert erfragt werden, um abschätzen zu können, ob tatsächlich eine *systemisch-allergische Reaktion*, eine *Intoleranzreaktion* gegen Kohlenhydrate oder ein *orales Allergiesyndrom* bei pollenassoziierter Nahrungsmittelallergie vorliegt.

Eine weitere wichtige, wenn auch seltene Differentialdiagnose ist das *Food protein induced enterocolitis syndrome* (FPIES), welches durch sein klinisches Erscheinungsbild gelegentlich fehlgedeutet werden kann. Es werden eine akute und eine chronische Form unterschieden [5]. Das wichtige Kriterium der akuten FPIES ist das Erbrechen 1–4 h nach Aufnahme des auslösenden Nahrungsmittels bei Fehlen von IgE-vermittelten kutanen oder respiratorischen Symptomen. Zusätzlich in die Beurteilung werden Minorkriterien aufgenommen, die u. a. die massive Beeinträchtigung des Allgemeinzustandes in der akuten Phase reflektieren – eine Ursache, warum das Krankheitsbild nicht selten als Sepsis fehlinterpretiert wird. Die chronische Verlaufsform zeichnet sich durch rezidivierendes und progredientes Erbrechen sowie Durchfall bei regelmäßigem Allergenkontakt mit z. T. Dehydratation und Azidose, in milderer Form ohne Letzteres aus. Eine Karenz des auslösenden Allergens führt zum raschen Sistieren der Symptome, die Re-Exposition wiederum zum erneuten Auftreten.

9.1.3 Stolpersteine

Die Identifizierung des auslösenden Allergens kann schwierig sein, da auch seltene Ursachen zugrunde liegen können. Nicht immer gelingt es beim ersten Kontakt, alle Nahrungsmittel zu erfragen.

Hier ist es hilfreich, bei einer nächsten Episode genau aufzulisten, was vor dem Auftreten der Symptome gegessen wurde. In der Regel sind die letzten 2–3 Stunden vor der Reaktion relevant, Verpackungen können mitgebracht werden, bei selbstgekochten Mahlzeiten gilt es, die Rezepte genau zu erfragen.

9.1.4 Therapie

Bei einer Nahrungsmittelallergie ist bislang keine praxistaugliche kausale Therapie etabliert. Allergen-Immuntherapiekonzepte (oral, epikutan) mit dem Ziel, dass geringe Mengen des Allergens vertragen werden, existieren jedoch und stehen kurz vor der Zulassung in Deutschland.

9.1.4.1 Allergenkarenz

Die strikte Karenz ist noch die einzige zurzeit anerkannte Therapieoption. Die diätetische Beratung sollte durch eine allergologisch erfahrene Ernährungsfachkraft erfolgen, um Mangelerscheinungen zu vermeiden.

Das Langzeitmanagement der Nahrungsmittelallergie umfasst
– die Karenz des auslösenden Nahrungsmittels
– den Ersatz durch geeignete Lebensmittel
– den Umgang mit den therapeutischen Maßnahmen im Alltag, Notfalltherapie und Schulung

Mit der Familie von Anton wird das strikte Meiden von Cashewnüssen, Haselnüssen, Mandeln und Pistazien besprochen, ein Termin mit einer Ernährungsfachkraft wird vereinbart. Hier ist insbesondere Wert auf die Auswertung von Zutatenlisten zu legen, die Allergenkennzeichnung zu besprechen. Ernährungsphysiologisch kann auf Schalenfrüchte problemlos verzichtet werden, so dass ein Ersatz durch geeignetere Lebensmittel nicht notwendig ist.

Notfallset

Anton hat mit Luftnot und generalisierter Urtikaria reagiert, also mit einer Anaphylaxie Grad II. Die Familie benötigt ein Notfallset mit einem Adrenalininjektor, einem Antihistaminikum und einem Cortisonpräparat. Sie sollten im Umgang mit den Notfallmedikamenten geschult sein, insbesondere im Umgang mit dem Adrenalininjektor.

Ein entsprechender Notfallplan und Notfallpass wurden ausgestellt. Während der ersten Vorstellung ist eine kurze Instruktion im Umgang mit dem Adrenalin-Autoinjektor erfolgt, eine Anaphylaxie-Schulung empfohlen. Aus der Arbeitsgemeinschaft Anaphylaxie-Training und Edukation (AGATE) hat sich ein Schulungsprogramm für Patienten und ihre Familien mit Anaphylaxie entwickelt.

Im Verlauf erfolgt stationär eine Provokation mit Haselnuss und Mandeln, je nach Ausgang können diese Schalenfrüchte in die Ernährung wieder mit aufgenommen werden. Bei Allergien gegen Schalenfrüchte ist die Prognose ungünstig, nur etwa 15 % werden im Verlauf von Jahren tolerant. Bei Anton kann in etwa 5 Jahren erneut besprochen werden, ob eine Provokation mit Cashewnüssen und Pistazien mit der Frage einer Toleranz gewünscht ist.

Generell haben Kinder mit einem höheren spezifischem IgE bei Diagnosestellung eine schlechtere Prognose für eine schnelle Toleranzentwicklung, eine Abnahme im Verlauf spricht für eine sich entwickelnde Toleranz, so dass vor einer geplanten Provokation eine Kontrolle erfolgen sollte [6].

9.1.5 Verlauf

Die Ursache der anaphylaktischen Reaktionen konnte bei Anton ausgemacht werden, was der Familie Sicherheit gibt. Sie wird mit den Ernährungsempfehlungen gut zurechtkommen. Sie haben an einer Anaphylaxie-Schulung für Eltern über zwei Abende teilgenommen und dadurch ihr Verhalten im Notfall und die Notfallversorgung trainieren können. Sie haben zusammen mit anderen Familien präventive Maßnahmen zur Vermeidung erneuter anaphylaktischer Reaktionen besprechen können. Auch Anton weiß mittlerweile gut, dass er nicht alles essen darf ohne zu fragen. Die Erzieher im Kindergarten sind von der Familie geschult worden. In einigen Monaten wird eine stationäre orale Provokation mit zunächst der Haselnuss erfolgen, da die Frage nach einer Haselnussallergie der Familie am wichtigsten ist.

Take Home Message
- Bei den Symptomen Luftnot und Urtikaria im Zusammenhang mit einer Nahrungsaufnahme muss auch an eine Nahrungsmittelallergie gedacht werden.
- Ein Allergietest beweist nur eine Sensibilisierung.
- Ist kein eindeutiger Zusammenhang zwischen dem Allergietest und den Symptomen herzustellen, ist eine orale Provokation notwendig.
- Bei Nahrungsmittelallergien sollte eine Beratung einer allergologisch erfahrenen Ernährungsberaterin erfolgen.
- Bei einer anaphylaktischen Reaktion mindestens Grad II ist das Mitführen eines Adrenalin-Autoinjektors unbedingt erforderlich.

9.2 Nahrungsmittelunverträglichkeit

Kasuistik
Der 14-jährige Jannik wird von seinen Eltern vorgestellt.
Jannik hat seit fast einem Jahr immer wieder retrosternale Schmerzen überwiegend nach dem Essen. Er klagt häufiger über Übelkeit und Aufstoßen. Die Eltern berichten, dass Jannik seit einigen Wochen deutlich langsamer isst, fast übertrieben lange kaut, sehr bewusst hastige Nahrungsaufnahme vermeidet. Er trinkt beim Essen zwischen den einzelnen Bissen immer Wasser. Jannik selbst gibt an, dass er das Gefühl hat, dass er insbesondere feste Nahrung schlechter schlucken kann, er ständig mit Flüssigkeit nachspülen muss. Dadurch hat er weniger Appetit, etwa 2 kg in den letzten Monaten an Gewicht verloren. Jetzt im Sommer beim Grillen ist ihm ein Stück Fleisch im Hals stecken geblieben, er konnte es mit reichlich Flüssigkeit runterspülen. Seitdem meidet er Fleisch und trockene feste Nahrungsmittel gänzlich, was letztendlich zu der jetzigen ambulanten Vorstellung geführt hat. Ein Therapieversuch mit Protonenpumpeninhibitoren über 2 Wochen hat nur vorübergehend zu einer Besserung geführt. Die Anamnese wird mittels eines strukturierten Anamnesebogens mit der Familie erarbeitet.

Eigenanamnestisch hat Jannik seit etwa 6 Jahren zunehmende pollinotische Beschwerden mit der Beschwerdesymptomatik Rhinitis und Konjunktivitis. In einem Pricktest vor 3 Jahren Nachweis einer Sensibilisierung auf Birkenpollen und Gräser. Bei entsprechenden Beschwerden von April bis August wird seit 2 Jahren sowohl eine subkutane Hyposensibilisierung gegen Birke als auch gegen Gräser parallel durchgeführt, die gut vertragen wird. Die Symptomatik der Rhinokonjunktivitis bessert sich stetig. Asthmatische Beschwerden bestehen nicht, Jannik macht kaum Infekte durch, ist im Handballverein gut belastbar. Es gibt keine Hinweise für eine relevante Nahrungsmittelallergie im Sinne einer allergischen Sofortreaktion. Es bestehen ebenfalls keine Hinweise für eine pollenassoziierte Kreuzallergie. Bis zu dem Bolusereignis sind keine bestimmten Nahrungsmittel gemieden worden.

Familienanamnestisch hat der Vater eine allergische Rhinokonjunktivitis mit einer Kreuzallergie im Sinne eines oralen Allergiesyndroms auf Kern- und Steinobst und ein Asthma bronchiale, die Mutter eine Colitis ulcerosa mit stabilem Verlauf.

9.2.1 Diagnostik

9.2.1.1 Anamneseerhebung

Die ambulante Vorstellung von Jannik erfolgte mit den Hauptsymptomen Dysphagie und Übelkeit. Er meidet Nahrungsmittel unterschiedlicher Art. Auf Nachfragen lässt sich kein spezifisches Nahrungsmittel finden, mit dem die Symptome assoziiert sind.

Auch die allergologische Vorgeschichte ist bei Nahrungsmittelunverträglichkeiten zumeist frei von eindeutigen Zusammenhängen der Symptome mit bestimmten Nahrungsmitteln. In unserem Fall führt das Bolusereignis beim Essen von Fleisch zu dem Wunsch der Familie nach Klärung der Erkrankung. Jannik meidet zunehmend feste Nahrungsmittel, was seinen Alltag beeinträchtigt.

9.2.1.2 Besonderheiten der klinischen Untersuchung

Wegen der Inappetenz kommt es zu Gewichtsabnahme. Kinder mit diesen Symptomen erscheinen zumeist in reduziertem Ernährungs- und Allgemeinzustand. Jannik selbst leidet zusätzlich unter einer allergischen Rhinokonjunktivitis, auch familienanamnestisch besteht eine atopische Disposition.

9.2.1.3 Sensibilisierungsdiagnostik

Typische Auslöser einer Nahrungsmittelallergie sind im Kindesalter Kuhmilch und Weizen (50 %), gefolgt von Soja, Hühnerei, Erdnüssen (Hülsenfrüchte) und Fisch.

Hier konnten bei Jannik keine spezifischen IgE-AK nachgewiesen werden, er isst diese Nahrungsmittel regelmäßig.

9.2.1.4 Weitere Labordiagnostik

Hier zeigte sich im Blutbild eine periphere Eosinophilie von > 500/µl, unauffällige Leber- und Nierenwerte, kein Hinweis einer Zöliakie bei negativen Transglutaminase-AK, negative Entzündungsparameter, unauffällige Schilddrüsenparameter.

Eine periphere Eosinophilie kann infektiöse Ursachen (fungal, parasitär, viral) haben. Dieses konnte durch eine unauffällige Stuhluntersuchung und eine unauffällige Serologie bezüglich CMV ausgeschlossen werden.

Eine infektiöse Genese der gastrointestinalen Beschwerden ist bei unauffälliger Stuhlanamnese unwahrscheinlich.

9.2.1.5 Endoskopie

Die klinischen Symptome der Schluckstörung, insbesondere mit dem geschilderten Bolusereignis, führen zu der Differentialdiagnose der eosinophilen Ösophagitis (EoE). Der Zusammenhang zwischen der Prävalenz einer EoE und Nahrungsimpaktion ist erheblich. Der Goldstandard der Diagnostik ist die **Endoskopie des oberen Gastrointestinaltraktes** mit entsprechenden Biopsien, was bei Jannik problemlos in Propofolsedierung durchgeführt werden konnte. Hier zeigten sich zunächst makroskopisch die typischen Veränderungen einer eosinophilen Ösophagitis mit einer Wandstarre des Ösophagus sowie ringförmige Furchungen als Ausdruck der Inflammation. Außerdem zeigen sich die typischen stecknadelkopfgroßen weißlichen Auflagerungen, die leicht mit einer Soorinfektion verwechselt werden können. Diese entsprechen eosinophilen Mikroabszessen. Biopsieentnahmen sind unerlässlich, da die

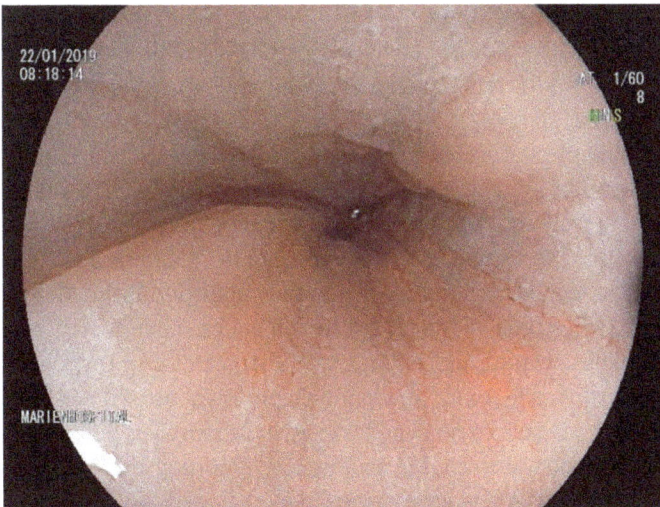

Abb. 9.5: Endoskopisches Bild des mittleren Ösophagus (mit freundlicher Genehmigung: Bogler, Sebastian, Büsing, Susanne; Christliches Kinderhospital Osnabrück).

Diagnose einer EoE zu einem wesentlichen Teil auf der Histologie basiert. Das eosinophile Infiltrat ist oftmals inhomogen, fleckförmig und segmentär verteilt. Deswegen sollte man gemäß den ESPGHAN-Handlungsempfehlungen mehrere Biopsien aus unterschiedlichen Arealen entnehmen, idealerweise im proximalen und distalen Ösophagus je eine Biopsie pro Quadrant, also mindesten 8 Biopsien. Außerdem sollten möglichst die weißlichen Mikroabszesse auf Grund einer hohen Trefferquote gezielt biopsiert werden. Gemäß der Leitlinie gilt die Diagnose EoE als gesichert, wenn neben der typischen Anamnese wie bei Jannik im Plattenepithel histologisch > 15 Eosinophile Granulozyten pro HPF (*high power field* bei 400-facher Vergrößerung im Mikroskop) gefunden werden [8].

9.2.2 Differentialdiagnosen

9.2.2.1 Die eosinophile Ösophagitis

Die *eosinophile Ösophagitis* (EoE) ist eine multifaktorielle Erkrankung, bei der Umweltfaktoren, Nahrungsmittelallergene und genetische Faktoren eine Rolle spielen. Gut 50 % der Patienten haben eine atopische Diathese, ca. 10 % haben betroffene Verwandte. Sie gehört zu der Gruppe der nicht IgE-vermittelten Nahrungsmittelallergien. Es handelt sich um eine chronisch entzündliche, immunvermittelte ösophageale Erkrankung. Die chronische Entzündung der Speiseröhre ist durch Einlagerung spezifischer Entzündungszellen, sogenannter eosinophiler Granulozyten, in die Schleimhaut gekennzeichnet. Diese Entzündung kann einen Elastizitätsverlust der Speiseröhre bewirken und es kann durch die Schleimhautveränderungen auch zu Einengungen der Speiseröhre (Strikturen) kommen.

Neuere Untersuchungen zeigen, dass bereits peripartale Ereignisse wie Frühgeburtlichkeit, Sectio oder Antibiotikatherapie im Säuglingsalter zu einem erhöhten Risiko eine EoE führen können [7].

Die eosinophile Ösophagitis ist darüber hinaus mit anderen atopischen Erkrankungen wie der allergischen Rhinitis, Asthma bronchiale, der atopischen Dermatitis und vor allem auch Nahrungsmittelallergien assoziiert. Derzeitig ist davon auszugehen, dass die eosinophile Ösophagitis u. a. durch Nahrungsmittelallergene ausgelöst werden kann. Bis zu 61 % der pädiatrischen Patienten weisen IgE-spezifische AK auf, wobei der Entzündung im Ösophagus vor allem IgE-unabhängige Immunreaktionen zu Grunde liegen. Das erklärt, warum die IgE-basierte allergologische Diagnostik nicht in der Lage ist, das auslösende Agens zu identifizieren. Diagnostisch erschwerend kommt hinzu, dass bei der EoE keine Symptome einer klassischen Sofortreaktion einer Nahrungsmittelallergie auftreten. Die auslösenden Nahrungsmittel sind in der Regel Nahrungsmittel, die regelmäßig gegessen werden.

Auch bei Jannik hat die Anamnese bezüglich der Nahrungsmittel keine wegweisenden Erkenntnisse erbracht.

Im klinischen Alltag finden sich aber auch immer wieder Patienten mit saisonal exazerbierten Beschwerden, bei denen eine Allergie oder zumindest eine Sensibilisierung gegen Aeroallergene vorliegt. Bei der antigenvermittelten Inflammation, die zu einer eosinophilen Ösophagitis führt, spielen auch Aeroallergene bzw. kreuzreagierende Lebensmittel von Pollenallergikern eine Rolle.

Auch bei Jannik liegt eine Pollinosis von April bis August vor, erwartungsgemäß hat er in der allergologischen Diagnostik eine Sensibilisierung auf die Aeroallergene Birke und Lieschgras.

9.2.2.2 Wichtige Differentialdiagnosen
– Gastroösophageale Refluxkrankheit (GÖRK)
– medikamentös induzierte Ösophagitis
– parasitäre und virale Infektionen
– Autoimmunerkrankungen und Kollagenosen
– chronisch entzündliche Darmerkrankungen (CED)
– Achalasie und andere ösophageale Motilitätsstörungen
– *Food Protein Induced Enterocolitis Syndrome* (FPIES)

Die wichtigste Differentialdiagnose stellt die gastroösophageale Refluxkrankheit (GÖRK) dar. Auf Grund von entzündlicher Aktivität kann bei der Refluxkrankheit im distalen Ösophagus auch eine erhebliche eosinophile Infiltration auftreten, wobei hier im Plattenepithel histologisch eher < 15 Eosinophile Granulozyten pro HPF gefunden werden. Auch durch die Biopsieentnahmen aus den unterschiedlichen Arealen des Ösophagus ist eine Differenzierung zur eosinophilen Ösophagitis in der Regel möglich. Eine Behandlung mit Protonenpumpeninhibitoren über 8 Wochen trägt zur Sicherung der Differenzierung zwischen EoE und GÖRK bei. Hat in der folgenden Kontrollendoskopie die PPI Behandlung zur Ausheilung der eosinophilen Entzündung geführt, liegt entweder eine Refluxerkrankung vor oder es hat eine sogenannte PPI responsive ösophageale Eosinophilie vorgelegen. Ein zumindest transientes Ansprechen auf PPI wurde auch bei Kindern beobachtet [9].

Die Medikamentenanamnese ist bei Jannik unauffällig. Zum Ausschluss einer parasitären oder viralen Infektion wurden mehrere Stuhlproben untersucht mit ebenfalls unauffälligem Ergebnis. Die typischen stecknadelkopfgroßen weißlichen Auflagerungen der Mundschleimhaut können leicht mit einer Soorinfektion verwechselt werden, was aber durch mikrobiologische Untersuchung ausgeschlossen werden konnte. Eine CMV Infektion wurde serologisch ausgeschlossen. Jannik hatte keinerlei Stuhlauffälligkeiten, der Calprotectinwert im Stuhl lag im Normbereich, so dass sich keine Hinweise einer CED ergaben. Auch für eine Autoimmunerkrankung ergaben sich klinisch keine Hinweise.

Eine weitere wichtige Differentialdiagnose auch bei älteren Kindern ist das FPIES. Siehe hierzu Kap. 9.1.2.

9.2.3 Therapie

Ziel einer Therapie der eosinophilen Ösophagitis ist zum einen die Beschwerdefreiheit mit einer möglichst uneingeschränkten Nahrungsaufnahme, was natürlich gerade bei Kindern und Jugendlichen wichtig ist, um eine uneingeschränkte Wachstumsdynamik zu gewährleisten. Zum anderen aber auch die Remission der chronischen Entzündung, um einer fortschreitenden Fibrosierung der Ösophagusmukosa vorzubeugen. Diese kann zu einer anhaltenden Stenosierung der Speiseröhre und damit der gefährlichen Komplikation der Bolusobstruktion durch Nahrungsmittel führen.

Zur Behandlung der EoE stehen folgende Therapiesäulen zur Verfügung [10]:
- Protonenpumpeninhibitoren
- Eliminationsdiät
- Topische Steroide

9.2.3.1 Protonenpumpeninhibitoren (PPI)

Die initiale Therapie mit PPI wird durchaus kontrovers diskutiert und ist als alleinige Therapie in der Regel nicht ausreichend. Sie trägt aber zur Differentialdiagnose EoE und GÖRK bei. Außerdem gibt es eine Gruppe von Patienten, bei denen es durch den entzündungshemmenden Effekt zu einer klinischen Besserung bzw. einer histologischen Remission kommt.

Bei Jannik hatte ein Therapieversuch mit Protonenpumpeninhibitoren über 2 Wochen nur zu einer vorübergehenden Besserung geführt. Die Empfehlung ist eine Behandlung mit PPI in 1–2 Standarddosierungen über 8–12 Wochen, so dass Jannik erneut eine Therapie mit Omeprazol 2 × 20 mg über 8 Wochen vor der Endoskopie erhalten hat.
Endoskopisch konnte nach dieser Initialtherapie und nach dem Ausschluss einer GÖRK die Diagnose der EoE erst gesichert werden.

9.2.3.2 Eliminationsdiät

Die EoE ist insbesondere bei Kindern häufig mit Nahrungsmittelallergien assoziiert, so dass als Therapie die Allergenkarenz an oberster Stelle steht.

Allerdings ist die Identifizierung des auslösenden Allergens schwierig, da die Reaktion nicht IgE-vermittelt ist und so die IgE-basierte allergologische Diagnostik nicht in der Lage ist, das auslösende Agens zu identifizieren.

Bei der Eliminationsdiät gibt es drei verschiedene Therapieprinzipien:

- TED = *target elimination diet*, die gezielte Eliminationsdiät bei bekanntem Allergen
- EED = *empired elimination diet, six-food-elimination-diet*), die Elimination der 6 häufigsten Allergene
- Die Durchführung einer Elementardiät mit einer therapeutischen Hydrolysatnahrung oder Aminosäureformula, wodurch alle Nahrungsproteine eliminiert werden.

Typische auslösende Nahrungsmittel sind im Kindesalter Kuhmilch und Weizen (50 %), gefolgt von Soja, Hühnerei, Erdnüssen (Hülsenfrüchte) und Fisch.

Bei Jannik haben die Bestimmung der spezifischen IgE-AK und die Anamnese keinen wegweisenden Befund erbracht. Eine gezielte Elimination bei bekannter Allergie (TED) ist also nicht möglich. In Absprache mit der Familie ist eine empirische Diät mit Elimination der Allergene Kuhmilch, Weizen, Soja, Hühnerei, Erdnüssen und Fisch besprochen worden, da sich Jannik eine ausschließliche Ernährung mit einer Hydrolysatnahrung nicht vorstellen konnte. Diese Form der Diät vermag bei über 70 % der betroffenen Patienten die Symptomatik und die histologischen Veränderungen des Ösophagus zu beheben.

Während bei der Durchführung einer Elementardiät die Dauer der Elimination für 4 Wochen ausreichend ist, sollte sie bei den Diätformen TED und EED 12 Wochen betragen.

> Die Familie hat eine diätetische Beratung durch eine allergologisch erfahrene Ernährungsfachkraft erhalten, um Mangelerscheinungen zu vermeiden. Mit Jannik und seiner Familie ist auch das schrittweise Wiedereinführen der gemiedenen Nahrungsmittel genau besprochen worden, auch hier sollte erst nach 12 Wochen ein weiteres Nahrungsmittel wiedereingeführt werden.

Klinisch entscheidend ist das Erreichen einer Symptomfreiheit, allerdings sollten auch endoskopische Kontrollen erneut mit Biopsien erfolgen, um histologisch die Remission der chronischen Entzündung zu beweisen. Leider ist die Korrelation zwischen Klinik und Mukosabefund schlecht. Außerdem vergehen nach Re-Exposition oft mehrere Wochen, bis Symptome auftreten. Aus diesem Grund ist es wichtig, die Zeitintervalle der Re-Exposition nicht zu kurz zu wählen. Eine generelle Empfehlung zu den Kontrollendoskopien gibt es allerdings nicht.

Jannik ist etwa 4 Wochen nach Beginn der six-food-Eliminationsdiät beschwerdefrei gewesen. Die Familie berichtete bei dem Kontrolltermin, dass Jannik wieder ganz normal essen würde, bei der Gewichtskontrolle hatte er schon wieder 1 kg an Gewicht zugenommen.

Die erste Kontrollendoskopie in Propofolsedierung ist bei ihm erneut komplikationslos knapp 13 Wochen nach Beginn der six-food-Eliminationsdiät durchgeführt worden. Hier hatten sich die makroskopischen Veränderungen komplett zurückgebildet, auch in den Biopsien zeigten sich histologisch deutlich < 15 Eosinophile Granulozyten pro HPF.

9.2.3.3 Topische Steroide

Eine weitere Therapiesäule stellen lokal applizierte Steroide dar, die anti-inflammatorisch auf die eosinophile Entzündung der ösophagealen Mukosa wirken. Die Entzündungshemmung durch topische Steroide senkt längerfristig das Risiko von Bolusobstruktionen [11].

Die Behandlung wird initial zur raschen Linderung der klinischen Symptome wie der Dysphagie empfohlen, aber auch zur Erhaltungstherapie eingesetzt. Für die Dauer der Therapie gibt es noch keine einheitlichen Empfehlungen.

Bei Jannik wurde diese Therapieform parallel zur Eliminationsdiät eingesetzt, um eine rasche Besserung der Symptome zu erzielen. Gerade bei Jugendlichen führt das erfahrungsgemäß zu einer besseren Compliance der Diät. Die Familie ist darauf hingewiesen worden, dass die Zulassung für diese Indikation bislang fehlt.

Jannik hat Budesonid als visköse Suspension in der Dosierung 2 × täglich 1 mg erhalten. Seit April 2018 ist auch eine Budesonid-Schmelztablette zugelassen.

Als häufigste Nebenwirkung wird ein Soorbefall des Ösophagus beschrieben. Alternativ kann Fluticason als Dosieraerosol in einer Dosierung von 2 × täglich 250 µg eingesetzt werden. Das Dosieraerosol wird in den Mund gesprüht und dann verschluckt.

9.2.4 Verlauf

Mittlerweile sind bei Jannik jeweils in einem 3 Monatsabstand die Nahrungsmittel Soja, Hühnerei, Fisch, Erdnuss und Weizen wieder eingeführt worden. Vor Einführung eines weiteren Nahrungsmittels ist jeweils eine Endoskopie in Propofolsedierung durchgeführt worden, da Klinik und Histologiebefund schlecht korrelieren. Auch die Endoskopien mit den entsprechenden Biopsien sind unauffällig ausgefallen. Das für eine EoE am häufigsten verantwortliche Allergen Milch wird weiter gemieden, was für Jannik kein Problem darstellt. Hier ist eine spätere Re-Exposition geplant. Die Therapie mit dem topischen Budesonid ist nach 6 Monaten bei gutem Verlauf beendet worden. Jannik ist weiter beschwerdefrei.

! **Take Home Message**
- Bei einer Nahrungsimpaktation/Dysphagie muss an eine eosinophile Ösophagitis gedacht werden.
- Diagnostisch muss eine Endoskopie mit mehreren Biopsien durchgeführt werden.
- Die EoE gehört in die heterogene Gruppe der nicht IgE-vermittelten Nahrungsmittelallergien.
- Die IgE-basierte allergologische Diagnostik kann das auslösende Allergen nicht identifizieren.
- Typische auslösende Nahrungsmittel sind im Kindesalter Kuhmilch und Weizen (50 %), gefolgt von Soja, Hühnerei, Erdnüssen (Hülsenfrüchte) und Fisch.
- Als Therapieoptionen stehen neben der initialen Therapie mit PPI verschiedene Formen der Eliminationsdiäten und die medikamentöse Therapie mit lokal applizierten Steroiden zur Verfügung.
- Unbehandelt führt eine EoE zu einer dauerhaften Funktionsstörung des Ösophagus mit Stenosen und der gefährlichen Komplikation der Bolusobstruktion.
- Nahrungsmittelallergien haben eine große Bandbreite.

Referenzen
[1] Hompes S, et al. Allergo Journal 2010, Nahrungsmittelanaphylaxie, Daten aus dem Anaphylaxieregister.
[2] Ott, Kopp, Lange. Kinderallergologie in Klinik und Praxis, Springer 2014.
[3] Lange L, Lasota L, Finger A, et al. Ana o 3-specific IgE is a good predictor for clinically relevant cashew allergy in children. Allergy. 2017;72:598–603.
[4] Beyer K, Grabenhenrich L, Härtl M, et al. Predictive values of component-specific IgE for the outcome of peanut and hazelnut food challenges in children. Allergy. 2015;70(1):90–8.
[5] GPA Pädiatrische Allergologie, Sonderheft Nahrungsmittelallergien 2019.
[6] Peters RL, Allen KJ, Dharmage SC, et al. Health Nuts Study. Natural history of peanut allergy and predictors of resolution in the first 4 years of life: A population-based assessment. J Allergy Clin Immunol. 2015;135:1257–66.
[7] Jensen, et al. Early-life enviromental exposures interact with genetic susceptibility variants in pediatric patients with eosinophilic oesophagitis. J Allergy Clin Immunol. 2018;141(2):263–7.
[8] Papadopoulou A, et al. Management guidelines of eosinophilic oesophagitis in childhood. JPGN. 2014;58:107–118.
[9] Dohil R, et al. Transient PPI responsive esophageal eosinophilia may be a clinical sub-phenotype of pediatric eosinophilic oesophagitis. Dig Dis Sci. 2012;57:1413–9.
[10] Guidelines on eosinophilic esophagitis: evidence-based statements and recommendations for diagnosis and management in children and adults. United European Gastroenterology Journal. 2017;5(3):335–358.
[11] Kuchen T, et al. Swallowed topical cortocosteroids reduce the risk for long-lasting bolus impactions in eosinophilic oesophagitis. Allergy. 2014;69;1248–54.

10 Asthma bronchiale

Christian Vogelberg

10.1 Asthma bronchiale im Vorschulalter

Kasuistik

Der 3-jährige Tobias wird am Nachmittag mit einem leichten Infekt der oberen Atemwege aus dem Kindergarten abgeholt. Gegen Abend hat er erhöhte Temperatur von 38,2° C. Der Mutter fällt eine Kurzatmigkeit mit einem hochfrequenten pfeifenden Atemgeräusch auf. In der Notaufnahme der nahegelegenen Kinderklinik präsentiert sich Tobias in leicht reduziertem Allgemeinzustand und mit einer Sauerstoffsättigung von 88 %. Im körperlichen Untersuchungsstatus fällt auskultatorisch ein Giemen über beiden Lungenseiten auf. Ferner hat Tobias ein mildes atopisches Ekzem, vor allem im Bereich beider Handgelenke. Als Säugling litt Tobias vorübergehend an einer Kuhmilchproteinallergie, inzwischen wird Kuhmilch aber toleriert. Der Vater von Tobias hat eine allergische Rhinitis mit Baum- und Graspollenallergie. Ferner klagt er über Atemnot bei körperlicher Belastung. Tobias wird zur stationären Behandlung aufgenommen. Er erhält für zwei Nächte Sauerstoff und Prednisolon und inhaliert mit Salbutamol. Darunter bessert sich sein Zustand rasch. Die Sensibilisierungsdiagnostik ergibt einen positiven Befund für Birken- und Gräserpollen- sowie Hausstaubmilbenallergene. Da Tobias bereits fünf Episoden einer obstruktiven Bronchitis in den letzten zwei Jahren hatte, davon zwei, die stationär behandelt werden mussten, wird der Entschluss zu einer Inhalation mit Fluticason als Dosieraerosol über Inhalierhilfe bei Entlassung getroffen.

10.1.1 Diagnostik

10.1.1.1 Anamneseerhebung

Die Diagnose eines Asthma bronchiale wird im Kleinkindalter vor allem aufgrund der klinischen Symptomatik, dem Vorhandensein einer allergischen Sensibilisierung sowie dem Vorhandensein einer positiven Familienanamnese für atopische Erkrankungen gestellt. Verschiedene Risikofaktoren haben eine besondere Bedeutung (Tab. 10.1). Die klinische Symptomatik ähnelt grundsätzlich der einer gewöhnlichen obstruktiven Bronchitis mit Giemen, Husten und respiratorischer Beeinträchtigung, an der fast 50 % aller Kleinkinder bis zum Schulkindalter mindestens einmal erkranken. Von diesen wird im Verlauf aber bis zum Erreichen des Schulkindalters nur bei rund einem Drittel die Diagnose eines Asthma bronchiale gesichert werden. In der Anamneseerhebung sind daher einige Fragen gezielt zu stellen, die die Wahrscheinlichkeit für ein bestehendes Asthma bronchiale weiter eingrenzen. Dazu gehören die in Tab. 10.1 genannten Aspekte wie die positive Familienanamnese für atopische Erkrankungen, insbesondere für Asthma bronchiale, sowie die Frage nach einer bereits bekannten Allergie in der Vorgeschichte des Kindes. Hier ist besonders nach frühen Nahrungsmittelallergien zu fragen, ebenso nach dem atopischen Ekzem im Säuglingsalter.

https://doi.org/10.1515/9783110644029-010

Tobias weist einerseits die klassische Symptomatik in der akuten Episode auf, andererseits ist seine eigene Atopieanamnese positiv: im Säuglingsalter reagierte er transient auf Kuhmilchprotein, inzwischen ist er gegen Pollen und Milben sensibilisiert.

Rauchen während und nach der Schwangerschaft mit entsprechender Passivrauchexposition erhöht signifikant das Risiko für ein Asthma bronchiale. Zu den weiteren Fragen gehören die nach der Häufigkeit bisher aufgetretener obstruktiver Bronchitiden und nach bisher durchgeführter Therapie und deren Erfolg; erwartungsgemäß sprechen Kleinkinder mit einem Asthma besser auf inhalative Steroide an. Zusätzlich erfragt werden müssen indirekte Hinweise auf eine bronchiale Überempfindlichkeit wie typisches Atemgeräusch (Giemen) bei körperlicher Belastung oder Einschränkung körperlicher Belastung im Vergleich zu anderen Kindern, entweder selbst beobachtet oder zum Beispiel im Kindergartenumfeld berichtet durch die Betreuer.

Tab. 10.1: Risikofaktoren für ein Asthma im Kleinkindalter, modifiziert nach [1].

- männliches Geschlecht
- Atopisches Ekzem
- Familienanamnese Asthma
- erhöhte IgE- oder sIgE-Konzentration
- Passivrauchexposition
- anamnestisch bronchiale Obstruktion mit Giemen

10.1.1.2 Besonderheiten der klinischen Untersuchung

Die häufigste Ursache für einen akuten Asthmaanfall im Kleinkindalter ist eine viral bedingte Infektion der Atemwege. Klinisch beginnt diese im Bereich der oberen Atemwege mit Schnupfen, Rhinitis und trockenem Husten, fakultativ auch leicht erhöhter Körpertemperatur. Das führende Symptom der akuten bronchialen Obstruktion ist das exspiratorische Giemen, welches zum Teil auf Distanz, ansonsten auskultatorisch gut zu hören ist.

Tobias Mutter nimmt dieses Geräusch als ein „Pfeifen" war und berichtet darüber.

Die Sauerstoffsättigung kann erniedrigt sein und auf einen supplementären Sauerstoffbedarf hinweisen. Häufig verbessert sich nach einer Inhalation mit einem Betamimetikum der Auskultationsbefund und die Atemarbeit des Kleinkindes.

Im symptomfreien Intervall kann, sofern das Kind ausreichend aktiv mitmacht, bei der Auskultation die forcierte Exspiration zu einem hörbaren Giemen als Obstruktionsgeräusch führen. Bei Kindern mit einem hohen Grad der bronchialen Hyperreaktivität kann auch versucht werden, auskultatorisch vor und nach einer körperlichen Belastung (zum Beispiel Rennen) eine bronchiale Obstruktion zu erfassen. Ferner ist auf weitere Hinweise einer vorliegenden Atopie wie trockene oder ekzematöse Haut, Mundwinkel- und Ohrläppchenrhagade, behinderte Nasenatmung oder gerötete Konjunktiven zu achten.

10.1.1.3 Sensibilisierungsdiagnostik

Bei ≥ drei Episoden einer obstruktiven Bronchitis sowie insbesondere auch bei anamnestischen Risikofaktoren für eine allergische Sensibilisierung, ist eine gezielte Sensibilisierungstestung sinnvoll. Hierfür kann ein Screening-Test sx1 auf die gängigsten Inhalationsallergene mit gegebenenfalls weiterer Aufschlüsselung der Einzelallergene erfolgen (siehe Kap. 6.3.1.2). Alternativ kann auch insbesondere bei älteren Kleinkindern ein Haut-Prick-Test mit den wichtigsten Einzelallergenen Gras- und Baumpollen, Schimmelpilze, Hausstaubmilbe, Hunde- und Katzenepithel durchgeführt werden.

> Tobias weist den klassischen transienten Verlauf einer frühen Nahrungsmittelallergie, gefolgt von einer Aeroallergensensibilisierung/-allergie auf.

10.1.1.4 Apparative Diagnostik

Alters- und damit mitarbeitsbedingt lässt sich eine Spirometrie frühestens ab einem Alter von vier Jahren durchführen, sofern entsprechend versiertes Personal diese durchführt und das Kind gut motiviert [2]. Ansonsten kann mit Beginn des Schulkindalters in der Regel sicher reproduzierbar eine Lungenfunktionsdiagnostik umgesetzt werden.

> Tobias ist aktuell altersbedingt noch nicht in der Lage, eine klassische Spirometrie durchzuführen. Grundsätzlich bestände die Möglichkeit für andere Formen der Lungenfunktionsdiagnostik (z. B. Impulsoszillometrie), die in der Regel aber nur in spezialisierten Praxen und Zentren vorgehalten werden.

10.1.1.5 Bildgebung

Eine Röntgenaufnahme der Lunge ist routinemäßig nicht indiziert, kann aber insbesondere bei differentialdiagnostischen Überlegungen (Pneumonie, anatomische Malformation) in Erwägung gezogen werden. Auch sollte bei rezidivierender bronchialer Obstruktion einmalig eine Röntgenaufnahme der Lunge (ausreichend ist eine a.p.-Aufnahme) erfolgen, um anatomische Malformationen als Ursache auszuschließen.

> Bei Tobias ist eine solche Röntgenaufnahme indiziert.

10.1.2 Differentialdiagnosen

Die häufigste Differentialdiagnose ist die obstruktive Bronchitis beim ansonsten gesunden Kleinkind. Diese ist insbesondere dann in Betracht zu ziehen, wenn das Kind im infektfreien Intervall keine klinischen Auffälligkeiten zeigt und ein enger zeitlicher Zusammenhang zwischen gehäuften Bronchitiden und dem Eintritt in die Kita oder den Kindergarten besteht. Differentialdiagnostisch ist bei der akuten bronchialen Obstruktion an eine allergische Reaktion zu denken, insbesondere wenn diese im Zusammenhang mit einer Nahrungsaufnahme und bekannter Nahrungsmittelallergie auftritt. Häufiger liegt hierbei eine Obstruktion der oberen Atemwege vor. Auch an eine Fremdkörperaspiration ist besonders bei jüngeren Kindern und bei einseitig auffälligem Auskultationsbefund zu denken, gezielt muss nach starkem Hustenanfall im Anschluss an ein mögliches Aspirationsereignis gefragt werden. Wiederholte einseitige, auf eine bronchiale Obstruktion hinweisende Auskultationsbefunde können auch hinweisgebend auf eine bronchiale anatomische Malformation sein. Sofern beim Kind Hinweise auf weitere Symptome zwischen den einzelnen Infektionsepisoden bestehen, muss an eine Grunderkrankung gedacht werden, unter anderem die zystische Fibrose, die Ziliendyskinesie sowie die bronchopulmonale Dysplasie.

10.1.3 Therapie

10.1.3.1 Therapie akuter Asthmaanfall

Die wichtigste pharmakologische Substanz der Behandlung der akuten bronchialen Obstruktion ist das kurzwirksame Betamimetikum Salbutamol, welches entweder mittels Kompressionsvernebler oder mittels Dosieraerosol mit Inhalierhilfe appliziert wird. Bei Kindern unter zwei bis drei Jahren ist in der Regel eine Inhalation über eine Gesichtsmaske notwendig, bei älteren Kleinkindern kann und sollte über ein Mundstück inhaliert werden. Bei ausbleibender Besserung nach Inhalation bzw. einer Sauerstoffsättigung unter 92 Prozent sollte neben Sauerstoff zusätzlich Prednisolon mit 2 mg pro kg Körpergewicht gegeben werden. Es ist darauf zu achten, dass sich das Kind nicht aufregt, ferner ist auf eine gute Hydrierung ggf. über Infusion zu achten.

10.1.3.2 Dauertherapie

Bei rezidivierenden Episoden bronchialer Obstruktion und insbesondere dem Vorliegen der oben genannten Risikofaktoren für ein Asthma bronchiale besteht die Indikation für einen Dauertherapieversuch. Als wichtigste Substanzgruppe ist hier das inhalative Steroid zu nennen, welches bevorzugt als Dosieraerosol und immer mit Inhalierhilfe in der Regel zweimal täglich appliziert wird. Verschiedene Substanzen stehen hierfür zur Verfügung (siehe Tab. 10.2).

Tobias erhält eine Therapie mit einem inhalativen Steroid über ein Dosieraerosol. Dieses darf grundsätzlich nur mit einer Inhalierhilfe appliziert werden, da sonst eine adäquate bronchiale Deposition nicht gewährleistet ist.

Alternativ und insbesondere in den Fällen, in denen das Kleinkind eine Inhalation nicht toleriert, kann ein Therapieversuch mit Montelukast durchgeführt werden, wobei der klinische Effekt dieses Leukotrienrezeptorantagonisten sehr schwach ist und deshalb mit dem Ausbleiben einer Wirkung nach vier bis sechs Wochen wieder abgesetzt werden sollte. Der Therapieeffekt und die Therapienotwendigkeit sollten in regelmäßigen Abständen von vier bis sechs Monaten evaluiert werden. Sofern ein stabiler klinischer Befund über drei oder mehr Monate besteht, kann eine Dosisreduktion bzw. Therapiepause in Erwägung gezogen werden. Ergänzend zur medikamentösen Therapie ist die Beachtung einer Karenz relevanter Allergene notwendig, sofern eine Sensibilisierung beim Kind nachweisbar war. Dies betrifft insbesondere die Hausstaubmilben (siehe Kap. 7.5.1.3). Ferner ist auf ein tabakrauchfreies Umfeld ohne passive Rauchexposition zu achten und Eltern wiederholt auf die Relevanz der Tabakabstinenz hinzuweisen. Unterstützend können Raucherentwöhnungsprogramme angesprochen und angeboten werden. Insbesondere bei stärker ausgeprägter allergischer Sensibilisierung und hoher Asthmaanfallsrate profitieren die betroffenen Kinder von Rehabilitationsmaßnahmen (siehe Kap. 7.7).

Tab. 10.2: Inhalative Steroide (adaptiert nach [3]).

Dosis pro Tag in Mikrogramm	niedrige Dosis	mittlere Dosis	hohe Dosis
Beclometasondipropionat Dosieraerosol feinpartikulär	≤ 100	> 100–200	nicht empfohlen
Budesonid	≤ 200	> 200–400	nicht empfohlen
Fluticasonpropionat	≤ 100	> 100 – 200	> 200

10.1.4 Verlauf

Insbesondere die Kinder ohne atopische Eigen- oder Familienanamnese sowie wenigen Symptomen verlieren mit Erreichen des Schulkindalters ihre klinische Symptomatik, während der überwiegende Anteil der atopischen Kinder mit frühen Asthma- und auch allergischen Rhinitis-Symptomen auch im Schulkindalter ein Asthma weiter haben. Dennoch wechseln insbesondere im Kleinkindalter viele Kinder innerhalb des Phänotyps, sodass die Diagnosestellung des Asthma bronchiale spätestens mit Beginn des Schulkindalters und damit auch der Möglichkeit, eine Lungenfunktionsmessung durchzuführen, nochmals überprüft werden muss [4]. Insbesondere die

Notwendigkeit einer weiteren inhalativen Steroidtherapie gehört regelmäßig überprüft. Tendenziell korreliert ein Fortbestehen klinischer Symptome im Schulkindalter
mit dem Schweregrad und der Ausprägung der Sensibilisierung im Kleinkindalter.

> **! Take Home Message**
> - Im Kleinkindalter basiert die Diagnosestellung des Asthma bronchiale vor allem auf der kli-
>   nischen Symptomatik und prädisponierenden Risikofaktoren.
> - Insbesondere Kinder mit einer atopischen Eigenanamnese haben ein erhöhtes Risiko für ein
>   Asthma bronchiale.
> - Die Familienanamnese hinsichtlich atopischer Erkrankungen muss gezielt erhoben werden.
> - Der wichtigste Auslöser für Asthmaanfälle im Kleinkindalter sind virale Infekte.
> - Bei drei und mehr Episoden einer obstruktiven Bronchitis ist die Durchführung einer Sensibi-
>   lisierungsdiagnostik indiziert.
> - Die wichtigsten Medikamente für die Anfallstherapie sind inhalative Betasympathomimetika
>   und systemische Steroide.
> - Für die Asthmadauertherapie ist die wichtigste Substanz das inhalative Kortikosteroid. Die-
>   ses wird als Dosieraerosol über Inhalierhilfe appliziert.
> - Allergenexposition und passive Tabakrauchexposition sind zu vermeiden.
> - Ergänzende Maßnahmen wie Rehabilitationen sind insbesondere für Kinder mit früher und
>   ausgeprägter allergischer Sensibilisierung relevant.
> - Die Notwendigkeit einer medikamentösen Therapie ist regelmäßig zu überprüfen.

10.2 Asthma bronchiale im Schulkindalter

Kasuistik

Susanne, 8 Jahre alt, besucht die dritte Grundschulklasse. Während des Sommersportfestes verspürt sie plötzlich beim 1000-Meter-Lauf Atemnot und muss den Lauf abbrechen. Sie sitzt am
Rande der Aschenbahn und ringt nach Luft. Ihre Klassenkameradin hört besonders bei der Ausatmung ein pfeifendes Geräusch. Erst nach 10 Minuten hat sie das Gefühl, wieder besser Luft zu
bekommen. Bisher war Susanne nie wirklich krank, von dem Heuschnupfen im Sommer einmal
abgesehen, der im letzten Kindergartenjahr auftrat.

Asthma bronchiale ist definiert als eine chronisch entzündliche Erkrankung der
Atemwege, die durch wechselnd stark und häufig auftretende Symptome wie Atemnot, Husten, Giemen und Gefühl der thorakalen Enge charakterisiert ist. Kennzeich-
nend ist eine bronchiale Hyperreagibilität unterschiedlicher Ausprägung. Die häufigste Form im Kindes- und Jugendalter ist das allergische Asthma bronchiale, welches oft mit anderen Erkrankungen aus dem Formenkreis atopischer Erkrankungen
einhergeht, insbesondere der allergischen Rhinitis. Deutlich seltener besteht ein
nicht allergisches Asthma. Streng genommen stellt Asthma ein klinisches Syndrom
dar, was vor allem bei der Therapie komplizierter Verläufe eine Rolle spielt [5]. Die
klinische Symptomatik wird durch eine unterschiedlich und wechselnd stark aus-

geprägte Einengung der Bronchien verursacht, welche durch die entzündliche Schwellung der Schleimhaut und durch die Kontraktion der glatten Bronchialmuskulatur verursacht wird. Erschwerend kann die Sekretion von zähem Schleim in das Bronchiallumen dazukommen.

10.2.1 Diagnostik

10.2.1.1 Anamneseerhebung

Häufigste Beschwerden sind das Gefühl der anfallsartigen Atemnot, besonders unter körperlicher Belastung oder auch während eines respiratorischen Infektes. Ein weiteres Symptom ist der trockene Husten während der Pollenflugzeit oder bei anderem Allergenkontakt wie z. B. zu felltragenden Tieren. Bereits die gezielten Fragen tragen dazu bei, die Diagnose Asthma bronchiale vor anderen möglichen Ursachen einer Atemnot zu stellen. Dazu gehören:

– Wurden besondere Auslöser der Atemnot beobachtet (körperliche Belastung, bestimmte Jahreszeiten, mögliche Allergenkontakte)?
– Ist ein Atemgeräusch zu hören, wie hört es sich an (häufig beschrieben als pfeifend, fiepend)?
– Ist das Atemgeräusch während der Ein- oder der Ausatmung zu hören (zu erwarten ist „während der Ausatmung")?
– Besteht trockener Reizhusten auch außerhalb von respiratorischen Infekten?
– Betrifft die Atemnot die Ein- oder die Ausatmung?
– Besteht ein Engegefühl und wenn ja, wo ist dieses lokalisiert (Thorax versus Hals)?
– Besteht eine bekannte allergische Rhinitis?
– Bestehen weitere allergische Erkrankungen?
– Trat im Kleinkindalter häufig eine obstruktive Bronchitis auf?
– Waren stationäre Klinikaufenthalte wegen obstruktiver Bronchitis oder Asthmaanfällen nötig?
– Besteht eine Familienanamnese für allergische Erkrankungen, insbesondere Asthma bronchiale?
– Werden Haustiere gehalten?
– Wird zu Hause geraucht?
– Kann sich das Kind körperlich bzw. sportlich belasten, welche Art von Sport kann ausgeübt werden, wie ist es bei Ausdauersportarten, z. B. Crosslauf oder Ausdauerlauf, welche Position beim Fußball wird besetzt (zu erwarten sind Probleme beim Ausdauersport, als Stürmer etc.)?
– Wurde schon einmal mit einem Betasympathomimetikum inhaliert und wenn ja, wie war der Effekt?

Susanne hat in einer klassischen Situation ihren ersten Asthmaanfall. Es ist Sommer, die Graspollen fliegen, auf die sie in Form einer allergischen Rhinitis reagiert. Beim Ausdauerlauf kommt es zur akuten bronchialen Obstruktion mit entsprechender Atemnot.

10.2.1.2 Besonderheiten der klinischen Untersuchung

Im körperlichen Untersuchungsstatus fällt häufig eine Körperlänge unterhalb der 50. Perzentile auf, die durch ein charakteristischerweise verzögertes Längenwachstum bei Asthma bronchiale verursacht ist. Weitere Symptome, die auf begleitende Erkrankungen aus dem atopischen Formenkreis hinweisen, können sichtbar sein, wie trockene Haut, atopisches Ekzem, behinderte Nasenatmung bei geröteten Konjunktiven und Nasenschleimhaut (klassischerweise mit einem „Pflastersteinrelief").

Bei Inspektion von Susannes Konjunktiven und Nasenschleimhaut sticht dies dem Untersucher gleich ins Auge.

Im symptomfreien Intervall ist die Auskultation der Lunge unauffällig, wobei gelegentlich nach Aufforderung zur forcierten Exspiration doch ein Giemen zu hören ist. Anders hingegen kann der Auskultationsbefund in Beschwerdeepisoden ausfallen, dazu gehört Giemen, Brummen, Pfeifen und ein verlängertes Exspirium. Als Warnzeichen gilt ein leises abgeschwächtes Atemgeräusch als Hinweis auf eine ausgeprägte bronchiale Obstruktion mit Überblähung. In diesen Situationen fällt der Patient auch durch eine mehr oder weniger ausgeprägte Tachydyspnoe mit thorakalen Einziehungen auf. Häufig wird eine Position eingenommen, die den Einsatz der Atemhilfsmuskulatur ermöglicht (atemerleichternde Stellung), wie beispielsweise Aufstützen der Hände hinter dem Rücken, Einnahme einer Torwartstellung oder Kutschersitz. Wichtig ist bei Untersuchung im akuten Asthmaanfall der Vergleich des Auskultationsbefundes vor/nach einer Inhalation mit einem Betasympathomimetikum, wodurch indirekt der Therapieeffekt mit beurteilt werden kann.

Als Susanne kurz nach ihrem Atemnotsanfall beim Sportfest in die Notaufnahme der Kinderklinik gebracht wird, ist die Sauerstoffsättigung mit 87 % erniedrigt, das Exspirium verlängert, ein leises Giemen ist hörbar. Sie sitzt im „Kutschersitz" auf der Liege und inhaliert Salbutamol.

10.2.1.3 Funktionsdiagnostik
Spirometrie

Neben der Anamnese und den Besonderheiten im klinischen Untersuchungsstatus hat die Lungenfunktionsdiagnostik einen besonderen Stellenwert in der Diagnosestellung und der Verlaufskontrolle beim Asthma bronchiale. Sie sollte bei jeder Vorstellung zur Verlaufskontrolle durchgeführt werden, im Falle eines unkontrollierten

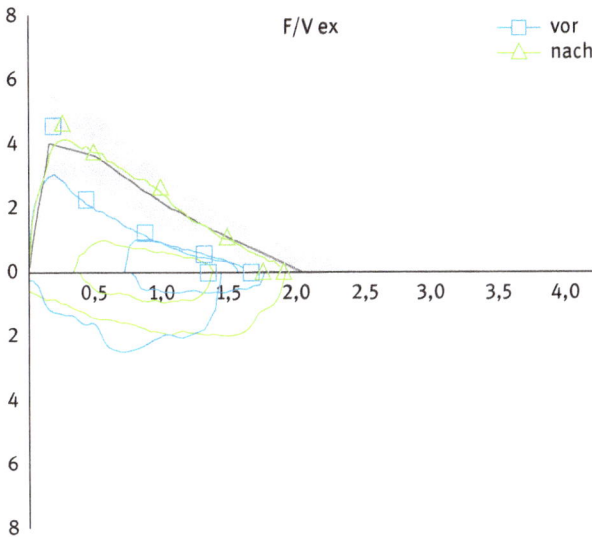

Abb. 10.1: Typische Fluss-/Volumenkurve eines 8-jährigen Kindes mit Asthma bronchiale. Die blaue Kurve ist der Ausgangsbefund, die grüne die Messung 20 min nach Inhalation eines Betamimetikums.

Asthmas mindestens alle 3, bei kontrolliertem Asthma alle 6 Monate. Da die Durchführung zum Teil forcierte Atemmanöver erfordert, ist sie während eines akuten Asthmaanfalles kontraindiziert, weil dadurch eine zusätzliche bronchiale Obstruktion provoziert werden kann (Spirometerasthma). Mit der normalen Spirometrie kann die Flussvolumenkurve gemessen und das Ausmaß der bronchialen Obstruktion erfasst werden. Im Gegensatz zu erwachsenen Asthmatikern, bei denen häufig auch die 1-Sekunden-Kapazität FEV_1 erniedrigt ist, sind bei Kindern und Jugendlichen vor allem auch die maximalen exspiratorischen Flusswerte bei 25,50 und 75 % erniedrigt, wodurch die Exspirationskurve die Form einer „Wäscheleine" erhält (Abb. 10.1). Liegt eine bronchiale Obstruktion vor, muss mittels Bronchospasmolysetest die Reversibilität geprüft werden.

Bei Susanne wird diese Untersuchung nicht während oder direkt nach dem Asthmaanfall durchgeführt werden, sondern erst im Verlauf, nachdem es ihr wieder besser geht.

Bodyplethysmographie

Durch zusätzliche Messungen der Bodyplethysmographie kann das intrathorakale Gasvolumen und der Atemwegswiderstand erfasst werden, diese erweiterte Untersuchung ist in der Regel spezialisierten Zentren vorbehalten. Eine normale Ruhe-Lungenfunktion insbesondere im symptomfreien Intervall schließt die Diagnose eines Asthma bronchiale nicht aus (Abb. 10.2). In diesem Fall ist eine bronchiale Provokation indiziert, um die Existenz einer bronchialen Hyperreagibilität nachzuweisen. Umgekehrt muss bei einer auffälligen Lungenfunktion mit Bronchialobstruktion

bronchiale Obstruktion vorhanden		bronchiale Obstruktion nicht vorhanden	
Prüfung der Reversibilität		Hinweise auf bronchiale Hyperreaktivität bei Provokation?	
reversibel	nicht reversibel	Provokation positiv	Provokation negativ
Asthma wahrscheinlich, Therapie beginnen	Asthma möglich – Therapie beginnen, Verlauf unter Therapie?	Asthma wahrscheinlich, Therapie beginnen	Asthma nicht wahrscheinlich
	bei fehlender Verbesserung weitere Diagnostik		weitere Diagnostik

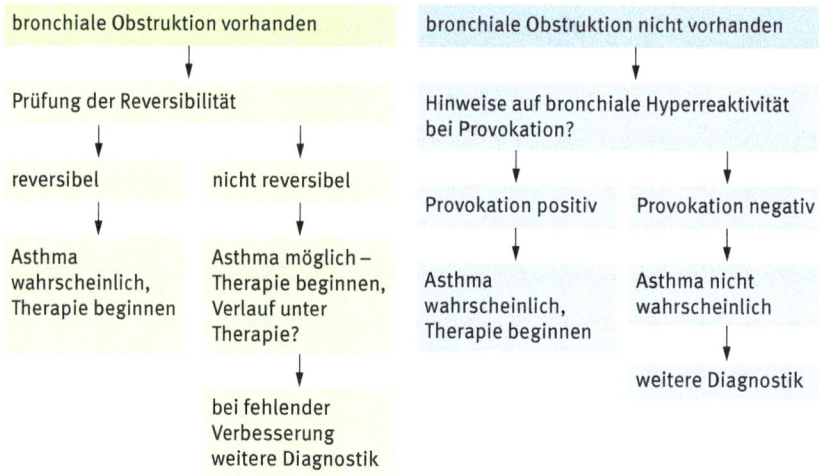

Abb. 10.2: Flussschema der Asthmadiagnostik in Abhängigkeit vom Lungenfunktionsbefund.

ein Bronchospasmolysetest durchgeführt werden, um die Reversibilität der bronchialen Obstruktion zu erfassen.

Bronchospasmolysetest
Liegt in der Ruhelungenfunktion eine bronchiale Obstruktion vor, wird der Bronchospasmolysetest durchgeführt, um das Vorhandensein einer Reversibilität zu überprüfen. Dafür werden altersabhängig 2–4 Hub Salbutamol aus dem Dosieraerosol inhaliert (200–400 µg), bei kleineren Kindern über eine Inhalierhilfe. (10-)15 min anschließend wird die Spirometrie wiederholt. Der Test fällt positiv aus, wenn sich das FEV_1 um $\geq$ 12 % verbessert.

Bronchiale Provokation
Eine bronchiale Hyperreaktivität ist charakteristisch, jedoch nicht spezifisch für ein Asthma bronchiale. Ihr Vorhandensein kann durch unterschiedliche Testverfahren erfasst werden, dazu zählen freie Laufbelastung oder standardisierte Laufbelastung auf einem Laufband als indirekte Provokationsverfahren sowie spezifische und unspezifische inhalative Provokationsformen. Vor der Durchführung einer bronchialen Provokation müssen Medikamente, die das Ergebnis potenziell beeinflussen, pausiert werden (Tab. 10.3).

Tab. 10.3: Karenzzeiten relevanter Medikamente vor bronchialer Provokation (modifiziert nach [6]).

Medikament	Wirkstoff	Karenzzeit
inhalative kurzwirksame Betamimetika	Salbutamol	8 h
inhalative Parasympathikolytika	Ipratropiumbromid	12 h
inhalative langwirksame Betamimetika	Salmeterol, Formoterol	24 h
Leukotrienrezeptorantagonisten	Montelukast	24 h
Antihistaminika	Cetirizin, Laratadin	24–48 h
inhalative Steroide	Budesonid, Fluticason	14 Tage

Laufbelastung

Eine Laufprovokation kann prinzipiell durch freies Rennen durchgeführt werden und ist für eine Einschätzung, ob eine bronchiale Hyperreaktivität besteht, hilfreich. Durch die fehlende Standardisierung und damit häufig tendenziell zu geringe Laufintensität besteht aber die Gefahr für falsch negative Ergebnisse. Die Laufbandbelastung wiederum erfolgt nach einem standardisierten Protokoll. Innerhalb von 2–3 Minuten soll die Zielventilation erreicht werden, hierfür wird das Band auf eine Geschwindigkeit von 6–10 km/h und eine Steigung von 10–20 % eingestellt. Die Herzfrequenz muss auf > 80 % der vorhergesagten Maximalfrequenz ansteigen (220 Schläge/min – Alter (Jahren)) und diese für 4–6 Minuten gehalten werden. 5, 10, 15 und 20 min nach Lauf wird die Spirometrie erneut gemessen und ggf. eine Bronchospasmolyse mit erneuter Spirometrie 10 min später durchgeführt. Ein Abfall des FEV_1 von $\geq$ 10 % wird als positives Ergebnis bewertet, die Spezifität ist jedoch höher bei einem FEV_1 Abfall > 15 % [7].

Inhalative Provokation

Von den verschiedenen Möglichkeiten der inhalativen Provokation ist die mit Methacholin inzwischen die häufigste. Sie ist nebenwirkungsärmer und schließt bei einem negativen Testbefund das Vorliegen einer bronchialen Hyperreaktivität weitgehend aus.

10.2.1.4 Exhaliertes Stickstoffmonoxid

Die Bestimmung des fraktionierten exhalierten Stickstoffmonoxids (FeNO) ist eine nicht invasive Methode zur Abschätzung der bronchialen Entzündung. Ihre Messung ist für die Diagnose eines Asthma bronchiale nicht zwingend notwendig, kann aber ergänzende Hinweise insbesondere auch unter Therapie geben, wie zum Beispiel ausreichende Dosis des inhalativen Steroides, Abschätzung der Therapieadhärenz, ferner kann sie die Differentialdiagnostik unterstützen.

10.2.1.5 Sensibilisierungsdiagnostik

Da das allergische Asthma bronchiale die häufigste Asthmaform im Kindes- und Jugendalter ist, gehört die Sensibilisierungsdiagnostik mit Bestimmung des Gesamt-IgE
und den Standard-Atemwegsallergenen fest zur Diagnosefindung dazu. Diese kann
entweder als Haut-Prick-Test oder als In-vitro-Diagnostik durchgeführt werden.
Tab. 10.4 beinhaltet die wichtigsten Allergene.

Tab. 10.4: Relevante Allergen für die Sensibilisierungsdiagnostik bei Verdacht auf ein allergisches Asthma.

- Dermatophagoides pteronyssinus
- Dermatophagoides farinae
- Birkenpollen
- Erlenpollen
- Haselpollen
- Graspollen
- Roggenpollen
- Alternaria
- Penicillium notatum
- Aspergillus
- Beifuß
- Spitzwegerich
- Hundeepithel
- Katzenepithel

Susannes Sensibilisierungstest ergibt den Befund einer Graspollen- und Alternariasensibilisie-
rung.

10.2.1.6 Bildgebung

Insbesondere zum Ausschluss anderer Ursachen einer bronchialen Obstruktion (anatomische Malformation, Tumor, Fremdkörperaspiration) gehört zur Erstdiagnose einmalig eine Röntgenaufnahme der Lunge. Im weiteren Verlauf und insbesondere unter einer Therapie ist diese dann nicht mehr indiziert.

10.2.2 Differentialdiagnosen

Asthma-ähnliche Symptome können durch eine Vielzahl von anderen Erkrankungen
verursacht werden, insbesondere das Symptom der Atemnot. Im Speziellen gehören
dazu folgende Erkrankungen:

Bronchopulmonale Dysplasie – diese Erkrankung, die nur bei Frühgeborenen auftritt, ist unter anderem gekennzeichnet durch eine meistens pathologische Lungenfunktion mit obstruktiver oder restriktiv-obstruktiver Ventilationsstörung sowie einer erhöhten bronchialen Reaktivität. Hinweisgebend ist hier die Perinatalanamnese der Frühgeburtlichkeit mit prolongierter Sauerstoffbedürftigkeit entsprechend der Krankheitsdefinition.

Bronchiolitis obliterans – diese Kinder fallen durch eine deutlich obstruktive Lungenfunktion auf, in ihrer Anamnese sind, sofern erinnerlich, häufig frühe oft virale Pneumonien zu verzeichnen, in deren Folge die Bronchiolitis obliterans als Defektheilung zu verstehen ist.

Bei der Stimmbanddysfunktion (*Vocal Cord Dysfunction*, VCD) haben die Betroffenen, meist Jugendliche, eine anfallsartige Atemnot, die in der Ruhe aber auch unter körperlicher Belastung auftreten kann. Charakteristischerweise und durch gezieltes Fragen zu erfahren, ist eine inspiratorische Atemnot mit einem hörbaren inspiratorischen Stridor. Eine Überlappung mit einem meist milden Asthma bronchiale ist möglich.

Bei Sportlern tritt gelegentlich eine belastungsinduzierte laryngeale Obstruktion (*Exercise induced laryngeal obstruction*, EILO) auf. Auch hier ist das führende Symptom die inspiratorische Atemnot unter körperlicher Ausbelastung.

Bei der Exogen-allergischen Alveolitis steht eine Typ-3- und Typ-4-Immunreaktion im Vordergrund, die gegen organische Stäube wie Schimmelpilze, Vogelfedern und Kot sowie andere Substanzen gerichtet ist. Es existiert eine akute sowie eine chronische Form. In der Lungenfunktionsprüfung charakteristisch ist die überwiegend restriktive Ventilationsstörung.

Die Fremdkörperaspiration kann auch jenseits des Kleinkindalters eine Ursache für eine Asthma-ähnliche Symptomatik sein und muss daher insbesondere bei fehlendem Ansprechen auf eine Asthmatherapie in Betracht gezogen werden.

10.2.3 Therapie

10.2.3.1 Therapie des akuten Asthmaanfalles

Zur Einschätzung der Schwere eines Asthmaanfalles dienen unter anderem die Erfassung der klinischen Symptome, der Atemfrequenz, des Atemmusters sowie der Sauerstoffsättigung (Tab. 10.5).

Die medikamentöse Notfalltherapie wird mit dem inhalativen Betamimetikum und je nach Schweregrad ergänzend Prednisolon und supplementärem Sauerstoff durchgeführt (Tab. 10.6).

Tab. 10.5: Klinische Symptome in Abhängigkeit des Schweregrads des Asthmaanfalls [3].

	leichter bis mittel-schwerer Anfall	schwerer Anfall	lebensbedrohlicher Anfall
Symptome	Unvermögen einen längeren Satz während eines Atemzuges zu vollenden	Unvermögen einen längeren Satz während eines Atemzuges zu vollenden	Erschöpfung, Konfusion
klinische Zeichen			
Atemfrequenz	< 30/min	> 5 Jahre: > 30/min 2–5 Jahre: > 40/min	> 5 Jahre: > 30/min 2–5 Jahre: > 40/min auch Bradypnoe oder Apnoe möglich
Atemmuster	– verlängerte Ausatmung – interkostale Einziehungen – Nasenflügeln – trockene Rasselgeräusche im Exspirium	– verlängerte Ausatmung – Interkostale Einziehungen – Nasenflügeln – trockene Rasselgeräusche im Exspirium	– ggf. kein Atemgeräusch – „Stille Lunge" aber auch – trockene Rasselgeräusche im Exspirium möglich
apparative Zeichen			
Blutdruck	normoton	normoton	hypoton
PEF (wenn am Gerät geschult)	< 80 % und > 50 % des persönlichen Bestwertes (PBW)	< 50 % des PBW	ggf. nicht messbar
Pulsoxymetrie	$SaO_2 \geq 92$ %	$SaO_2 < 92$ %	$SaO_2 < 92$ % Zyanose

Tab. 10.6: Notfalltherapie in Abhängigkeit vom Schweregrad des Asthmanfalls [3].

	leichter bis mittelschwerer Anfall	schwerer Anfall	lebensbedrohlicher Anfall
Sauerstoff	in der Regel nicht erforderlich	Zielsättigung: > 94 %	Zielsättigung: > 94 %
atemerleichternde Körperstellungen, Lippenbremse	anwenden	anwenden	anwenden
SABA inhalativ	2–4 Hübe alle 10–20 Minuten	2–4 Hübe alle 10–20 Minuten	2–4 Hübe alle 10–20 Minuten; alternativ: Dauerverneblung des SABA mit Sauerstoff unter Kontrolle der Herzfrequenz
Ipratropiumbromid inhalativ	nicht anwenden	2–4 Hübe alle 6–8 Stunden als add-on zu SABA	2–4 Hübe alle 6–8 Stunden als add-on zu SABA
Prednisolon	wenn kein ausreichendes Ansprechen auf 2–4 Hübe SABA alle 10 Minuten zweimal in Folge: 1–2 mg/kg Körpergewicht Prednisolon oral oder i. v.	wenn kein ausreichendes Ansprechen auf 2–4 Hübe SABA alle 10 Minuten zweimal in Folge: 1–2 mg/kg Körpergewicht Prednisolon oral oder i. v.	sofort, soweit möglich: 1–2 mg/kg Körpergewicht Prednisolon i. v.

Susanne erhält in der Notaufnahme Salbutamol über ein Dosieraerosol, ferner wird ein intravenöser Zugang gelegt, Prednisolon mit 2 mg/kg KG i. v. injiziert und anschließend Flüssigkeit infundiert.

10.2.3.2 Asthma-Dauertherapie

Die Asthma-Dauertherapie hat das Ziel, eine Asthmakontrolle zu erreichen. Diese wiederum orientiert sich vorrangig an der klinischen Symptomatik und ferner dem Befund der Lungenfunktion (Tab. 10.7). Dabei soll die Asthmakontrolle mit der geringstmöglichen Anzahl und niedrigstmöglichen Dosis an Asthmamedikation erreicht und aufrecht gehalten werden.

Tab. 10.7: Definition der Asthmakontrolle bei Kindern und Jugendlichen nach [3].

Grade der Asthmakontrolle bei Kindern und Jugendlichen		gut kontrolliert	teilweise kontrolliert	unkontrolliert
Symptomkontrolle	Hatte der Patient in den letzten 4 Wochen: – Symptome tagsüber. – Nächtliches Erwachen durch Asthma. – Gebrauch von Bedarfsmedikation.* – Aktivitätseinschränkung durch Asthma.	kein Kriterium erfüllt	1–2 Kriterien erfüllt	3–4 Kriterien erfüllt
Beurteilung des Risikos für eine zukünftige Verschlechterung des Asthmas	Erhebung von: – Lungenfunktion (Vorliegen einer Atemwegsobstruktion) – Anzahl stattgehabter Exazerbationen (keine/ ≥ 1 × im Jahr/in der aktuellen Woche)			

* Bei Patienten ab 12 Jahren, die in Stufe 2 ausschließlich die Fixkombination (ICS niedrigdosiert und Formoterol) bedarfsweise anwenden, ist das Kriterium nicht anwendbar: Bei gut kontrolliertem Asthma wird die Fixkombination nicht häufiger als zweimal pro Woche angewandt.

Die Asthmadauertherapie orientiert sich an einem medikamentösen Stufenschema und ist aktuell auf sechs Therapiestufen festgelegt (Abb. 10.3).

Inhalative Kortikosteroide in steigender Dosierung sind die Basis der Asthma-Dauertherapie. Lediglich in Stufe 1 ist die bedarfsweise Monotherapie mit einem Betasympathomimetikum bzw. in begründeten Fällen mit Ipratropiumbromid indiziert (Dosierung der inhalativen Steroide s. Tab. 10.8).

Ist die alleinige Therapie mit einem Kortikosteroid nicht für eine Asthmakontrolle ausreichend, wird zusätzlich mit weiteren Substanzen behandelt. Dazu gehören die langwirksamen Betamimetika Salmeterol und Formoterol, der Leukotrienrezeptorantagonist Montelukast sowie das langwirksame Anticholinergikum Tiotropiumbromid. Bei schwerem Asthma, welches sich unter einer inhalativen Therapie nicht ausreichend kontrollieren lässt, besteht die Indikation für die Therapie mit einem Biologikum. Die meisten Erfahrungen existieren mit dem Anti-IgE Antikörper Omalizumab, welcher ab dem Alter von sechs Jahren zugelassen ist. Neue Biologika wie Mepolizumab und Dupilumab wurden unlängst für die Anwendung bei Kindern bzw. Jugendlichen zugelassen.

medikamentöses Stufenschema | Kinder und Jugendliche

	Stufe 1	Stufe 2	Stufe 3	Stufe 4	Stufe 5	Stufe 6
Langzeittherapie		ICS niedrigdosiert (bevorzugt) oder LTRA	ICS mittel-dosiert	ICS mittel-dosiert + LABA oder ICS mittel-dosiert + LTRA oder ICS mittel-dosiert + LABA + LTRA	ICS hoch-dosiert + LABA oder ICS hoch-dosiert + LTRA oder ICS hoch-dosiert + LABA + LTRA oder ICS hoch-dosiert + LABA + LAMA	*zusätzlich zu Stufe 5* Anti-IgE-Anti-körper oder ggf. Anti-IL-4-R- oder Anti-IL-5-Antikörper
		Alternative in begründeten Fällen: ab 12 Jahren: bedarfsorientier-te Anwendung der Fixkombi-nation aus ICS niedrigdosiert + Formoterol*		*bei unzurei-chender Kontrolle:* ICS mittel-dosiert + LABA + LTRA + LAMA	ICS hoch-dosiert + LABA + LTRA + LAMA	*Alternative in begründeten Fällen:* OCS (zusätzlich oder alternativ)
Bedarfstherapie	SABA oder ab 12 Jahren: Fixkombina-tion aus ICS niedrig-dosiert + Formoterol*	SABA (wenn Fixkombination aus ICS niedrigdosiert + Formoterol bedarfsorientiert als Langzeit-therapie: keine weitere Bedarfstherapie mit SABA notwendig)		SABA oder ab 12 Jahren: Fixkombination aus ICS + Formo-terol, wenn diese auch die Langzeittherapie darstellt		

Alternativen in begründeten Fällen: zusätzlich oder alternativ Ipratropiumbromid

* Fixkombination (ICS niedrigdosiert + Formoterol) bedarfsorientiert in Stufe 1 und 2 nicht zugelassen (Stand: August 2020)

Abb. 10.3: Asthmastufentherapie modifiziert nach [3].

Tab. 10.8: Dosierung verschiedener inhalativer Steroide bei Kindern und Jugendlichen nach [3].

Wirkstoff (ICS); Dosis pro Tag in Mikrogramm	niedrige Dosis		mittlere Dosis		hohe Dosis	
	Kinder < 12 Jahre	Jugendliche 12–18 Jahre	Kinder < 12 Jahre	Jugendliche 12–18 Jahre	Kinder < 12 Jahre	Jugendliche 12–18 Jahre
Beclometasondipropionat (BDP) – Pulver zur Inhalation	≤ 200	≤ 200[1]	> 200–400	> 200–400[1]	–[1]	–[1]
Beclometasondipropionat (BDP) – DA	≤ 100	≤ 100[1]	> 100–200	> 100–200[1]	–[1]	–[1]
Budesonid	≤ 200	≤ 200[1]	> 200–400	> 200–400[1]	–[1]	–[1]
Ciclesonid	–	80	–	160	–	> 160
Fluticasonfuroat	–	–	–	100	–	> 100
Fluticasonpropionat	≤ 100	≤ 100	> 100–200	> 100–250	> 200	> 250
Mometasonfuroat	–	200	–	400	–	> 400

[1] Bei BDP und Budesonid bestehen aus Sicht der Autoren Sicherheitsbedenken im Hinblick auf die Plasmaspiegel. Daher gleichen die Dosisangaben der Jugendlichen denen der Kinder jeweils für den niedrigen und mittleren Dosisbereich. Im hohen Dosisbereich werden die genannten Wirkstoffe von der Leitliniengruppe eher nicht empfohlen (deshalb dort auch keine Dosisangaben).

Für die Durchführung der inhalativen Therapie stehen verschiedene Optionen zur Verfügung. Das Dosieraerosol ist besonders geeignet bei Kleinkindern und jungen Schulkindern, sollte aber nie ohne eine zusätzliche Inhalierhilfe verwendet werden, um die bronchiale Deposition des Medikamentes zu erhöhen und Nebenwirkungen insbesondere bei inhalativen Kortikosteroiden zu vermeiden. Die Anwendung eines Trockenpulverinhalators erfordert ein ausreichend hohes Maß an inspiratorischem Fluss, welches etwa ab dem Schulkindalter umgesetzt werden kann. Der Vorteil hier ist, dass keine Inhalierhilfe notwendig ist und somit das Inhalationssystem kleiner ausfällt. Verschiedene Pulverinhalatoren stehen zur Verfügung. Die Entscheidung für den jeweiligen Inhalator wird vor allem dadurch bestimmt, wie das Kind mit dem System zurechtkommt. Daher ist einerseits die vorherige Prüfung der Fähigkeit, mit dem Inhalationsgerät umzugehen und ausreichend gut inhalieren zu können, essenziell für die Auswahl, die dann aber regelmäßige Kontrolle und Instruktionen des richtigen Inhalationsmanövers Grundlage für eine effektive Therapiedurchführung (Tab. 10.9).

Susanne kommt mit dem Trockenpulverinhalator gut zurecht, mit dem sie während ihres stationären Aufenthaltes inhaliert hat, und bei dem ihr Sr. Ulrike jeden Tag gezeigt hat, was sie noch besser machen kann.

Da die Therapieadhärenz bei Kindern und Jugendlichen mit Asthma bronchiale nur bei ca. 50 Prozent liegt, ist ein besonderer Wert auf die regelmäßige Therapiekontrolle, Instruktion und Thematisierung der Notwendigkeit einer Therapie auch bei fehlender subjektiver Symptomwahrnehmung zu legen. Ein wichtiger Beitrag dazu ist auch die Teilnahme an einer Asthmaschulung, für die es ein standardisiertes Programm durch die Arbeitsgemeinschaft Asthmaschulung im Kindes- und Jugendalter e. V. (AGAS) gibt. Kinder und Jugendliche können in einem Disease-Management-Programm DMP Asthma bronchiale eingeschlossen werden und in diesem Rahmen auch an einer Asthma-Schulung teilnehmen. Alternativ kann dies auch im Rahmen einer Rehabilitationsmaßnahme durchgeführt werden (siehe Kap. 7.7).

Tab. 10.9: Korrektes Inhalationsmanöver mit verschiedenen Inhalatoren.

Dosieraerosol	ausatmen tiefe langsame Einatmung kurzes Atemanhalten 5–10 sek langsam ausatmen
Pulverinhalator	maximale Ausatmung (nicht in den Inhalator) rasche tiefe Einatmung kurzes Atemanhalten 5–10 sek langsam ausatmen
Kompressionsvernebler	langsame tiefe Einatmung mit kurzer endinspiratorischer Pause, entspannte Ausatmung

10.2.3.3 Allergen-Immuntherapie

Die Bedeutung der Allergen-Immuntherapie (AIT) auch bei Vorliegen eines Asthma bronchiale hat in den letzten Jahren zugenommen, so besteht auch in der aktuellen Nationalen Versorgungsleitlinie Asthma bronchiale die Empfehlung, dass bei Patienten mit einem allergischen Asthma, bei denen eine nachweisbare allergische Symptomatik und entsprechende allergische Sensibilisierung vorliegt, die Indikation zu einer Allergen-Immuntherapie geprüft werden soll. Um den Zustand des kontrollierten Asthmas während der AIT besser unter Kontrolle halten zu können, empfiehlt sich hier eher die subkutan applizierte AIT als die sublinguale AIT (siehe Kap. 7.3).

Susanne beginnt im Herbst mit einer subkutan injizierten AIT mit Graspollenextrakt.

10.2.4 Verlauf

Unter einer standardisierten und Leitlinien-konformen Therapie lässt sich bei der Mehrzahl betroffener Kinder und Jugendlicher eine Asthmakontrolle dauerhaft erreichen. Insbesondere die Patienten, die nur eine leichte Form des Asthmas sowie wenige weitere begleitende Erkrankungen aus dem atopischen Formenkreis haben, haben die beste Langzeitprognose, auch während des Schulkindalters symptomfrei zu werden und ohne Therapiebedarf zu bleiben. Die Masse der Jugendlichen benötigt aber auch bis in das Erwachsenenalter hinein die Therapie. Vor diesem Hintergrund ist es wichtig, dass mit Erreichen des Erwachsenenalters eine möglichst standardisierte Transition in die Erwachsenenbetreuung stattfindet.

⚠ Take Home Message
- Asthma bronchiale ist eine chronisch entzündliche Atemwegserkrankung, die durch eine bronchiale Obstruktion wechselnder Intensität sowie eine bronchiale Hyperreagibilität gekennzeichnet ist.
- Klinische Symptome wie Atemnot insbesondere bei Belastung, auffällige Auskultationsbefunde wie Giemen, Brummen sowie verlängertes Exspirium sind hinweisgebend.
- Die häufigste Form ist das allergische Asthma bronchiale.
- Sehr häufig besteht neben dem Asthma auch eine allergische Rhinitis oder Rhinokonjunktivitis.
- Ziel einer jeden Asthmatherapie ist das Erreichen einer Asthmakontrolle.
- Die Behandlung des Asthmas orientiert sich an einer Stufentherapie.
- Das inhalative Kortikosteroid ist die Basistherapie. Die Allergen-Immuntherapie ist bei kontrolliertem Asthma und nachweislicher allergischer Sensibilisierung mit klinischen Symptomen bei Allergenexposition indiziert.
- Jedes Kind mit einem Asthma bronchiale braucht ein schnellwirkendes Betamimetikum als Notfallmedikament.
- Die korrekte Inhalationstechnik muss regelmäßig überprüft und instruiert werden.
- Kinder mit Asthma bronchiale profitieren von einer Asthmaschulung, die standardisiert nach den Vorgaben der Arbeitsgemeinschaft Asthmaschulung im Kindes- und Jugendalter durchgeführt wird.

Referenzen
[1]   Bao Y, Chen Z, Liu E, et al. Risk-Factors in Preschool Children for Predicting Asthma During the Preschool Age and the Early School Age: a Systematic Review and Meta-Analysis. Curr Allergy Asthma Rep. 2017;17:85.
[2]   Ducharme FM, Dell SD, Radhakrishnan D, et al. Diagnosis and management of asthma in preschoolers: A Canadian Thoracic Society and Canadian Paediatric Society position paper. Paediatr Child Health. 2015;20:353–71.
[3]   https://www.leitlinien.de/nvl/asthma. Nationale Versorgungsleitlinie Asthma bronchiale 4. Auflage 2020 [letzer Aufruf: 09.11.2020].
[4]   Garden FL, Simpson JM, Mellis CM, Marks GB. CAPS Investigators.Change in the manifestations of asthma and asthma-related traits in childhood: a latent transition analysis. Eur Respir J. 2016;47(2):499–509.

[5] Bush A. Pathophysiological Mechanisms of Asthma. Front Pediatr. 2019;7:68.

[6] Lex C, Zacharasiewicz A, Schulze J, et al. Bronchiale Provokation im Kindes- und Jugendalter. Monatsschr Kinderheilkd. 2015;163:826–832.

[7] Hallstrand TS, Leuppi JD, Joos G, et al. Bronchoprovocation Testing Task Force. ERS technical standard on bronchial challenge testing: pathophysiology and methodology of indirect airway challenge testing. Eur Respir J. 2018;52(5):1801033.

11 Allergische Rhinokonjunktivitis

Michael Gerstlauer

11.1 Die saisonale allergische Rhinokonjunktivitis

Kasuistik

Der fünfjährige Elias wird im April des Jahres erstmalig vorgestellt. Im Säuglingsalter bestand eine atopische Dermatitis. Unter konsequenter Basistherapie und sporadischer Gabe topischer Steroide war diese gut zu beherrschen und besserte sich über die nächsten Jahre. Im Frühsommer und Sommer des Vorjahres zeigte er deutliche Beschwerden bei schönem Wetter im Freien. Er musste vermehrt niesen, hatte rote Augen und klagte über Juckreiz sowohl an den Augen als auch an der Nase. Der Allgemeinzustand des Jungen war deutlich reduziert gewesen. Er hatte nachts schlechter geschlafen und tagsüber oft gequengelt. Bei körperlicher Belastung hustete Elias in diesem Zeitraum gelegentlich. Auch in den Nacht- und frühen Morgenstunden war aus dem Kinderzimmer sporadisch Husten zu hören.

Infekte bestanden in der Familie zu dieser Zeit nicht.

Die Mutter leidet an einer Birkenpollenallergie. Bei sich kennt sie eine ähnliche Symptomatik in den Monaten März und April und möchte nun wissen, wie man ihrem Sohn für die nächsten Jahre helfen kann. Im Rahmen der Erstvorstellung wird ein Allergiefragebogen ausgefüllt. Aus diesem ergibt sich, dass der Vater als Jugendlicher häufig Bronchitis gehabt habe. In der Familie würde nicht geraucht, sie lebt in ländlicher Umgebung in einem Neubau. Eine Katze wird zu Hause gehalten.

Ein Pricktest wird angelegt, der Junge toleriert die Durchführung ordentlich. Er zeigt eine Sensibilisierung gegen Gräserpollen. Die Testung auf Baumpollen, Schimmelpilze, Hausstaubmilben und Katzen ergibt ein negatives Resultat.

Für die aktuelle Pollensaison wird eine symptomatische Therapie mit einem Antihistaminikum der zweiten Generation zur oralen Anwendung bei Bedarf verordnet. Zusätzlich wird eine topische Therapie mit einem nasalen Steroid empfohlen, falls sich die Situation alleine mit einer Bedarfstherapie nicht kontrollieren lassen sollte. Ein Beschwerdetagebuch soll über die aktuelle Pollensaison geführt werden. Im Herbst wird mit der Familie über eine spezifische Immuntherapie entschieden.

11.1.1 Diagnostik

11.1.1.1 Anamneseerhebung

Ausgangspunkt der Anamnese sind die aktuellen Beschwerden des Patienten und der Wunsch der Familie nach einer symptomatischen Linderung der Beschwerden, aber auch nach einer langfristigen Therapiestrategie (vgl. Abb. 11.1).

Bei unserem Patienten zeigt sich über mehrere Wochen im Frühsommer bis in den Sommer eine orts- und witterungsabhängige Beschwerdesymptomatik mit Konjunktivitis und Rhinitis. Der sporadische Husten könnte Hinweis auf eine bronchiale Hyperreagibilität, aber auch auf eine vermehrte Sekretbelastung im Nasenrachenraum mit konsekutivem Husten sein. Husten in der Nacht und in den frühen Morgen-

https://doi.org/10.1515/9783110644029-011

Eigenanamnese
Rhinitis und Konjunktivitis im
Frühsommer und Sommer
nächtlicher Husten
atopische Dermatitis

Familienanamnese
Birkenpollenallergie mit
ARC bei der Mutter
V. a. Asthma beim Vater

Exposition
Pollen in ländlicher
Umgebung
Hausstaubmilben/Katze
Schimmelpilze

Pricktestung
+ Gräser
– Baumpollen, Hausstaubmilben,
  Katze, Schimmelpilze

Verdachtsdiagnose
moderate, persistierende
allergische Rhinokonjunktivitis
Gräserpollen-Monoallergie

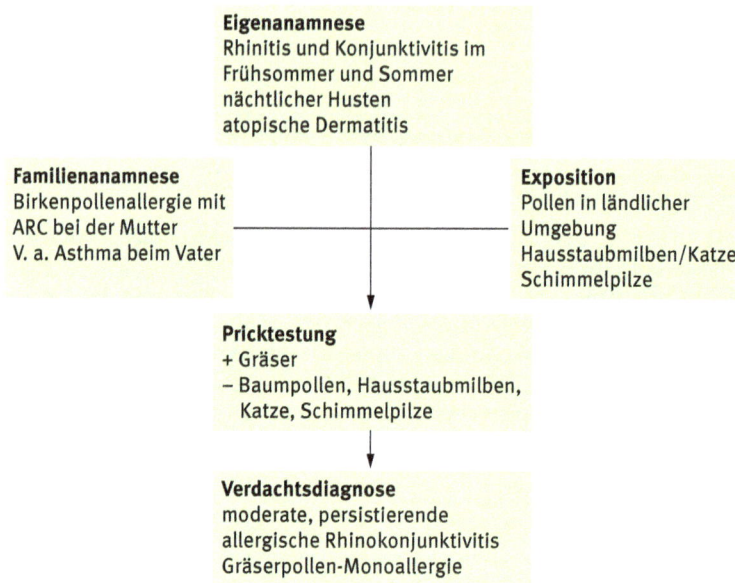

Abb. 11.1: Diagnostisches Vorgehen bei Verdacht auf Allergische Rhinokonjunktivitis.

stunden könnte ebenfalls auf eine Problematik im Nasopharynx, aber auch auf eine bronchiale Hyperreagibilität oder ein Asthma bronchiale hinweisen. Wichtig ist der Ausschluss akuter oder chronischer Infektionen. Aus der Eigenanamnese des Patienten ergeben sich Hinweise auf eine Atopie, da er eine atopische Dermatitis im Säuglingsalter hatte. Die Mutter hat den Verdacht auf eine allergische Rhinokonjunktivitis bei ihrem Kind, da sie selbst ebenfalls an einer Birkenpollenallergie mit allergischer Rhinokonjunktivitis leidet. Sie kann aus den ihr bekannten Symptomen Parallelen zu den Beschwerden bei ihrem Sohn ziehen. Die Informationen aus der Familienanamnese sind wichtig. Sie zeigen bei Elias das Risiko einer familiären Atopie- und Asthmabelastung auf.

Neben der Familienanamnese ist als nächster Punkt das häusliche Umfeld abzufragen. Besonderer Wert wird hier auf die Allergenexposition durch Haustiere und im Arbeitsumfeld gelegt. Zentral ist die Frage nicht nur nach aktivem Rauchen, sondern auch nach Passivrauchbelastung. Ein dem Alter des Patienten angepasster, strukturierter Allergiefragebogen erleichtert das Anamnesegespräch. Er sichert, keine zentralen Punkte vergessen zu haben. Wird der Allergiefragebogen bereits vor dem ersten Arzt-Patientengespräch ausgefüllt, ergibt sich für die Familie die Möglichkeit, sich anhand der Fragen vorab zu besprechen.

11.1.1.2 Besonderheiten der klinischen Untersuchung

Da der Patient außerhalb der Pollenflugsaison vorgestellt wird, kann die klinische Untersuchung gänzlich unauffällig sein. Um retrospektive relevante Befunde erheben zu können, eignen sich aber zum Beispiel Fotografien oder kurze Filme, die viele Familien auf ihren Mobiltelefonen gespeichert haben.

Die klinische Untersuchung eines Patienten mit Verdacht auf allergische Rhinokonjunktivitis soll über die reine Inspektion von Augen und Nase hinausgehen. Eine vollständige Inspektion des Hautbildes sucht nach Zeichen der atopischen Dermatitis. Die Inspektion des Thorax sucht nach Einziehungen, die Auskultation nach pathologischen Atemgeräuschen. Eine Otoskopie nach einem Mittelohrerguss. Die Atemfrequenz soll immer bestimmt werden. Die Untersuchung der vorderen Nasenhöhle kann mit einem Nasenspekulum durchgeführt werden und neben einer Hypersekretion typischerweise livide, verschwollene Nasenmuscheln zeigen. Eine Racheninspektion sucht nach vergrößerten Tonsillen und einer Schleimstraße an der Rachenhinterwand. Die Bestimmung von Körpergröße und -gewicht sowie die Korrelation mit der Perzentilenkurven sollte bei jedem Verdacht auf eine chronische Erkrankung erfolgen.

11.1.1.3 Sensibilisierungsdiagnostik

Die Verdachtsdiagnose einer saisonalen allergischen Problematik wird primär durch den Haut Prick-Test erhärtet. Relevante saisonale Allergene wie die Birkenpollen, die eng verwandten Hasel- und Erlenpollen, aber auch die mit der Birke nicht kreuzreaktiven Eschenpollen sind zu bestimmen. Neben Gräserpollen muss auch nach Schimmelpilzen gesucht werden. Schimmelpilze zeigen ebenfalls in den Sommermonaten eine erhöhte Belastung. Da unser Patient auch in den Nachtstunden Husten zeigt, müssen auch ganzjährig relevante Allergene wie die Hausstaubmilben in die Diagnostik mit einbezogen werden. Zusätzlich die Katze, die im häuslichen Umfeld vorhanden ist.

Da sich eine eindeutige Sensibilisierung nur gegen Gräserpollen zeigt, ist eine weiterführende Diagnostik zum Beispiel mittels IgE-Bestimmung für den Patienten nicht notwendig. Deshalb kann auch auf eine nasale Provokationsuntersuchung verzichtet werden, die bei unklarer Anamnese und breitem Sensibilisierungsspektrum indiziert wäre. Hier passen klinische Beschwerden exakt zur Exposition und zum Allergietest.

11.1.1.4 Funktionsdiagnostik

Bei rezidivierendem Husten, atopischer Dermatitis in der Eigenanamnese sowie klinischem Verdacht auf allergische Rhinokonjunktivitis besteht für den Patienten ein hohes Risiko, ein allergisches Asthma bronchiale zu entwickeln. Es sollte deshalb bereits zum jetzigen Zeitpunkt eine Lungenfunktionsdiagnostik durchgeführt werden. Beim fünfjährigen Jungen kann mit guter Anleitung eine valide Spirometrie abgeleitet werden. Ein Bronchospasmolysetest empfiehlt sich im Anschluss für alle Patienten. Falls verfügbar, kann auch eine Messung des exhalativen Stickstoffmonoxid erfolgen.

11.1.2 Differentialdiagnosen

In der Differentialdiagnostik (vgl. Abb 11.2) sind verschiedene Punkte herauszuarbeiten. Zunächst gilt es zu klären, ob die Beschwerdesymptomatik eine allergologische Ursache hat und welches Allergen verantwortlich ist, oder ob infektiöse, autoinflammatorische oder atopische Auslöser für die Entzündungsreaktion verantwortlich sind.

Die positive Eigen- und Familienanamnese für die Atopie und die enge Korrelation der Beschwerden mit dem Kontakt zu potenten Allergenen, auf die der Patient sensibilisiert ist, geben eine hohe Sicherheit, dass die Gräserpollenallergie der relevante Auslöser ist.

Als nächster Punkt ist zu klären, ob es sich allein um eine Rhinokonjunktivitis handelt oder ob auch eine bronchiale Hyperreagibilität bzw. ein allergisches Asthma bronchiale vorliegt. Eine unauffällige Ruhe-Lungenfunktion außerhalb der Pollenexposition kann ein allergisches Asthma bronchiale nicht ausschließen. Neben einem Bronchospasmolysetest sollte eine erneute Lungenfunktion im Zeitraum der Allergenexposition erfolgen. Auch kann über unspezifische Provokationsuntersuchungen (zum Beispiel Laufbandprovokation kombiniert mit Lungenfunktionsdiagnostik) nachgedacht werden.

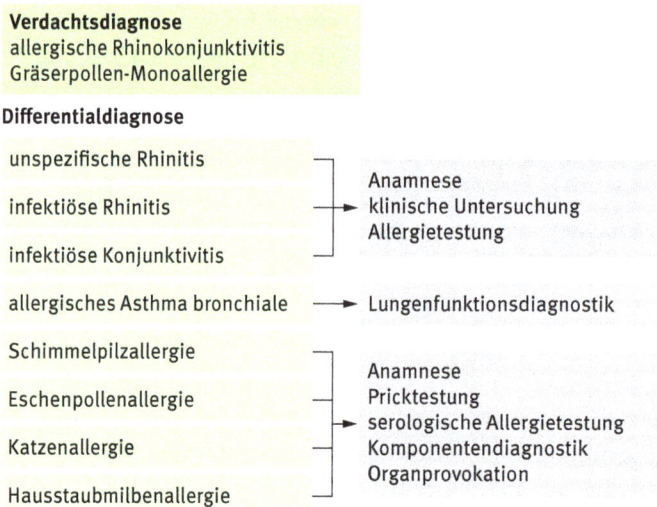

Verdachtsdiagnose
allergische Rhinokonjunktivitis
Gräserpollen-Monoallergie

Differentialdiagnose

unspezifische Rhinitis ⎤
infektiöse Rhinitis ⎥→ Anamnese / klinische Untersuchung / Allergietestung
infektiöse Konjunktivitis ⎦

allergisches Asthma bronchiale ⟶ Lungenfunktionsdiagnostik

Schimmelpilzallergie ⎤
Eschenpollenallergie ⎥→ Anamnese / Pricktestung / serologische Allergietestung / Komponentendiagnostik / Organprovokation
Katzenallergie ⎥
Hausstaubmilbenallergie ⎦

Abb. 11.2: Differentialdiagnose bei Verdacht auf Allergische Rhinokonjunktivitis.

11.1.3 Stolpersteine

Es muss überlegt werden, ob der Junge im Freien eventuell Kontakt zu anderen Allergenquellen hat. Bei Beschwerden, die hauptsächlich im Sommer im Freien auftreten, könnte neben der klassischen Gräserpollenallergie eventuell auch eine Schimmelpilzallergie eine Rolle spielen. Falls er im Sommer regelmäßig im Freien mit Kaninchen oder Hunden in der Nachbarschaft spielt, wäre dies in die Überlegungen ebenfalls mit einzubeziehen und die allergologische Diagnostik entsprechend zu erweitern.

Bestehen Unsicherheiten, kann eine exakte Beobachtung mit Dokumentation der Beschwerden in der folgenden Saison über ein Allergentagebuch oder eine App erfolgen. Die Beschwerdesymptomatik wird so prospektiv erfasst und mit der Allergenbelastung in Korrelation gesetzt. Sind dann weitere Fragen offen, empfiehlt sich – wie oben erwähnt – vor Einleitung einer kausalen Therapie eine nasale Provokationstestung.

11.1.4 Therapie

11.1.4.1 Allergenkarenz

Zur Reduktion der Allergenbelastung werden praktische Handlungsempfehlungen anhand eines Merkblattes mitgegeben. So ist darauf zu achten, dass der Junge seine Kleidung nach Aufenthalt im Freien nicht im Kinderzimmer lagert. Auch sollte während des Gräserpollenfluges das Trocknen der Wäsche nicht an der frischen Luft erfolgen.

11.1.4.2 Symptomatische Therapie

Die Therapie erfolgt in der ersten, unmittelbar an die Konsultation folgenden Saison zunächst rein symptomatisch. Der rasche Wirkeintritt moderner Antihistaminika der zweiten Generation ermöglicht eine Medikation bei Bedarf. Die Verträglichkeit und das Nebenwirkungsprofil dieser Medikamente sind akzeptabel. Eine Möglichkeit der Eskalation besteht durch die zusätzliche Integration topischer nasaler Steroide in das Therapiekonzept, falls die reine Therapie mit Antihistaminika nicht ausreicht [1].

11.1.4.3 Allergenspezifische Immuntherapie

Eine kausale allergenspezifische Immuntherapie soll im Verlauf erwogen werden. Die Indikation zur allergenspezifischen Immuntherapie besteht bei moderater bis schwerer Beeinträchtigung und einem Beschwerdezeitraum, der über vier Wochen hinausgeht. Dies ist für unseren Patienten gegeben. Für die Gräserpollenallergie stehen etablierte sublinguale wie subkutane Therapieansätze zur Verfügung [2,3]. Da der Patient die Pricktestung gut toleriert hat, stehen für ihn beide Optionen zur Verfügung [3,4].

Vorteil der subkutanen Behandlung wäre, dass der Patient nach der Aufdosierung nur einmal monatlich eine Behandlung bekommen müsste. Dies kann in einer gut organisierten Praxis über die Verfolgung der eingehaltenen Termine und falls erforderlich über Erinnerungen durch ein sog. „Recall-System" kontrolliert werden.

Vorteil der sublingualen Therapie wäre der Verzicht auf die Injektionen und die Möglichkeit, die Therapie zu Hause durchzuführen. Dies setzt eine hohe Zuverlässigkeit und Therapietreue der gesamten Familie voraus. Für beide Therapieoptionen ist es wichtig, mit der Familie vorab die potenziellen Nebenwirkungen und auch die Behandlungsdauer von mindestens drei Jahren zu besprechen. Nach Aufklärung sollte eine Einwilligung in die Therapie schriftlich fixiert werden [2].

11.1.5 Verlauf

Über die nächste Pollenflugsaison lässt sich die Symptomatik bei Elias gut durch eine Bedarfstherapie mit modernen Antihistaminika beherrschen. Der Einsatz topischer nasaler Steroide wird nicht erforderlich.

Im Herbst wird zusammen mit der Familie über den Beginn einer allergenspezifischen Immuntherapie entschieden. Da der Junge keine Probleme mit Injektionen hat, entscheidet sich die Familie für eine durchgehende, dreijährige subkutane Therapie. Die mit der Familie vereinbarten Therapieziele können erreicht werden. Zwar hat Elias unter der allergenspezifischen Immuntherapie im weiteren Verlauf, insbesondere zu Beginn des Gräserpollenfluges, noch milde Beschwerden. Im Alltag ist er aber kaum noch beeinträchtigt. Die symptomatische Therapie ist wesentlich seltener erforderlich. Der Verdacht auf ein Asthma bronchiale bestätigt sich in den nächsten Jahren nicht.

Take Home Message
- Rhinitis und Konjunktivitis in den Frühsommer- und Sommermonaten lässt an eine allergische Rhinokonjunktivitis mit Gräserpollenallergie denken.
- Bei eindeutigem Pricktest und klarer Anamnese ist keine weiterführende Diagnostik erforderlich.
- Für die unmittelbar anstehende Pollenflugsaison ist eine suffiziente symptomatische Therapie erforderlich.
- Aufgrund der eindeutigen Gräserpollenallergie und der familiären Allergie- und Asthmabelastung besteht die Indikation zur allergenspezifischen Immuntherapie.
- Die Entscheidung, ob eine sublinguale oder subkutane Therapie durchgeführt wird, erfolgt zusammen mit der Familie. Beide Therapieoptionen wären verfügbar und für das Alter zugelassen.

11.2 Perenniale allergische Rhinokonjunktivitis

Kasuistik

Die zwölfjährige Anna wird von ihren beiden Eltern vorgestellt. Eine Hausstaubmilbenallergie sei bei ihr bekannt. Das Jugendzimmer wurde bereits saniert. Kopfkissen, Bettdecke und Matratze sind mit milbendichten Überzügen versehen. Der Teppichboden wurde gegen einen Laminatboden ausgetauscht. Beide Eltern zeigen sich beunruhigt, dass ihre Tochter immer noch eine massiv behinderte Nasenatmung hat. Nachts würde sie schnarchen und morgens mehrere Taschentücher benötigen, bis die Nasenatmung frei wird. Ein- bis zweimal pro Woche erwache die Patientin mit Kopfschmerzen.

Aus dem schulischen Umfeld wird berichtet, dass sich die Patientin zunehmend schlechter konzentrieren könne. Sportlich sei die Patientin wenig aktiv. Am Schulsport nehme sie widerwillig teil. Ansonsten chatte sie lieber mit ihren Freundinnen.

Aus dem Anamnesebogen ergibt sich, dass die Patientin im Kleinkindalter häufig Bronchitis hatte. Einmalig sei eine Adenotomie mit Parazentese aufgrund rezidivierender Mittelohrentzündung und nächtlichem Schnarchen durchgeführt worden. Eine atopische Dermatitis bestand nicht. Die Mutter leidet an einer atopischen Dermatitis, der Vater an einem Asthma bronchiale und einer allergischen Rhinokonjunktivitis. Im häuslichen Umfeld werden Hunde, Meerschweinchen und Wellensittiche gehalten. Laut Anamnesebogen würde nicht geraucht. Bei Bedarf habe Anna ein Nasenspray eingesetzt, dies habe nicht geholfen.

11.2.1 Diagnostik

11.2.1.1 Anamneseerhebung

Grund der Vorstellung ist eine andauernde, starke Belastung der Jugendlichen bei anamnestisch gesicherter Hausstaubmilbenallergie trotz Versuchen der Allergenkarenz.

Aus dem Allergiefragebogen und der Anamnese ergeben sich erste Hinweise, einzelne Punkte sind aber nur angedeutet und müssen im persönlichen Gespräch noch klarer herausgearbeitet werden (vgl. Abb 11.3). Dies gilt besonders für die Schlafumgebung der Patientin. Ein *Encasing* für Kopfkissen, Bettdecke und Matratze sei im Einsatz und der Teppichboden sei aus dem Jugendzimmer entfernt worden. Es muss nun gefragt werden, welche weiteren Allergenquellen im Zimmer vorhanden sein könnten. Bezüglich der Hausstaubmilben könnten dies kleinen Teppiche auf dem Laminat oder Kuscheltiere im Bett bzw. weitere, nicht überzogene Kissen im Bett oder ein Sofa sein. Einige wenige Fotos aus dem Kinderzimmer vermitteln hier einen klaren Eindruck.

Obwohl in der Familie viele Allergiker leben, werden Tiere gehalten. Es wird also nachgefragt, wo sich der Hund aufhält, wo der Stall für das Meerschweinchen steht, wohin das Meerschweinchen gebracht wird und wo sich der Vogelkäfig befindet.

Anna liebt ihren Hund. Sein Korb steht im Wohnzimmer der Familie. Der Hund kann aber alle Zimmer des Hauses betreten, die Türen stehen meist offen. Wenn niemand zu Hause ist, schläft er gerne auch auf Annas Bett. Die Meerschweinchen wer-

Eigenanamnese
ganzjährige schwere Rhinitis
nächtlicher Husten
atopische Dermatitis

Familienanamnese
atopische Dermatitis bei
der Mutter, Asthma und
allergische Rhinokon-
junktivitis beim Vater

Exposition
Hausstaubmilben
Meerschweinchen
Hund

Pricktestung
+ Hausstaubmilben, Meerschweinchen,
   Katze
? Schimmelpilze
− Hund, Federn, Gräser- und Baumpollen

nasale Provokation
+ Hausstaubmilben
+ Meerschweinchen

Verdachtsdiagnose
schwere persistierende allergische
Rhinokonjunktivitis
Hausstaubmilbenallergie
Allergie auf Meerschweinchen

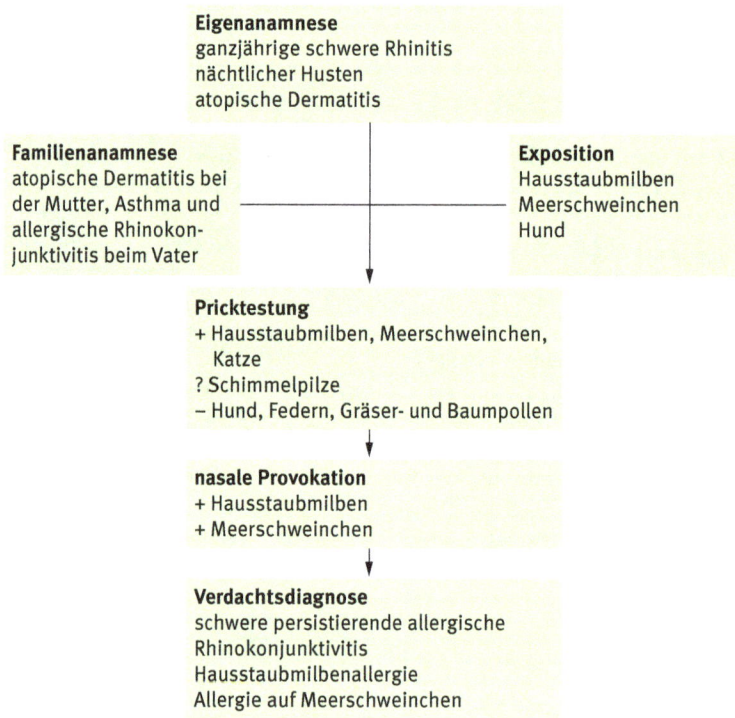

Abb. 11.3: Diagnostisches Vorgehen bei ganzjähriger Rhinitis mit allergischen Begleitsymptomen.

den im Bügelzimmer der Familie gehalten. Gelegentlich nimmt Anna ein Meerschweinchen aus dem Stall und streichelt es kurz. Den Stall der Meerschweinchen sollte Anna regelmäßig säubern. Dazu hat sie aber keine Lust, auch weil sie dabei stark niesen muss. Häufig gibt es Konflikte in der Familie, da Anna dieser Aufgabe nicht nachkommt. Der Käfig der Wellensittiche steht im Wohnzimmer. Anna interessieren die Vögel nicht wirklich.

Auch die Frage nach dem Rauchen sollte nochmals persönlich angesprochen werden. Häufig wird die Frage nach dem Rauchen im Fragebogen nur auf den Patienten, nicht aber auf das familiäre Umfeld bezogen. Eine offene Frage, ob nicht gelegentlich doch in einzelnen Räumen der Wohnung oder bei Besuch geraucht wird, darf nicht vergessen werden. In Annas Familie raucht der Vater, nach eigenen Aussagen nur auf der Terrasse und im Auto auf dem Weg zur Arbeit. Die Mutter würde nicht rauchen. Anna raucht (noch) nicht.

Auf den Punkt sportliche Aktivitäten muss ebenfalls eingegangen werden. Früher habe die Patientin gerne beim Kinderturnen mitgemacht. Zu dieser Zeit habe sie auch sehr aktiv im Wohnzimmer und im kleinen Garten der Familie geturnt. Ballspiele hatten sie noch nie interessiert. Im Schulsport versucht sie körperlichen Belastungen aus dem Weg zu gehen. Sie könne nicht so schnell laufen wie ihre Klassenkameraden und würde rasch einen roten Kopf bekommen, was ihr peinlich sei. Wenn sie sich länger und stärker belastet, würde sie auch Kopfschmerzen bekommen.

Bei der Vorstellung wird bereits erwähnt, dass eine Hausstaubmilbenallergie gesichert sei. Zur effektiven und verlässlichen Planung der weiteren Diagnostik sollten Kopien der Originalbefunde angefordert werden. So wird geklärt, wann welche Untersuchungen durchgeführt wurden und welche weiteren Sensibilisierungen gesucht und gegebenenfalls auch gefunden wurden. In Annas Fall wurde vor fünf Jahren ein Pricktest durchgeführt. Die Unterlagen können aber nicht mehr angefordert werden, da die Familie nicht mehr weiß, bei welchem Arzt dieser Test erfolgte.

Abschließend ist zu klären, welche Medikamente die Patientin bisher eingesetzt hatte und ob diese auch richtig angewandt wurden. Es stellt sich heraus, dass das Nasenspray ein topisches Steroid war. Es sei nach Verordnung zunächst bei Bedarf eingesetzt worden. Da sich keine Wirkung zeigte, hatte die Familie die Behandlung aber in letzter Zeit nicht mehr fortgesetzt.

11.2.1.2 Besonderheiten der klinischen Untersuchung
Im Rahmen der klinischen Untersuchung präsentiert sich ein blasses, leicht adipöses zwölfjähriges Mädchen in gutem Allgemeinzustand. Es fällt eine nasale Sprache auf. Die Patientin trägt eine feste Zahnspange und eine Brille. Über den Sinus maxillaris und Sinus frontalis besteht ein leichter Druck- und Klopfschmerz. Die Trommelfelle sind beidseits matt und retrahiert.

Bis auf eine milde Akne comedonica ist das Hautbild unauffällig. Es finden sich keine ekzematösen Hautveränderungen. Der Auskultationsbefund der Lunge ist unauffällig. Das Körpergewicht liegt knapp über der 97. Perzentile, die Körpergröße auf der 60. Perzentile.

11.2.1.3 Sensibilisierungsdiagnostik
Die Vorbefunde sind bereits mehr als drei Jahre alt und im aktuellen Fall auch nicht mehr greifbar. Die allergologische Diagnostik muss neu gestartet werden.

Als erster Schritt wird eine Pricktestung durchgeführt. Sie zeigt wie erwartet eine hochgradige Sensibilisierung gegen Hausstaubmilben, aber auch auf Meerschweinchen und Katze. Auf Schimmelpilze ist die Testung grenzwertig. Negativ ist das Ergebnis für Hund, Federn, Gräser- und Baumpollen.

Eine serologische Allergiediagnostik ist in diesem Fall nicht erforderlich, sie würde keine weiteren Erkenntnisse bringen. Auf eine molekulare Allergiediagnostik kann verzichtet werden.

11.2.1.4 Funktionsdiagnostik
Nasale Provokation

Eine nasale Provokationsuntersuchung auf Hausstaubmilben und Meerschweinchen ist aber indiziert. Gegen beide Allergene findet sich eine hochgradige Sensibilisierung im Pricktest, und eine anamnestisch klare Trennung der Beschwerden bzw. deren Zuordnung zu einer definierten Allergenquelle ist nicht möglich. Für beide Allergenquellen ergeben sich, falls die Provokation positiv ausfällt, relevante Konsequenzen. Anna reagiert in der nasalen Provokation sowohl auf Dermatophagoides pteronyssinus als auch auf Dermatophagoides farinae und auf Meerschweinchen eindeutig mit Konjunktivitis, Fließschnupfen und heftigem Niesen. Im semiquantitativen Punktescore erreicht sie fünf von sechs möglichen Punkten. Die klinische Reaktion ist so eindeutig, dass auf eine Rhinomanometrie verzichtet werden kann. Eine klinisch relevante Hausstaubmilbenallergie, aber auch eine Allergie auf Meerschweinchen, ist gesichert. Eine Provokation mit Katzenallergen ist nicht erforderlich. Regelmäßiger Kontakt zu Katzen besteht nicht, anamnestisch hatten sich keine Symptome bei sporadischem Kontakt gezeigt.

Endoskopie und Bildgebung

Chronisch behinderte Nasenatmung, nasale Sprache und Klopfschmerz über den Sinus maxillaris und Sinus frontalis sollte Anlass sein, eine HNO-ärztliche Untersuchung durchzuführen. Eine Inspektion der gesamten Nasenhaupthöhle und gegebenenfalls eine Bildgebung der Nasennebenhöhlen sollten veranlasst werden. Falls nicht in letzter Zeit erfolgt, sollte aufgrund der Kopfschmerzen auch die Brille überprüft und gegebenenfalls angepasst werden.

Lungenfunktionsdiagnostik

Anamnestisch ergeben sich Hinweise, dass die Patientin sportliche Belastung bewusst vermeidet. Aufgrund der Eigen- und Familienanamnese ist wahrscheinlich, dass zusätzlich zur allergischen Rhinokonjunktivitis auch ein Asthma bronchiale vorliegt. Etwa 50 % der Patienten mit Hausstaubmilbenallergie und allergischer Rhinokonjunktivitis leiden auch an einem Asthma bronchiale [5].

Bei der zwölfjährigen Patientin kann bereits eine Bodyplethysmografie durchgeführt werden. Im Anschluss an die erste Bodyplethysmografie sollte nach Bronchospasmolyse mit zwei Hub Salbutamol eine zweite Bodyplethysmographie durchgeführt werden. In Annas Fall sind diese beiden Untersuchungen unauffällig. Es schließt sich deshalb an einem anderen Tag eine Laufband-Provokationsuntersuchungen an. Unter kontrollierter Umgebung wird zunächst eine Bodyplethysmografie durchgeführt, dann läuft die Patientin für 6 Minuten auf einem Laufband mit 10 % Steigung. Ziel ist eine submaximale Herzfrequenz nach 2 Minuten zu erreichen und dieses Belastungsniveau dann für weitere 4 Minuten zu halten. Im Anschluss werden wiederholt Bodyplethysmografien durchgeführt. Anna erschöpft sich unter der Laufbelastung rasch. Zum Ende der Laufbelastung, die sie aber komplett durch-hält, hustet sie leicht. Klinisch kann diskretes Giemen über den Unterfeldern beider Lungen auskultiert werden. In der Bodyplethysmografie zeigt sich 5 Minuten nach Ende der Laufbelastung ein signifikanter Anstieg des spezifischen Atemwegswider-standes um mehr als das Doppelte des Ausgangsbefundes. Parallel dazu fällt die Ein-sekundenkapazität (FEV₁) um 20 % ab. Damit ist neben der allergischen Rhinokon-junktivitis bei Anna auch ein allergisches Asthma bronchiale nachgewiesen.

11.2.2 Differentialdiagnosen

Die wahrscheinlichste Ursache der chronisch behinderten Nasenatmung ist die per-sistierende allergische Entzündungsreaktion. Differentialdiagnostisch sollte eine Stö-rung der mukoziliären Clearance abgeklärt werden. Dazu empfiehlt sich ein Schweißtest zum Ausschluss einer Mukoviszidose sowie eine Bestimmung des nasa-len Stickstoffmonoxid als Screening-Untersuchung auf eine Zilienfunktionsstörung. Ob die Patientin wirklich eine konsequente Passivrauchkarenz einhalten kann, muss kritisch beleuchtet werden.

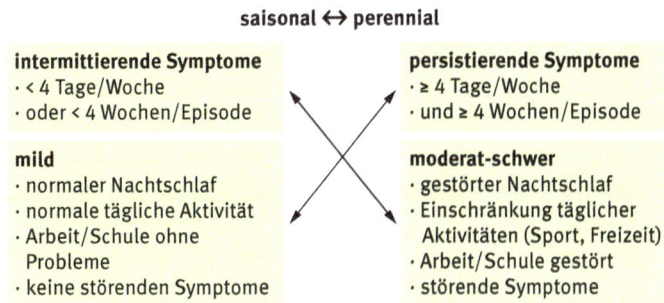

Abb. 11.4: Klassifikation der allergischen Rhinitis (Verlauf und Schweregrad) und Einteilung nach Auftreten im Jahreszyklus (mod. nach Klimek, Bachert et al. 2019).

11.2.3 Therapie

11.2.3.1 Allergenkarenz

Die Hausstaubmilbenallergie wie auch die Allergie auf Meerschweinchen sind gesi-chert. Bezüglich der Hausstaubmilbenallergie sollte die Allergenkarenz noch weiter optimiert werden [6]. Der Eintrag von Epithelien muss weiter reduziert werden. Dazu empfiehlt es sich, die Türe zum Kinderzimmer immer verschlossen zu halten, sodass der Hund nicht mehr in das Bett kann. Obwohl keine Allergie gegen den Hund be-steht, empfiehlt es sich, den Hund nicht in das Kinderzimmer zu lassen. Eventuell vorhandene weitere kleine Teppiche oder Textilmöbel sowie nicht milbendicht-über-zogene Kissen sollten aus dem Zimmer entfernt werden. Kuscheltiere sollten auf das minimal erforderliche Maß reduziert werden. Einzelne Kuscheltiere, auf die nicht ver-zichtet werden kann, sollten regelmäßig eingefroren und anschließend mit Shampoo abgewaschen werden. Alternativ können die Kuscheltiere auch in die Waschmaschi-ne gegeben werden. Ab 60° C Waschtemperatur kann davon ausgegangen werden, dass die Milben abgetötet werden.

Die Meerschweinchen stellen für die Patientin eine signifikante Belastung dar. Im Gegensatz zum Hund scheinen sie aber emotional keine besondere Bedeutung für die Patientin zu haben. Es empfiehlt sich, die Meerschweinchen abzugeben. Auch der Stall der Meerschweinchen muss aus der Wohnung entfernt werden. Die Vögel scheinen keine relevante Belastung für die Patientin darzustellen. Aufgrund der Er-krankung sollte die Patientin aber nicht dazu verpflichtet werden, den Käfig zu rei-nigen. Da die Vögel für die Familie keine zentrale Rolle spielen, sollte empfohlen werden, auch die Vögel abzugeben. Die Sensibilisierung auf Katze spielt im Moment für die Patientin keine Rolle. Neue felltragende Haustiere sollten aber nicht ange-schafft werden.

Eine effektive, kostengünstige und sichere Methode der Allergenreduktion auf der Schleimhaut ist auch der Einsatz von Nasenduschen. Diese sind auch für das Kindes- und Jugendalter in entsprechender Größe verfügbar. Der Einsatz einer Na-sendusche ist zunächst ungewohnt, eventuell auch unangenehm. Mit einfühlsamer Anleitung und konsequenter Führung gelingt aber eine effektive Reinigung der Na-senhaupthöhle und damit eine Reduktion der Allergene und der Schleimbelastung. Damit verbessert sich die Belüftung der Nasenhaupthöhle und konsekutiv auch der Nasennebenhöhlen. Es kommt zu einem stabilen erholsameren Schlaf und damit zu einer besseren Lebensqualität [1,7].

11.2.3.2 Allgemein roborierende Maßnahmen

Es darf vermutet werden, dass die Patientin zu viel Zeit in der Wohnung, in ihrem Zimmer verbringt. Die enge Beziehung zum Hund sollte genutzt werden, um zu regel-mäßigen Aktivitäten mit ihm zu motivieren. Aufgrund der Adipositas sollte die kör-perliche Belastung langsam gesteigert werden. Neben den Aktivitäten im Schulsport sollte das Ziel sein, dass sich die Patientin mindestens dreimal pro Woche für min-destens eine halbe Stunde moderat körperlich belastet. Dies kann durch lockeres Laufen oder Fahrrad fahren gelingen. Idealerweise würde die Patientin in einer Ge-meinschaft mit anderen Jugendlichen regelmäßig Sport treiben. Schwimmen, Turnen oder Tanzen scheinen bei Annas Neigungen eine mögliche Option zu sein.

11.2.3.3 Symptomatische Therapie

Die Patientin hatte topische nasale Steroide, das Mittel der Wahl bei blockierter Na-senatmung aufgrund einer allergischen Rhinokonjunktivitis, eingesetzt [1,8]. Die

Therapie wurde aber nicht als konsequente Dauertherapie angewandt, sondern nur sporadisch. Entsprechend konnte die Patientin auch keine spürbare Verbesserung ihrer Beschwerden erreichen. Eine topische nasale Steroidtherapie ist kontinuierlich über Monate anzuwenden. Bei der Applikation ist darauf zu achten, dass die Nase zuvor gereinigt wird (ggf. auch mit Nasendusche). Nach Reinigung der Nase sollte die Applikation des Sprühstoßes in Richtung der Nasenmuschel leicht seitlich nach oben erfolgen. Wird in Richtung der Nasenscheidewand in die Nasenhaupthöhle eingesprüht, so erreicht man keine ausreichende Entzündungsreduktion, dafür steigt das Risiko von Nasenbluten am Locus Kiesselbachi. Die Applikation eines topischen nasalen Steroids sollte deshalb dem Patienten demonstriert und mit ihm eingeübt werden.

In den ersten Tagen kann, bei stark behinderter Nasenatmung, vor Einsatz des nasalen Steroids auch ein abschwellendes Nasenspray eingesetzt werden. Der Anwendungszeitraum sollte aber zeitlich auf ca. eine Woche begrenzt werden. Genügt die Gabe eines nasalen Steroids als Monotherapie nicht, so kann auf eine Kombinationstherapie von nasalem Steroid und Antihistaminikum übergegangen werden [8]. Systemische Steroide sollten im Kindes- und Jugendalter nicht eingesetzt werden. Systemische Antihistaminika können vorübergehend als Bedarfsmedikation zum Einsatz kommen.

Bei der Patientin besteht zusätzlich ein allergisches Asthma bronchiale. Aufgrund der in der Laufbelastung nachgewiesenen anstrengungsinduzierten bronchialen Obstruktion ergibt sich die Indikation zur antientzündlichen Dauertherapie. Ein Einstieg mit einem niedrig bis mittelhoch dosierten inhalativen Kortikosteroid ist angezeigt. Die Inhalationstechnik kann mit einem Trockenpulverinhalator oder mit einem Dosieraerosol und einer Vorschaltkammer (*Spacer*) erfolgen. Ein inhalatives Kortikosteroid aus dem Dosieraerosol sollte nie ohne *Spacer* inhaliert werden. Die Inhalationstechnik muss der Patientin demonstriert werden. Sie muss anschließend so lange eingeübt werden, bis die Inhalationstechnik sicher gelingt. Als Bedarfsmedikation muss die Patientin ein Salbutamol-Dosieraerosol mit sich führen. Dies sollte insbesondere bei sportlicher Belastung griffbereit sein. Mittelfristiges Ziel ist es, durch gute Asthmasymptomkontrolle und moderates körperliches Training die Leistungsfähigkeit der Patientin zu verbessern und das Adipositasrisiko zu reduzieren.

11.2.3.4 Allergenspezifische Immuntherapie

Die Diagnose einer schweren, persistierenden allergischen Rhinitis ist gesichert (vgl. Abb. 11.4). Für Anna besteht eine klare Indikation zur allergenspezifischen Immuntherapie (AIT) gegen Hausstaubmilben [8]. Durch Sanierungsmaßnahmen im häuslichen Umfeld können die Allergenkonzentrationen zwar reduziert werden, eine vollständige Allergenelimination gelingt allerdings nicht. Momentan ab einem Alter von zwölf Jahren stehen für die Patientin sowohl eine sublinguale als auch eine subkutane Therapie zur Verfügung. Nach ausführlicher Aufklärung über diese beiden Therapieoptionen sollte gemeinsam mit der Patientin und der Familie entschieden werden, welcher Weg eingeschlagen wird. Für beide Wege darf neben einer deutlichen Besserung der Rhinokonjunktivitis- und Asthmasymptome auch mit einer Reduktion des Medikamentenverbrauchs sowohl in der Dauertherapie als auch in der Bedarfstherapie gerechnet werden.

11.2.4 Verlauf

Die Familie findet in der Nachbarschaft einen guten Platz für die Meerschweinchen. Nach einigen Wochen werden diese von der Familie nicht mehr vermisst. Auch die Vögel können nach einem halben Jahr abgegeben werden. Der Hund betritt Annas Zimmer nicht mehr, dafür geht sie mit ihrem Hund regelmäßig nachmittags nach der Schule spazieren. Als Lieblingsplatz hat sich der Hund nun das Sofa im Wohnzimmer ausgewählt. Der Vater raucht nun definitiv nur noch auf der Terrasse, nicht mehr im Auto und nicht mehr nachts in seinem Arbeitszimmer. Zum Rauchen hat er auf der Terrasse eine Jacke, die er vor dem Rauchen anzieht und anschließend auf der Terrasse hängen lässt.

Für die erste Woche wurde neben einer regelmäßig eingesetzten topischen nasalen Steroidtherapie mit Mometason eine Behandlung mit abschwellenden Nasentropfen durchgeführt. In Kombination mit dem regelmäßigen Einsatz einer Nasendusche abends vor dem zu Bett gehen, besserte sich die Nasenatmung deutlich. Morgens erwachte Anna besser ausgeschlafen. In der Schule konnte sie dem Unterricht nun deutlich aufmerksamer folgen. Dies zeichnete sich auch in einer leichten Besserung der Schulnoten ab.

Eine konsequente Asthmadauertherapie mit Fluticasonpropionat über einen Trockenpulverinhalator erfolgte für die nächsten sechs Monate. Nach etwa zwei Wochen bemerkte die Patientin eine bessere körperliche Belastbarkeit. Sie ging nun nicht nur mit ihrem Hund spazieren, sondern konnte auch kurze Strecken joggen. Nach vier Wochen war es ihr möglich, etwa 20 Minuten mit ihrem Hund locker zu laufen. Sie konnte ihr Gewicht halten. Durch das Wachstum in den folgenden Jahren und das stabile Gewicht normalisierte sich der BMI auf einen Wert leicht über dem Durchschnitt.

Bei nun kontrolliertem Asthma bronchiale begann Anna mit einer sublingualen allergenspezifische Immuntherapie (SLIT). Die ersten Tage war die Patientin durch einen deutlichen Juckreiz unter der Zunge nach Einnahme der SLIT belastet. Eine symptomatische Therapie mit modernen Antihistaminika als Prämedikation vor der Tablettengabe linderte die Symptome. Nach zwei Wochen konnte die Therapie ohne Prämedikation gut durchgehalten werden. Allergings musste Anna immer wieder von ihrer Mutter an die Tabletten erinnert werden. Der Familie gelang es schließlich, die Therapie an das tägliche Ritual des Abendessens zu koppeln und so für eine stabile Therapieadhärenz zu sorgen. Nach Besuchen beim Kieferorthopäden pausierte

Anna die SLIT für 2–3 Tage, da sie nach den enoralen Manipulationen auch nach Monaten immer noch vermehrt Nebenwirkungen verspürte. Übernachten bei Freundinnen, in nicht milbensanierter Umgebung, war für die Patientin im Verlauf gut möglich. Sie hatte dazu einen eigenen, bei 60° C gewaschenen Schlafsack und ihr Kopfkissen dabei. Die Mutter bestand darauf, das Salbutamol Notfallspray für diese Fälle griffbereit zu haben.

> **!** **Take Home Message**
> - Eine ganzjährige Rhinokonjunktivitis kann verschiedenste allergologische und nicht allergologische Ursachen haben.
> - Differentialdiagnostisch sind Störungen der mukoziliären Clearance zu beachten.
> - Häufig findet sich bei allergischer Rhinokonjunktivitis und Hausstaubmilbenallergie auch ein Asthma bronchiale, nach dem aktiv gesucht werden sollte.
> - Relevante klinische Auslöser können neben Hausstaubmilben auch Tierepithelien, Schimmelpilze und Vorratsmilben seien.
> - Passivrauchbelastung stellt einen zusätzlichen Belastungsfaktor dar und kann die Symptomatik verstärken.
> - Hinzuziehen eines HNO-Arztes empfiehlt sich zur Untersuchung der kompletten Nasenhaupthöhle sowie der Nasennebenhöhlen bei komplizierten Verläufen.
> - Die Einschränkung der Lebensqualität, insbesondere der Schlafqualität bei chronischer Rhinokonjunktivitis, kann signifikante Auswirkungen auf die Leistungsfähigkeit am Tage, auch auf die schulische Leistungsfähigkeit haben.
> - Der Einsatz von Nasenduschen ist gewöhnungsbedürftig, wenn richtig und konsequent eingesetzt, aber sehr effektiv.
> - Eine topische nasale Steroidtherapie ist immer als Langzeittherapie geplant. Die Therapie muss mit dem Patienten eingeübt werden.
> - Die allergenspezifische Immuntherapie gegen Hausstaubmilben ist bei starker Symptomatik, die nach optimierter Allergenkarenz nicht kontrolliert werden kann, indiziert. Sie ist sehr wirksam, zeigt eine deutliche Reduktion der Symptomlast und kann auch eine Reduktion des Medikamentenbedarfs bewirken.

Referenzen

[1] Scadding GK. Optimal management of allergic rhinitis. Archives of Disease in Childhood. 2015;100(6):576–82.

[2] Pfaar O. Leitlinie zur (allergen-)spezifischen Immuntherapie bei IgE-vermittelten allergischen Erkrankungen. Allergo J Int. 2014;23:282.

[3] Niggemann B, Jacobsen L, Dreborg S, et al. Five-year follow-up on the PAT study: specific immunotherapy and long-term prevention of asthma in children. Allergy. 2006;61(7):855–9.

[4] Valovirta E, Petersen TH, Piotrowska T, et al. Results from the 5-year SQ grass sublingual immunotherapy tablet asthma prevention (GAP) trial in children with grass pollen allergy. The Journal of Allergy and Clinical Immunology. 2018;141(2):529–38 e13.

[5] Linneberg A, Henrik Nielsen N, Frolund L, et al. The link between allergic rhinitis and allergic asthma: a prospective population-based study. The Copenhagen Allergy Study. Allergy. 2002;57 (11):1048–52.

[6] Wilson JM, Platts-Mills TAE. Home Environmental Interventions for House Dust Mite. The Journal of Allergy and Clinical Immunology In Practice. 2018;6(1):1–7.

[7]   Gutierrez-Cardona N, Sands P, Roberts G, et al. The acceptability and tolerability of nasal dou-
      ching in children with allergic rhinitis: A systematic review. International Journal of Pediatric
      Otorhinolaryngology. 2017;98:126–35.
[8]   Klimek L, Bachert C, Pfaar O, et al. ARIA guideline 2019: treatment of allergic rhinitis in the Ger-
      man health system. Allergo J Int. 2019;28(7):255–76.

12 Urtikaria

Alisa Arens, Kristina Stamos

Kasuistik

In der Notaufnahme wird der 12 Jahre alte Jonas mit akuter Urtikaria vorgestellt. Diese bestehe rezidivierend seit mindestens 3 Jahren und habe im Rahmen eines fieberhaften Infektes begonnen. Seinerzeit wurde dies als „Infekturtikaria" gedeutet. Nach einer zwischenzeitlichen Besserung bestehe nun seit 2 Jahren zunehmend generalisierte Urtikaria, inzwischen mehrfach in der Woche. Selten würde es auch zu Schwellungen im Gesichtsbereich oder der Handgelenke kommen. Der begleitende, starke Juckreiz würde mit einer Beeinträchtigung der Alltagsaktivitäten und des Nachtschlafes einhergehen.

Ansonsten sei Jonas gesund. Zwischendurch würden kurze Episoden von Bauchschmerzen ohne Erbrechen oder Diarrhoe bestehen. Diese seien unabhängig von der Tageszeit oder der Nahrungsaufnahme.

Therapeutisch erfolgte bislang nur unregelmäßig eine antihistaminerge Therapie mit Cetirizin.

In der Familienanamnese seien Urtikaria und atopische Erkrankungen nicht bekannt.

12.1 Diagnostik

12.1.1 Anamneseerhebung

Urtikaria hat eine sehr heterogene Entität und kommt als Symptom bei verschiedenen Krankheiten vor. Daher ist es wichtig, bei der *Anamneseerhebung* differentialdiagnostisch auf mögliche, assoziierte Erkrankungen zu achten (Tab. 12.1 und 12.2). Das Führen eines *Urtikaria-Kalenders* ist eine hilfreiche Maßnahme zur Objektivierung der Beschwerden und deren Häufigkeit. Zu klären ist dabei, wie oft die Urtikaria auftritt, ob ein externer Trigger ersichtlich ist oder ob die Urtikaria spontan auftritt. Außerdem sollte erhoben werden, in welchen zeitlichen Abständen sowie in welcher Intensität (siehe auch Tab. 12.3) diese vorkommen.

Das Leitsymptom der Urtikaria stellen die juckenden Quaddeln und/oder Angioödeme dar. Man unterscheidet die akute, sowie die akut rezidivierende (Dauer Stunden bis Tage) von der chronischen Urtikaria (Dauer mindestens 6 Wochen). Die chronische Urtikaria wird in die chronische spontane Urtikaria und die chronische induzierbare Urtikaria unterteilt (Tab. 12.1).

https://doi.org/10.1515/9783110644029-012

Tab. 12.1: Urtikariatypen nach AWMF S3 Leitlinie Urtikaria [5].

Urtikariaform	Unterform	assoziierte Grunderkrankung*, Auslöser
nicht-induzierbar		
spontane Urtikaria	akute spontane Urtikaria	Infektion, Allergie
	chronische spontane Urtikaria	Autoimmunität, Infektion, Pseudoallergie
induzierbar		
physikalische Urtikaria	Kälteurtikaria	kalte Gegenstände, Luft, Flüssigkeit
	Wärmeurtikaria	lokalisierte Wärme
	verzögerte Druckurtikaria	statischer Druck
	Urticaria factitia, dermographische Urtikaria	Scherkräfte
	vibratorische Urtikaria	Vibrationen
	Lichturtikaria	UV-Licht, sichtbares Licht
weitere Urtikariatypen	aquagene Urtikaria	Wasser
	cholinergische Urtikaria	Erhöhung der Körperkerntemperatur
	Kontakturtikaria	Kontakt mit urtikariogenen Substanzen
	anstrengungsinduzierte Urtikaria	körperliche Anstrengung

* Eine assoziierte Grunderkrankung ist im Kindesalter bei einer akuten Urtikaria häufig, aber bei einer chronischen Urtikaria nur selten vorhanden bzw. klinisch relevant.

12.1.2 Besonderheiten der körperlichen Untersuchung

Bei der körperlichen Untersuchung werden vor allem die Beschwerden objektiviert und es erfolgt die Testung auf den Dermographismus (Abb. 12.1). Geachtet wird insbesondere auf eine Schwellung des Gesichtes, der Lippen bzw. der Zunge. Eine Palpation der Schilddrüse sollte erfolgen, sowie mögliche Lymphknotenschwellungen ertastet werden. Zu achten ist ebenfalls auf Veränderungen des Hautkolorit (ikterisch oder rosig?) und auf Infektionszeichen insbesondere im HNO-Bereich. Darüber hinaus sollte eine Untersuchung des Abdomens, insbesondere hinsichtlich einer Hepatosplenomegalie erfolgen und Hinweise auf eine rheumatische Erkrankung überprüft werden (Gelenkstatus, Schmetterlingserythem). Ferner werden die Vitalparameter (Herz-/Atemfrequenz) erhoben, hier sollte bei Auskultation besonders auf Zeichen einer bronchialen Obstruktion und eines inspiratorischen Stridors geachtet werden.

Die körperliche Untersuchung ergab bei Jonas einen unauffälligen Befund ohne Hinweise auf eine kutane Mastozytose.

Bei anamnestisch stetigem Lokalisationswechsel der Einzeleffloreszenzen innerhalb eines Tages besteht bei Jonas ebenso kein Anhalt für eine Urtikaria-Vaskulitis. Die anamnestisch eher seltenen, begleitenden Angioödeme besserten sich auf eine antihistaminerge Therapie, was gegen ein hereditäres Angioödem spricht. Arthralgien, Fieber unklarer Genese und Innenohrschwerhörigkeit wurden verneint, so dass weitere differentialdiagnostische Überlegungen ebenso unwahrscheinlich sind (Tab. 12.5). Die Familienanamnese war bezüglich chronischer Urtikaria und vor allem Urtikaria nach Kälteexposition leer.

12.1.3 Labordiagnostik

Zum Ausschluss einer systemischen Entzündung wurde bereits ambulant eine Basisdiagnostik mit unauffälligem Differentialblutbild und negativer BSG durchgeführt. Im nächsten Schritt ist eine erweiterte Diagnostik zum Ausschluss möglicher begleitender Autoimmunerkrankungen oder Infektionen indiziert, dazu gehören die Bestimmung von Autoantikörpern wie ANA und dsDNA sowie Schilddrüsenhormone und die entsprechenden Autoantikörper (MAK, TAK, TRAK). Die Relevanz von Infektionen für das Auftreten einer chronisch spontanen Urtikaria wird kontrovers diskutiert. Es gibt Hinweise, dass u. a. folgende Erreger hierbei eine Rolle spielen können: Mykoplasmen, *Streptokokken*, *Staphylokokken*, *Hepatitis*- und *Parvo B19*-Viren; der Nachweis von *Helicobacter pylori*, *Giardia lamblia*, Noroviren und Yersinien kann aus Stuhlproben angestrebt werden.

Im Fall von Jonas ist eine generelle Diagnostik hinsichtlich des **spezifischen IgE** im Serum auf häufige Inhalations- und Nahrungsmittelallergene nicht zielführend, da es keinen anamnestischen Hinweis (saisonale Abhängigkeit, Unverträglichkeiten etc.) für eine Soforttypallergie gibt.

Nicht IgE-vermittelte Hypersensitivitätsreaktionen auf Nahrungsmittel sowie Nahrungsmittelzusatzstoffe spielen im Kindesalter eine untergeordnete Rolle. In begründeten Fällen ist eine pseudoallergenarme Diät für drei Wochen zu erwägen. Diese sollte allerdings rasch beendet werden, wenn keine nennenswerten Erfolge erzielt wurden, um unnötige Diäten zu vermeiden, die zu einer zusätzlichen Belastung im Alltag führen würden und schließlich auch die Gefahr einer unzureichenden Nährstoffversorgung im Kindesalter bergen.

Bei Jonas wurde bei einem vermuteten Zusammenhang zwischen Urtikaria und dem Verzehr von Weizenprodukten bereits ambulant eine spezifische Karenz über 3 Wochen durchgeführt. Dies habe keine Besserung der Beschwerden ergeben. Daher wurde bei einer ansonsten weiter unauffälligen Ernährungsanamnese auf eine Allergiediagnostik verzichtet.

Mögliche *Triggerfaktoren* der Urtikaria wie z. B. physikalische Reize oder körperliche Anstrengung sind anamnestisch nicht immer eindeutig eruierbar.

Die *Physikalische Testung* zielt vorrangig auf die Differenzierung chronisch induzierbarer Urtikaria ab (siehe Tab 12.1).

–   Kälte (Eiswürfel, 5 Minuten): Verdacht auf Kälteurtikaria
–   Wärme (Wasser 47° C, 5 Minuten): Verdacht auf Wärmeurtikaria
–   körperliche Belastung: Verdacht auf cholinergische Urtikaria
–   Urtikarieller Dermographismus (Dermatograph, Abb. 12.1): Verdacht auf Urticaria factitia
–   Wärme/Kälte (TempTest-Gerät, Abb. 12.2): Verdacht auf Wärme-/Kälteurtikaria. Dabei werden an einem Unterarm der Patientin/des Patienten stufenlos Temperaturen von 4 bis 44 °C erzeugt.

Der Vollständigkeit halber sei noch der Hauttest mit autologem Serum (ASST, *Autologous Serum Skin Test*) zur Identifizierung autoreaktiver Urtikaria, sowie die Hautbiopsie aus der Quaddel zur Diagnostik möglicher systemischer Erkrankungen zu nennen.

Zur Evaluation der Krankheitsaktivität hat sich der *Urtikaria-Aktivitäts-Score* (Tab. 12.2) als eine einfache und sichere Methode bewährt. Dabei ist es wichtig, dass die Beschwerden (Zahl der Quaddeln und Stärke des Juckreizes) von dem Patienten eine Woche lang dokumentiert werden.

Bei Jonas ergab sich ein Score 20 von 42, was einer hohen Krankheitsaktivität entspricht.

Tab. 12.2: Urtikaria Aktivitäts-Score (UAS) nach AWMF S3 Leitlinie Urtikaria [5].

Score*	Quaddeln (Q)	Juckreiz
0	0 = keine	0 = keine
1	1 = leicht (< 20 Q/ d)	1 = leicht (vorhanden, jedoch nicht störend)
2	2 = mittel (20–50 Q/d)	2 = mittel (störend, keine wesentliche Beeinflussung der täglichen Aktivität oder des Schlafs)
3	3 = stark (> 50 Q/d oder große konfluierende Flächen)	3 = stark (starker Juckreiz, der die tägliche Aktivität oder den Schlaf beeinflusst)

* Summe der Scores: 0–6 /Tag, also 0–42/Woche (UAS7); Angioödeme werden separat erfasst.

Der *Urtikariakontrolltest* (Tab. 12.3) ist ein weiteres einfaches und wichtiges Instrument zur Erfassung der Urticariaaktivität innerhalb der letzten 4 Wochen.

Mit 6 von möglichen 16 Punkten entsprach der Test bei Jonas einer schlecht kontrollierten Urtikaria.

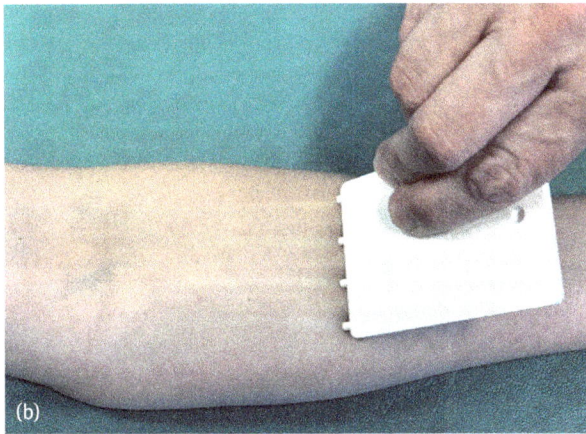

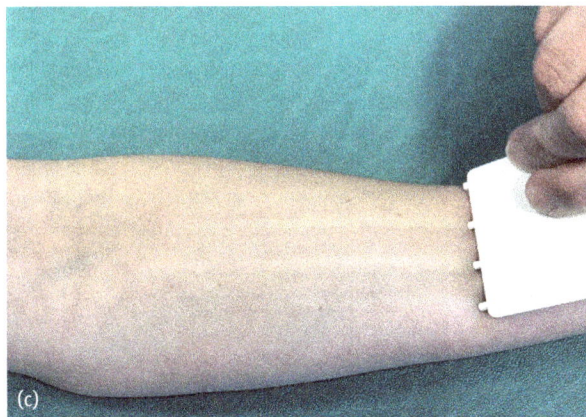

Abb. 12.1: Testung des Dermographismus als Äquivalent für eine Urticaria factitia (mit freundlicher Genehmigung, ©Arens, Auf der BULT, Kinder- und Jugendkrankenhaus, Hannover; alle Rechte vorbehalten).

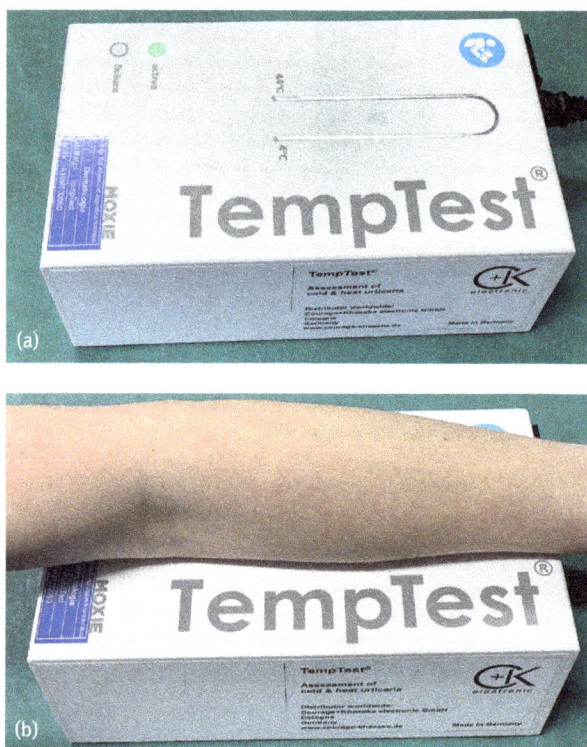

Abb. 12.2: Testapparatur (TempTest-Gerät). (a) Zur Prüfung der Wärmeempfindlichkeit als Äquivalent für eine Wärmeurtikaria. (b) Zur Prüfung der Kälteempfindlichkeit als Äquivalent für eine Kälteurtikaria. (Mit freundlicher Genehmigung, ©Arens, Auf der BULT, Kinder- und Jugendkrankenhaus, Hannover; alle Rechte vorbehalten).

Tab. 12.3: Auswertungsmatrix für den Urtikariakontrolltest nach Weller K, Groffik A [7].

Wie sehr haben Sie in den vergangenen 4 Wochen unter den körperlichen Beschwerden der Urtikaria (Juckreiz, Quaddelbildung und/oder Schwellungen) gelitten?

| 0 sehr stark | 1 stark | 2 mittelmäßig | 3 wenig | 4 gar nicht |

Wie sehr war Ihre *Lebensqualität* in den vergangenen 4 Wochen wegen der Urtikaria *beeinträchtigt*?

| 0 sehr stark | 1 stark | 2 mittelmäßig | 3 wenig | 4 gar nicht |

Wie oft hat die *Therapie* für Ihre Urtikaria in den vergangenen 4 Wochen *nicht ausgereicht*, um die Urtikariabeschwerden zu kontrollieren?

| 0 sehr oft | 1 oft | 2 gelegentlich | 3 selten | 4 gar nicht |

Wie gut hatten Sie Ihre *Urtikaria* in den vergangenen 4 Wochen insgesamt unter *Kontrolle*?

| 0 gar nicht | 1 kaum | 2 mittelmäßig | 3 gut | 4 vollständig |

Auswertung: 16 Punkte: komplette Krankheitskontrolle; 12 bis 15 Punkte: adäquate Kontrolle der Urtikaria; < 12 Punkte: inadäquate Kontrolle der Urtikaria.

Ein ebenso guter Parameter zur Beurteilung der Krankheitsaktivität ist der krankheitsspezifische „Fragebogen zur Erfassung der Lebensqualität" *(Children´s Dermato-*

logy Life Quality Index, Tab. 12.4), der bei jeder Abklärung chronischer Urtikaria mitberücksichtigt werden sollte.

Bei Jonas ergaben sich 14 von 30 Punkten entsprechend einem starken Einfluss auf die Alltagsaktivitäten des Kindes.

Tab. 12.4: Fragebogen zur Erfassung der Lebensqualität nach Lewis-Jones MS, Finlay AY [3].

Hat deine Haut in der letzten Woche *gejuckt,* war *wund* oder hat *weh getan?*

| 3 sehr | 2 ziemlich | 1 nur ein bisschen | 0 überhaupt nicht |

Warst du in der letzten Woche wegen deiner Haut *verlegen* oder *gehemmt, durcheinander* oder *traurig?*

| 3 sehr | 2 ziemlich | 1 nur ein bisschen | 0 überhaupt nicht |

Hat dein Hautproblem in der letzten Woche deine *Freundschaften* gestört?

| 3 sehr | 2 ziemlich | 1 nur ein bisschen | 0 überhaupt nicht |

Hast du dich in der letzten Woche wegen deines Hautproblems *umgezogen* oder *andere* oder besondere *Kleidung/Schuhe* getragen?

| 3 sehr | 2 ziemlich | 1 nur ein bisschen | 0 überhaupt nicht |

Hat dich dein Hautproblem in der letzten Woche beim *Spielen,* bei deinen *Hobbys* oder wenn du draußen was *unternommen* hast, gestört oder dich daran gehindert?

| 3 sehr | 2 ziemlich | 1 nur ein bisschen | 0 überhaupt nicht |

Hast du es wegen deines Hautproblems in den letzten Wochen vermieden, zum *Schwimmen* oder einem *anderen Sport* zu gehen?

| 3 sehr | 2 ziemlich | 1 Nur ein bisschen | 0 Überhaupt nicht |

Hat dir deine Haut in der letzten Woche Probleme gemacht, weil andere dir Schimpfnamen zugerufen, dich gehänselt, schikaniert, dir Fragen gestellt haben oder dich gemieden haben?

| 3 sehr | 2 ziemlich | 1 nur ein bisschen | 0 überhaupt nicht |

Hat dich dein Hautproblem in der letzten Woche beim *Schlafen* gestört?

| 3 sehr | 2 ziemlich | 1 nur ein bisschen | 0 überhaupt nicht |

Hat die *Behandlung* deiner Haut dir in der letzten Woche Probleme gemacht?

| 3 sehr | 2 ziemlich | 1 nur ein bisschen | 0 überhaupt nicht |

War die letzte Woche in der *Schulzeit* ODER *Ferienzeit? Wenn ja:* Hat dein Hautproblem in der letzten Woche deine *Mitarbeit* in der Schule/deinen Spaß an den *Ferien* gestört?

| 3 ich konnte deswegen nicht in die Schule | 3 sehr | 2 ziemlich | 1 nur ein bisschen | 0 überhaupt nicht |

Auswertung: 0–1 = kein Einfluss auf die Alltagsaktivitäten des Kindes; 2–6 = geringer Einfluss; 7–12 = mäßiger Einfluss; 14–18 = starker Einfluss; 19–30 = extrem starker Einfluss.

12.2 Differentialdiagnosen

Tab. 12.5: Differentialdiagnosen der Urtikaria nach AWMF S3 Leitlinie Urtikaria [5].

Differentialdiagnosen von Urtikariaerkrankungen	
– Urtikaria pigmentosa (Mastozytose)	
– Urtikariavaskulitis	
– familiäre Kälteurtikaria (Vaskulitis)	
– nicht histaminerge Angioödeme (hereditäres Angioödem, C1 Esteraseinhibitormangel)	
Syndrome, die mit Urtikaria/Angioödemen einhergehen	
Muckle Wells Syndrom	– progrediente Innenohrschwerhörigkeit
	– rezidivierende urtikarielle Exantheme
	– Fieberschübe
	– Gelenk- und Muskelschmerzen
Schnitzler Syndrom	– monoklonale Gammopathie
	– rezidivierende Fieberschübe
	– Knochenschmerzen
Gleich Syndrom	– Episodisches Angioödem
	– IgM-Gammopathie
	– Eosinophilie

12.3 Therapie

Grundsätzlich gilt, dass zugrundeliegende Ursachen bzw. auslösende Faktoren identifiziert und eliminiert werden. Dabei sollten potenziell relevante Infekte (wie z. B. eine H. pylori Gastritis/parasitäre Erkrankungen behandelt und mögliche Intoleranzen gegenüber Nahrungsmitteln oder Medikamenten berücksichtigt werden.

12.3.1 Allergenkarenz

Therapeutische Diäten sind kritisch zu betrachten, da IgE-vermittelte Nahrungsmittelallergien sehr selten Ursache einer chronischen spontanen Urtikaria sind. In begründeten Fällen kann allerdings eine orale Provokationstestung mit dem angeschuldigten Allergen zur weiteren Abklärung indiziert sein.

12.3.2 Symptomatische Therapie

Die symptomatische Therapie stellt den Hauptpfeiler in der Behandlung der Urtikaria dar und zielt darauf ab, die Wirkung von Mastzellmediatoren an den Zielorganen (H1-Rezeptoren auf Endothelzellen/Sensorischen Nerven) zu reduzieren. Somit stehen H1-Rezeptorblocker an erster Stelle des therapeutischen Vorgehens. Dabei sollten *nicht-sedierende Antihistaminika* der zweiten Generation als Mittel der ersten Wahl herangezogen werden. Die Therapie mit Antihistaminika soll zunächst täglich in der zugelassenen Dosierung erfolgen. Kommt es unter dieser Therapie über 2 bis 4 Wochen zu keiner ausreichenden Kontrolle der Urtikaria, kann eine Aufdosierung bis auf das Vierfache der Standarddosis leitliniengemäß erfolgen. Dies stellt eine Off-Label-Therapie dar, so dass die Eltern darüber aufgeklärt werden müssen. Bei einer akuten Exazerbation der Urtikaria kann die kurzfristige Gabe eines systemischen Glukokortikosteroids hilfreich sein.

Mit *Omalizumab (Anti-IgE)* konnten sehr vielversprechende Effekte bei therapierefraktärer, chronischer spontaner Urtikaria erzielt werden. Der monoklonale Antikörper ist bei Nichtansprechen auf eine hochdosierte antihistaminerge Therapie als zusätzliche Behandlung indiziert und ab dem 12. Lebensjahr zugelassen. Die subkutane Applikation erfolgt, im Gegensatz zur Therapie des schweren allergischen Asthma bronchiale, gewichtsunabhängig und wird alle 3–4 Wochen wiederholt. Die Wirkung setzt meist innerhalb von 14 Tagen ein, in seltenen Fällen tritt eine Lin-

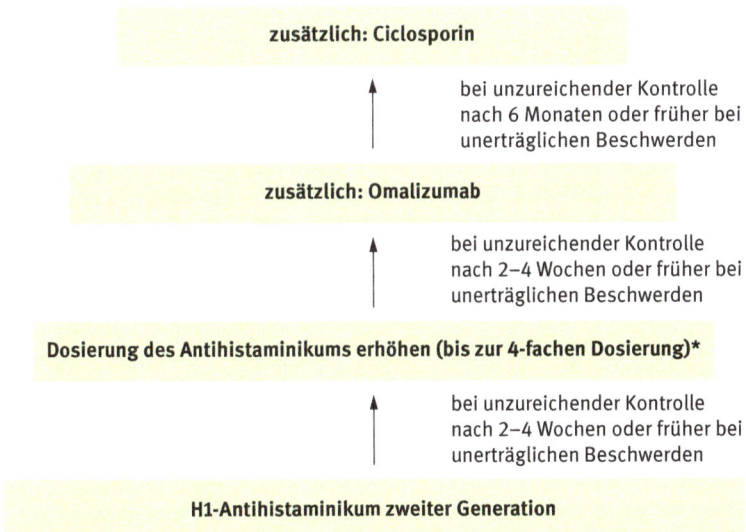

zusätzlich: Ciclosporin

↑ bei unzureichender Kontrolle nach 6 Monaten oder früher bei unerträglichen Beschwerden

zusätzlich: Omalizumab

↑ bei unzureichender Kontrolle nach 2–4 Wochen oder früher bei unerträglichen Beschwerden

Dosierung des Antihistaminikums erhöhen (bis zur 4-fachen Dosierung)*

↑ bei unzureichender Kontrolle nach 2–4 Wochen oder früher bei unerträglichen Beschwerden

H1-Antihistaminikum zweiter Generation

*systemische Kortikosteroide für kurze Zeit bei Exazerbation in Erwägung ziehen

Abb. 12.3: Therapiealgorithmus der chronisch spontanen Urtikaria modifiziert nach S3-Leitlinie Urtikaria [6].

derung der Symptomatik erst nach 2 Monaten auf, wobei die Therapie mindestens über 6 Monate erfolgen sollte.

Ciclosporin A in Kombination mit einem nicht-sedierenden H1-Antihistaminikum zeigte sich als effektiv, kann aber aufgrund des Nebenwirkungsprofils nicht als Standardtherapie herangezogen werden. Bei schwerer Urtikaria, die auf eine Kombinationstherapie aus hochdosiertem Antihistaminikum und Omalizumab nicht anspricht, stellt es allerdings eine Therapieoption dar, da es insgesamt ein günstigeres Risiko-Nutzen-Profil im Gegensatz zu den systemischen Glukokortikoiden hat.

In unserem Fall führte eine regelmäßige antihistaminerge Therapie in zweifacher Dosierung zu einer kompletten Beschwerdefreiheit. Mit den Eltern von Jonas wurde ein Auslassversuch im Verlauf besprochen.

❗ Take Home Message
- Leitsymptom der Urtikaria sind die juckende Quaddel und/oder Angioödeme.
- Eine gründliche Anamneseerhebung stellt den Grundpfeiler der Diagnostik dar.
- Die Basisdiagnostik bestehend aus Differentialblutbild und BSG sollte hinsichtlich der jeweiligen Anamnese um das spezifische IgE, Autoantikörper, Erregerdiagnostik etc. erweitert werden.
- Diagnostisch kann eine pseudoallergenarme Diät über 3 Wochen erwogen werden, diese sollte allerdings bei fehlender Symptombesserung beendet werden.
- Karenzmaßnahmen, d. h. das Meiden von entsprechenden Auslösern, ist die Grundlage der kausalen Therapie.
- Therapie der ersten Wahl sind orale Antihistaminika (bis zur 4-fachen Standarddosierung)
- Bei therapierefraktärer chronischer spontaner Urtikaria stellt Omalizumab (Anti-IgE) eine vielversprechende Therapieoption dar.

Referenzen

[1]   Zuberbier T, Aberer W et al. EAACI/GALEN/EDF/WAO guideline for the definition, classification, diagnosis and management of urticaria. Allergy. 2018;73;1393–1414.
[2]   Kolkhir P, et al. New treatments for chronic urticaria. Ann Allergy Asthma Immunol. 2020;124:2–12.
[3]   Lewis-Jones MS, Finlay AY. The Children's Dermatology Life Quality Index (CDLQI) – Initial validation and practical use. Br. J. Derm. 1995;132:942–949.
[4]   Ott H. Themenschwerpunkt Kinderdermatologie – Urtikaria. Kinder und Jugendarzt. 2013;44 (4):157–160.
[5]   Zuberbier T, Aberer W, Brockow K, et al. S3-Leitlinie Urtikaria Teil 1: Klassifikation und Diagnostik der Urtikaria – deutschsprachige Version der internationalen S3-Leitlinie Allergo Journal. 2011;5(20):249–258.
[6]   Zuberbier T, Aberer W, Brockow K, et al. S3-Leitlinie Urtikaria Teil 2: Therapie der Urtikaria – deutschsprachige Version der internationalen S3-Leitlinie. Allergo Journal. 2011;5(20):259–276.
[7]   Weller K, Groffik A, et. al. Development and validation of the Urticaria Control Test: A patient-reported outcome instrument for assessing urticaria control. J Allergy Clin Immunol. 2014;133 (5):1365-72.

13 Anaphylaxie im Kindesalter

Katharina Blümchen

Kasuistik

Der 6-jährige Simon wird in der Notaufnahme vorgestellt. Er sei wegen der momentanen Sommerferien mit seinen Eltern im Urlaub an der Ostsee. Sie seien am frühen Abend bei einer befreundeten Familie zum Abendessen eingeladen gewesen. Plötzlich habe der Junge unter Juckreiz am Körper und unter Bauchschmerzen gelitten. Nach Ausziehen der Kleidung sei der Mutter eine starke Rötung am Körper und vereinzelt „Pusteln", die wie Mückenstiche aussahen, aufgefallen. Der Junge habe sich daraufhin einmalig übergeben. All dies hat die Mutter zunächst für einen Sonnenstich mit starkem Sonnenbrand gehalten. Simon habe den ganzen Tag am Strand gespielt – allerdings sei Sonnenschutzcreme mit hohem Lichtschutzfaktor verwandt worden. Nach ca. 20 Minuten seien die Mückenstiche aber plötzlich mehr geworden. Der Junge habe außerdem Niesreiz mit Fließschnupfen und eine Augenschwellung entwickelt. Als er aber auch noch nach weiteren paar Minuten plötzlich Husten und Atemnot verspürte, haben die Eltern sich mit dem Jungen ins Auto gesetzt und seien schnell in die Notaufnahme gefahren.

13.1 Diagnostik

13.1.1 Ersteinschätzung

Um eine adäquate, schnelle Therapiemaßnahme einzuleiten, muss man als Erstversorger zunächst entscheiden, welche primäre Diagnose bei dem Kind zu stellen ist (Abb. 13.1).

Die in diesem Fall beschriebene Symptomkonstellation passt am ehesten zu einer Anaphylaxie. Zu den oben genannten einzelnen Symptomen passen allerdings auch andere verschiedene Differentialdiagnosen (Tab. 13.1). In der Akutsituation hat man als erstversorgender Arzt meistens nur wenig Zeit und muss schnell eine Entscheidung zur möglichen Diagnose und zu dementsprechenden Therapiemaßnahmen treffen. So wird eine genaue Anamnese meist erst nach erfolgter Therapie durchgeführt. Um aber eine Anaphylaxie schnell zu erkennen und deren häufigste Differentialdiagnosen abzuklären, empfiehlt sich nach klinischer Einschätzung der Situation folgend vorzugehen: Bei komatösen Patienten, die auf keinen Schmerzreiz reagieren und eine fehlende Atemaktivität haben, sollte eine Reanimation gemäß des Basic-Life-Support Algorithmus begonnen werden. Bei allen anderen Patienten sollte die Einschätzung mittels klinischer Untersuchung nach ABCDE-Schema und kurze Anamneseerhebung nach dem SAMPEL-Schema erfolgen. Dabei ist zu beachten, dass die Normgrenzen/Alarmgrenzen der Vitalparameter altersabhängig sind (Tab. 13.2).

https://doi.org/10.1515/9783110644029-013

Ersteinschätzung

orientierende Untersuchung:
A = Airways
B = Breathing (+ O$_2$-Sättigung)
C = Circulation (+ Herzfrequenz,
　Blutdruck)
D = Disability (+ GCS oder AVPU)
E = Exposure (+ Fiebermessung)

orientierende Anamnese:
S = Symptome (+ zeitlicher Verlauf)
A = Allergien
M = Medikamente
P = Past medical history (Anamnese)
E = Ereignis
L = letzte Mahlzeit

Differentialdiagnosen

· Allergische Symptome anderer Ursache der Organsysteme
　Haut/Gastrointestinal Trakt/Atemtrakt/Kreislauf und Neurologie
· Häufig im Kindesalter Ausschluss virale/bakterielle Infektion
· Häufig im Jugendlichen Alter Ausschluss Panikattacke

Erfüllt Symptomkonstellation Kriterien der Anaphylaxie?

· Wenn Allergenkontakt nicht wahrscheinlich ist, plötzliches
　Auftreten von Symptomen an der Haut zusammen mit entweder
　respiratorischen Symptomen und/oder Blutdruckabfall.
· Wenn Allergenkontakt wahrscheinlich ist, plötzliches Auftreten
　von Symptomen an zwei oder mehr der Organsysteme Haut,
　Gastrointestinaltrakt, Atemtrakt, Kreislaufsystem.
· Wenn Kontakt mit für den Patienten bekanntem Allergen stattfand,
　Blutdruckabfall.

Therapie der Anaphylaxie

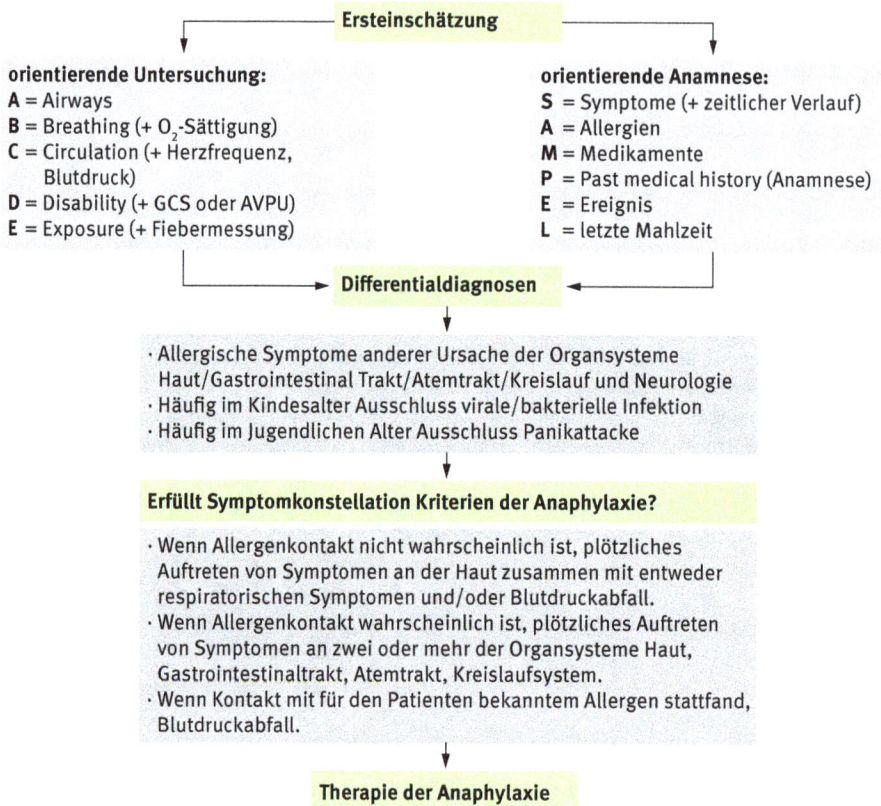

Abb. 13.1: Adäquate Therapiemaßnahmen der Erstversorger bei Anaphylaxie-Symptomen; GCS (Glasgow Coma Scale), AVPU (**a**lert/response to **v**erbal stimuli/response to **p**ainful stimuli/ **u**nresponsive).

Tab. 13.1: Symptome bei einer Anaphylaxie bezogen auf Organsysteme und entsprechende Differentialdiagnosen (in Klammern weitere Differentialdiagnosen für das Erwachsenenalter).

Organ-systeme	Symptome	Differentialdiagnosen
Haut	Juckreiz	Atopische Dermatitis, Skabies, Dermatomykosen, Cholestase, Urämie, Diabetes mellitus, Leukämie, Lymphome, Medikamente (z. B. Opiate, Antibiotika), Mastozytose, trockene Haut, Lichtdermatosen, Hyperthyreose, Zöliakie, Psychische Erkrankungen
	Flush	Hitze, Fieber, körperliche Anstrengung, scharfes Essen, Ethanol, Stress, Sonnenbrand, Medikamente/Red man Syndrom (z. B. Vancomycin bedingt), Fischvergiftung, Hypoglykämie, (paraneoplastisch, Mastozytom, Diabetes mellitus, Hypoglykämie)
	Angioödem	Hereditäres Angioödem, Kontaktdermatitis, Medikamente (ACE-Hemmer), Capillary leak syndrome, Hypoalbuminämie, Porphyrie, Lymphabflussstörungen, obere Einflussstauung, (Lichtdermatosen, Mastozytose)
	Urtikaria	Infekt-bedingt (z. B. bei Mykoplasmeninfektion), chronisch rezidivierende Urtikaria wie Kälte-, Wärme-, Licht-, Druckurtikaria (Urtikaria facticia), cholinerg, Wurm-/Parasiteninfektion, idiopathisch, (Mastozytose)
	Konjunktivitis	Bakterielle oder virale Infektion, mechanische Reizung/Fremdkörper, Kawasaki-Syndrom, Uveitis, infantiles Glaukom, Dakryostenose, Pilz- oder parasitäre Infektion, (Keratoconjunctivitis sicca)
Gastrointestinaltrakt	Übelkeit Bauchschmerzen Erbrechen Durchfall	Infektiöse Gastroenteritis (viral oder bakteriell), Obstipation, Ulcus, Appendizitis, Infektionen anderer Organe wie z. B. basale Pneumonie, Ileus, erhöhter Hirndruck, Sonnenstich, diabetische Ketoazidose, Niereninsuffizienz, Leberinsuffizienz, AGS, akuter Harnverhalt, Urolithiasis, Hodentorsion, (Herzinfarkt, thyreotoxische Krise, Karzinoid)

Tab. 13.2: Altersabhängige Normalwerte und ihre Alarmgrenzen für Herzfrequenz, Blutdruck, Atemfrequenz und Sauerstoffsättigung.

Alarmgrenzen, altersabhängig	Gewicht (ca., kg)	Herz-frequenz (/min)	Blutdruck (systolisch, mmHg)	Mittlerer arterieller Blutdruck (MAD, mmHg)	Atem-frequenz (/min)	Sauerstoff-sättigung (%)
bis 1 Jahr	– 10 kg	> 160	< 50	< 40	> 40	< 92
1–5 Jahre	11–20 kg	> 130	< 60	< 50	> 35	< 92
6–14 Jahre	21–50 kg	> 120	< 60	$40 + 1{,}5 \times$ Alter	> 30	< 92
> 14 Jahre	> 50 kg	> 110	< 70	< 60	> 25	< 92

Initiale Untersuchung

A (= Airway/Atemwege): Freie Atemwege

B (= Breathing/Atmung): trockener Husten, Atemfrequenz: ca. 40/min, O2-Sättigung 91 %, Tachydyspnoe mit jugulären Einziehungen, leises Atemgeräusch beidseits, leises ubiquitäres Giemen, verlängertes Exspirium

C (= Circulation/Kreislauf): Herzfrequenz: 140/min, arterieller Blutdruck: 110/72 mmHg, Rekapillarisierungszeit < 2 Sekunden, regelmäßiger, starker Puls

D (= Disability/Neurologie): wach, ansprechbar, ängstlich, leicht reduzierter Allgemeinzustand

E (= Exposure/Präsentation): generalisierte Urtikaria, Flush, blasses Munddreieck, beidseitige leichte Augenschwellung, leichtes atopisches Ekzem in Kniekehlen und Exkoriationen am Po, Temperatur 37,1 Grad Celsius, kein Insektenstich oder weitere isolierte Schwellung sichtbar

Initiale Anamnese

S (= Symptome): bekannt (siehe oben), zeitlicher Verlauf bekannt (siehe oben), kein Fieber, kein Infekt

A (= Allergien): atopische Dermatitis seit Kleinkindalter, schon deutlich gebessert, rezidivierende obstruktive Bronchitiden (die Diagnose Asthma wurde noch nicht gestellt), fragliche saisonale allergische Rhinokonjunktivitis bei starkem Fließschnupfen und Nießen erstmalig dieses Jahr im April

M (= Medikation): keine Medikamente

P (= Past medical history/Anamnese): erstes Ereignis dieser Art, stationär im Kleinkindalter wegen obstruktiver Bronchitis und Sauerstoffbedarf

E (= Ereignis, das zu jetzigen Zustand geführt hat): bei Freunden in Ferienwohnung, nach dem Essen beim Spielen mit den Freundeskindern

L (= Letzte Mahlzeit): Erste Symptome nach ca. 15 Minuten nach Essen, zunehmende Symptome nach weiteren 20 Minuten, gegessen wurde Nudelpesto und wenig gemischter Salat, zum Nachtisch Eis und Erdbeeren, alles hat er schon einmal früher gegessen und immer vertragen.

13.1.2 Symptome

Symptome einer Anaphylaxie können verschiedene Organsysteme betreffen (Tab. 13.1). Meist gibt es subjektive Prodromalsymptome wie Juckreiz, Kribbeln oder Brennen im Mund, Bauch- oder Kopfschmerzen, Übelkeit, bei jüngeren Kindern auch häufig eine Verhaltensänderung wie Rückzugsverhalten/Ängstlichkeit oder Aggressivität, bei älteren Kindern auch ein „Gefühl des drohenden Unheils" oder Brennen/Juckreiz der Handinnenflächen, Fußsohlen oder im Genitalbereich. Im europäischen Anaphylaxieregister wurden 1970 Fälle von Anaphylaxien im Kindes- und Jugendalter zwischen 2007 und 2015 registriert [1]. Dort registrierte Reaktionen wiesen zu 92 % eine Hautbeteiligung mit Auftreten von Angioödemen (53 %), Urtikaria (62 %),

Juckreiz (37 %) und Flush (29 %) auf. Gastrointestinale Symptome wie Übelkeit (15 %), Erbrechen (27 %), Bauchschmerzen (16 %) und Durchfall/Inkontinenz traten insgesamt zu 45 % auf. In 80 % kam es auch zu Atemwegssymptomen der unteren Atemwege wie Atemnot (55 %), Husten (30 %), pfeifende Atmung (25 %) oder der oberen Atemwege wie Schnupfen (12 %), Kloßgefühl im Hals, Heiserkeit (11 %) und Stridor (12 %). Herz-Kreislaufsymptome wie Schwindel, arterielle Hypotension, Tachykardie und Synkope/Bewusstlosigkeit traten mit 41 % insgesamt weniger häufig, hauptsächlich auch eher im jugendlichen Alter auf. Neurologische Symptome wie Benommenheit/Somnolenz oder wie bei kleinen Kindern häufig beobachteter Schlafdrang traten zu 13 % auf. In 18 Fällen (0,9 %) kam es zu einem Atem- und/oder Herz-Kreislaufstillstand, welche in allen Altersstufen auftraten. Fünf Patienten erlitten eine fatale Anaphylaxie.

13.1.3 Zeitlicher Verlauf

Das Charakteristische einer Anaphylaxie ist das plötzliche und meist gleichzeitige Auftreten von allergischen Symptomen an unterschiedlichen Organsystemen. So kann es innerhalb von Minuten zu einem raschen Fortschreiten der Schwere und der beteiligten Organsysteme kommen bis hin zum Schock und Tod. Es kann aber auch auf jeder Stufe der Ausprägung der Anaphylaxie zu einer spontanen Besserung und Stillstand des Verlaufs kommen. Die unterschiedlichen Symptome können gleichzeitig oder in unterschiedlichster Reihenfolge, Schwere und Schnelligkeit nach Allergenkontakt auftreten. Leider gibt es keine Prädiktoren, die den Schweregrad oder den Verlauf vorhersagen können. Die Schnelligkeit des Auftretens von Symptomen nach Allergenexposition hängt von der Applikationsart der Aufnahme des Allergens ab. So kommt es nach oraler Aufnahme von Nahrungsmittelallergenen oder Medikamenten im Median erst nach 30 Minuten zu Symptomen einer Anaphylaxie, nach Insektenstich oder Allergenimmuntherapie (subkutane Allergenaufnahme) bereits nach ca. 5 bis 15 Minuten, während dessen bei intravenöser Allergenapplikation (z. B. Kontrastmittelreaktion oder Anästhetika) es schon innerhalb von 1 bis 5 Minuten zur Anaphylaxie kommen kann [2,3]. Vereinzelt gibt es auch protrahierte Reaktionen meist bei oraler Aufnahme des Allergens, welches wahrscheinlich mit einer protrahierten Allergenfreisetzung im Darm zusammenhängt. So können andere mitverspeiste, z. B. fettreiche Nahrungsmittel die Allergenfreisetzung verzögern. So kam es bei 8 % der Kinder- und Jugendlichen, die im europäischen Anaphylaxieregister geführt wurden, zu protrahierten Symptomen. Davon wiesen ca. 40 % der Kinder erst Symptome nach mehr als einer Stunde auf. Wenn Symptome nach Sekunden nach Allergenexposition auftreten, ist meist nicht eine Anaphylaxie die Ursache, sondern andere Differentialdiagnosen (z. B. vasovagale Synkope oder Panikattacke) sollten in Betracht gezogen werden (Tab. 13.1).

13.1.4 Differentialdiagnosen

Eine Anaphylaxie zu erkennen ist meist nicht ganz einfach. Viele Differentialdiagnosen kommen in Betracht (Tab. 13.1), besonders, wenn man alle Einzelsymptome isoliert betrachtet. Im Kindesalter wird man als erstes eher an virale oder bakterielle Infektionen mit Fieber als Ursache der Symptome denken im Sinne einer infektbedingten Urtikaria oder einer Gastroenteritis. Bei Atemproblemen steht auch eher eine Exazerbation eines Asthma bronchiale, bei jüngeren Kindern eine eventuelle Fremdkörperaspiration, bei älteren Kindern eine Hyperventilation oder Panikattacke an erster Stelle der Differentialdiagnosen.

Die für diesen Fall entsprechenden Differentialdiagnosen wie Infekt-bedingte Urtikaria, obstruktive Bronchitis, virale Gastroenteritis oder neu aufgetretenes Gräserpollen-assoziiertes Asthma bronchiale sind bei nicht protrahiertem Verlauf und fehlendem Fieber eher unwahrscheinlich – eine Anaphylaxie wahrscheinlicher.

13.1.5 Allgemeine Charakteristik der Anaphylaxie

Die Anaphylaxie wird weltweit nicht einheitlich genau definiert. Auch existieren leichte Unterschiede zur Klassifizierung, Schweregradeinteilungen und therapeutischem Vorgehen, je nachdem welche Länderleitlinie man betrachtet. Die in diesem Buchkapitel zugrundeliegenden Leitlinien sind die deutsche AWMF S2-Leitlinie zur „Akuttherapie und Management der Anaphylaxie" [4] und die europäische Leitlinie [5]. Im deutschen Sprachraum wird die Anaphylaxie definiert als akute systemische Reaktion mit Symptomen einer allergischen Sofortreaktion, die den ganzen Organismus erfassen kann und potenziell lebensbedrohlich ist [6].

13.1.5.1 Spezifische Definition der Anaphylaxie anhand der Symptomkonstellation

Anhand dieser sehr allgemeinen Definition ist es im klinischen Alltag immer noch sehr schwer, eine Anaphylaxie genau zu diagnostizieren. Es wird einfacher, wenn man die Symptomkonstellation des plötzlichen Auftretens, die typische zeitliche Symptomabfolge, das gleichzeitige Auftreten von allergischen Symptomen an unterschiedlichen Organsystemen und – im Kindesalter besonders – auch die Abwesenheit von Fieber heranzieht. So gibt es folgende drei charakteristische Kriterien/Szenarien, die für das Vorliegen einer Anaphylaxie sprechen [7]:

1. *Wenn Allergenkontakt/Anaphylaxie-Trigger nicht wahrscheinlich oder erinnerlich sind*, plötzliches Auftreten von Symptomen an der Haut (z. B. akute Urtikaria, Angioödem, Flush, Schleimhautschwellung) zusammen mit entweder plötzlichen respiratorischen Symptomen (z. B. Atemnot, Giemen, Husten, Stridor) und/

oder plötzlichem Blutdruckabfall (bzw. dessen Manifestation wie Kollaps, Synkope, Herzrasen, Inkontinenz).

2. *Wenn Allergenkontakt oder Anaphylaxie-Trigger wahrscheinlich sind*, plötzliches Auftreten von Symptomen an zwei oder mehr der Organsysteme Haut (z. B. akute Urtikaria, Angioödem, Flush, Schleimhautschwellung), Gastrointestinaltrakt (z. B. Bauchkrämpfe, Erbrechen), Atemtrakt (z. B. Atemnot, Giemen, Husten, Stridor) oder Kreislaufsystem (z. B. Blutdruckabfall, Kollaps, Synkope, Inkontinenz).

3. *Wenn Kontakt mit für den Patienten bekanntem Allergen oder Anaphylaxie-Trigger stattfand*, messbarer Blutdruckabfall.

Die Symptomkonstellation im Falle Simons fällt unter Szenario (1). Ein Allergenkontakt ist nicht eruierbar, aber Simon leidet gleichzeitig und plötzlich unter allergischen Hautsymptomen (Flush, Urtikaria, Angioödem) und respiratorischen Symptomen einer pulmonalen Obstruktion (Husten, Tachydyspnoe, Einziehungen, Giemen, verlängertes Exspirium, respiratorische Partialinsuffizienz).

13.1.6 Therapie

Wenn möglich – z. B. bei parenteral verabreichtem Allergen – sollte als erste Maßnahme die Allergenzufuhr gestoppt werden (Abb. 13.2). Danach sollte Hilfe angefordert werden (z. B. Arzthelferin oder Schwester herbeirufen, in schweren Fällen in der Praxis z. B. auch Notarzt anfordern). Es sollte symptomorientiert eine Lagerung des Patienten erfolgen, z. B. bei Bewusstlosigkeit stabile Seitenlage. Dabei sollten abrupte Lageänderung (wie auch Aufstehen!) wegen rascher Volumenverlagerung und Rechtsherzversagen gemieden werden.

13.1.6.1 Leitsymptombasierte Therapie

Die Therapiemaßnahmen richtigen sich nach dem Schweregrad der Anaphylaxie. Es gibt Schweregradeinteilungen der Anaphylaxie, die aber je nach Leitlinie [4,5] variieren. Für die Therapieentscheidung zählt eher das Identifizieren des Leitsymptoms (Abb. 13.2). So wird unterschieden, ob eine Anaphylaxie mit 1. Herz-Kreislaufversagen, 2. führend Herz-Kreislaufreaktion, 3. führend Obstruktion der oberen Atemwege, 4. führend Obstruktion der unteren Atemwege, 5. führend gastrointestinalen Symptomen oder 6. nur mit Hautmanifestationen vorliegt. Die im folgenden beschriebenen Maßnahmen beziehen sich auf das ärztliche Handeln als Notarzt, in der Rettungsstelle oder in der Praxis (für intensivmedizinische Maßnahmen siehe [4]).

Einschätzung des Leitsymptoms					
Herz-Kreislauf-Stillstand	art. Hypotension, Schock, Bewusstlosigkeit	Heiserkeit, Uvulaschwellung, inspiratorischer Stridor	Tachydyspnoe, bronchiale Obstruktion	Übelkeit, Erbrechen, Bauchschmerzen	Juckreiz, Flush, Urtikaria, Angioödem

symptomorientierende Lagerung

Reanimation ggf. Defibrillation	Adrenalin i. m. Sauerstoff		

Zugang i. v./ i. o.

Adrenalin i. v./i. o. Atemwege sichern Sauerstoff Volumen i. v./i. o	Volumen i. v./i. o	Adrenalin inh.	Beta-2-Sympathiko-mimetikum inh.

Dimetinden i. v.
Glukokortikoid i. v.

Neuevaluation nach Leitsymptom

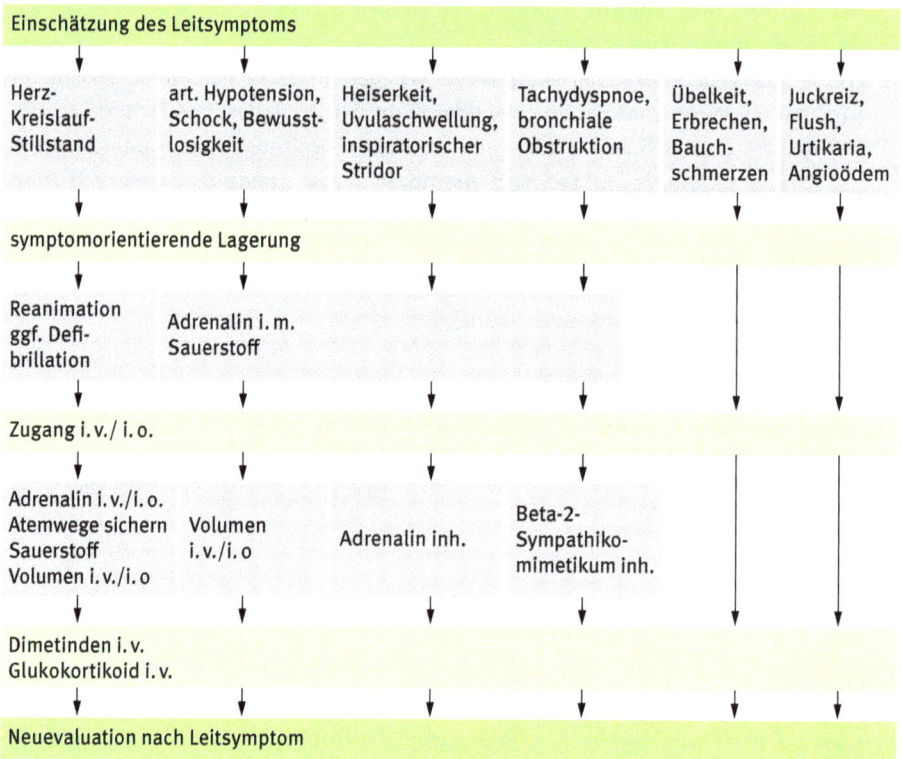

Abb. 13.2: Akutmaßnahmen bei Anaphylaxie nach Einschätzung der Leitsymptome; i. v. (intravenös), i. o. (intraossär), inh. (inhalativ), i. m. (intramuskulär); modifiziert nach [4].

Leitsymptom: Herz-Kreislauf-Stillstand

Die Reanimation erfolgt nach der aktuellen ERC Leitlinie [8] (siehe Abb. 13.2): Initial 5 Beatmungen, gefolgt von 15 Thoraxkompressionen und 2 Beatmungen wiederholt in Zyklen. Bei Kammerflimmern sollte frühzeitig defibrilliert werden. Bei einem Herz-Kreislauf-Stillstand aufgrund von einer Anaphylaxie sollte Adrenalin intravenös/intraossär verabreicht werden (10 μg/kgKG i. v.). Dies sollte bei keiner Besserung alle 3–5 Minuten wiederholt werden bis zur Erlangung eines Spontankreislaufs. Eine suffiziente Oxygenierung sollte mittels 100 % Sauerstoffgabe über entweder Beutel-Maskenbeatmung, Larynxmaske oder Rachentubus erfolgen. Eine endotracheale Intubation sollte möglichst nur von Intubations-erfahrenen Ärzten durchgeführt werden. Eine Volumensubstitution mittels einer kristallinen Lösung sollte forciert erfolgen, gefolgt von einer i. v. Gabe von einem H1-Rezeptor-Antagonist und Glukokortikoid (Tab. 13.3).

Tab. 13.3: Medikamente für die Behandlung der Anaphylaxie im Kindesalter* (modifiziert nach [4]).

Wirkstoff	Applikationsweg	< 7,5 kgKG	7,5–30 kgKG	30–60 kgKG	> 60 kgKG
Adrenalin	i. m. mittels „purer" Ampullenlösung	10 µg/kgKG = 0,01 ml/kgKG der Stammkonzentration 1 mg/ml (maximal 600 µg)			
Adrenalin	i. m. mittels Auto-injektor	nicht zuge-lassen	150 µg**	300 µg	2 × 300µg oder 500 µg
Adrenalin	i. v. (Bolus)	Einzelbolus: Start mit 0,01 µg/kgKG langsam spritzen, in fraktio-nierten Gaben bis max. 1 µg/kgKG (Stammkonzentration 1 mg/ml, davon 1 ml auf 100 ml NaCl 0,9 % verdünnen, Endkonzentration 10 µg/ml)			
Adrenalin	inh. über Ver-nebler mittels „purer" Ampul-lenlösung	2 ml (von Stammkonzentration 1 mg/ml)			
Dimetinden	i. v.	1 ml/ 10 kgKG*** (min. 1 ml)	1 ml/ 10 kgKG***	1 ml/10 kgKG*** (max. 4 ml = 1 Ampulle)	1 ml/10 kgKG*** (4–8 ml = 1– 2 Ampullen)
Prednisolon	i. v.	50 mg	100 mg	250 mg	500–1000 mg
Salbutamol	inh. (DÄ über Spacer)	2 Hübe	2 Hübe	2–4 Hübe	2–4 Hübe
Volumen: NaCl 0,9 %	i. v. aus der Hand (Bolus)	20 ml/kgKG	20 ml kg/KG	10–20 ml/kgKG	10–20 ml/kgKG
Sauerstoff	Inh.	2–10 l/min	5–12 l/min		

*Die Medikamente beziehen sich auf die Therapie der Anaphylaxie unter Nicht-Intensivbedingungen z. B. in der Rettungsstelle oder ambulant in der Praxis; ** Je nach Autoinjektor unterschiedliche, gewichtsabhängige Zulassung. *** Stammkonzentration: 1mg/ml.
i. m. (intramuskulär), i. v. (intravenös), inh. (inhalativ), DÄ (Dosieraerosol)

Leitsymptom: Herz-Kreislauf-Reaktion

Als Sofortmaßnahme sollte gewichtsadaptiert eine intramuskuläre Adrenalingabe möglichst über einen Adrenalin-Autoinjektor und eine suffiziente Oxygenierung mittels 100 % Sauerstoffgabe über eine Atemmaske mit Reservoir erfolgen (Tab. 13.3, Abb. 13.2). Danach sollte ein intravenöser Zugang gelegt werden, über den bei einer Herz-Kreislaufreaktion forciert Volumen als auch ein H1-Rezeptor-Antagonist und Glukokortikoid gegeben wird.

Bei Nichtansprechen auf diese Therapie sollte eine erneute Adrenalingabe (i. v./ intraossär oder i. m.) erfolgen und eine Dauerinfusions-Katecholamingabe unter intensivmedizinischer Bedingung eingeleitet werden.

Leitsymptom: Obstruktion der oberen Atemwege

Die ersten Schritte erfolgen gleich wie bei Herz-Kreislauf-Reaktion als Leitsymptom (Tab. 13.3, Abb. 13.2). Bei einer Obstruktion der oberen Atemwege wie Heiserkeit, inspiratorischem Stridor oder objektivierbarer, deutlicher Uvula- oder Zungenschwellung kann zusätzlich Adrenalin inhalativ verabreicht werden. Bei persistierendem Larynxödem sollte ggf. eine Intubation oder gar Koniotomie in Erwägung gezogen werden.

Leitsymptom: Obstruktion der unteren Atemwege

Die ersten Schritte erfolgen gleich wie bei Herz-Kreislauf-Reaktion als Leitsymptom (Tab. 13.3, Abb. 13.2). Bei bronchialer Obstruktion sollte dann auch ein inhalatives Beta-2-Sympathikomimetikum verabreicht werden (Tab. 13.3). Wenn es zu keiner Besserung kommt, kann erneut Adrenalin i. m./i. v. verabreicht werden. Außerdem sollte eine intravenöse Beta-2-Sympathikomimetikumgabe und evtl. Intubation unter intensivmedizinischen Bedingungen in Erwägung gezogen werden.

Leitsymptom: Abdominelle und/oder Hautmanifestation

Es sollte ein intravenöser Zugang gelegt werden, über den dann eine Gabe von einem H1-Rezeptor-Antagonist und Glukokortikoid erfolgt. Falls diese Maßnahme bei starken Bauchschmerzen zu keiner Besserung führt, kann Butylscopolamin i. v. verabreicht werden, bei starker Übelkeit Antiemetika wie z. B. Metoclopramid.

13.1.6.2 Medikamente

Die genauen Dosierungen der einzelnen Medikamente entnehmen Sie bitte Tab. 13.3.

Adrenalin: Sämtliche nationale oder internationale Leitlinien zur Anaphylaxie betonen, dass die Gabe von Adrenalin an erster Stelle – als „first line treatment" – der Anaphylaxie steht [4,5] (Abb. 13.2). Es wirkt vasokonstriktiv, erniedrigt die Gefäßpermeabilität, reduziert die Ödembildung, wirkt bronchodilatatorisch, positiv inotrop und mastzellstabilisierend.

Die intramuskuläre Gabe in die Außenseite des mittleren Drittels des Oberschenkels bewirkt weniger kardiale Nebenwirkungen als die intravenöse Gabe und wird bei Hypotension, Schock, Bewusstlosigkeit, sämtlichen objektiven respiratorischen Symptomen wie Dysphonie, inspiratorischer Stridor, Tachydyspnoe und bronchiale Obstruktion empfohlen. Eine absolute Kontraindikation zur i. m. Adrenalin-Gabe gibt es im Kindesalter nicht. Im Gegensatz zu Erwachsenen sind Komorbiditäten, die zu einer relativen Kontraindikation der Adrenalingabe gehören, wie koronare Herzerkrankungen, hypertrophe obstruktive Kardiomyopathie oder tachykarde Herzrhythmusstörungen sehr selten und sollten dann individuell je nach Nutzen und Risikoverhältnis abgewogen werden. Nebenwirkungen wie ventrikuläre Arrhythmien, arterielle Hypertension, Lungenödem, Angina pectoris und Myokardinfarkt bei Erwachsenen sind typische Nebenwirkungen der intravenösen Gabe oder der Überdosierung von Adrenalin. Bei fehlender Besserung nach ca. 10 Minuten sollte die intramuskuläre Adrenalin-Gabe wiederholt werden. Falls sich danach keine Besserung einstellt, sollte dann eine intravenöse Applikation mit einzelnen Boli erwogen werden (Tab. 13.3). Dabei sollte unter striktem Herz-Kreislauf-Monitoring eine fraktionierte Gabe erfolgen [8]. Bei fehlendem Ansprechen auf diese wiederholten Adrenalin-Boli werden dann unter intensivmedizinischem Monitoring andere vasoaktive Medikamente wie Noradrenalin (evtl. auch Vasopressin bei schwerer arterieller Hypotonie) eingesetzt, die aber nur eine geringe Wirkung auf pulmonale Symptome haben. Auch die Gabe von Glukagon kann dann sinnvoll sein, wobei dies auch nur auf kardiale Symptome wirkt.

Im Gegensatz zur i. m.-Gabe erzeugt die subkutane oder inhalative Adrenalingabe nicht die nötigen Plasmaspiegel und auch nicht den erwünscht schnellen Wirkungseintritt [9]. Bei eindeutigem Larynxödem kann zusätzlich zur i. m. Gabe aber auch Adrenalin inhaliert werden (Tab. 13.3).

Bei Herzkreislaufstillstand aufgrund einer Anaphylaxie sollte nach erfolgter kardiopulmonaler Reanimation und evtl. Defibrillation, Adrenalin intravenös verabreicht werden [8].

Sauerstoff: Bei pulmonalen oder Herz-Kreislauf-Symptomen sollte zügig auch 100 % Sauerstoff mit hoher Flussrate (Tab. 13.3, Abb. 13.2) appliziert werden.

Volumen: Durch Vasodilatation und Kapillar-Leakage entsteht eine relative Hypovolämie, die durch eine intravenöse Bolus-Volumengabe einer kristallinen Lösung erfolgen sollte (Tab. 13.3, Abb. 13.2).

Bronchodilatatoren: Bei führendem Symptom einer bronchialen Obstruktion sollte zusätzlich zur i. m. Adrenalingabe auch ein Beta-2-Sympathikomimetikum wie Salbutamol inhaliert werden (Tab. 13.3, Abb. 13.2).

H1-Rezeptorantagonist: Antihistaminika haben eine antiallergische Wirkung und sind deswegen auch in die Therapie der Anaphylaxie integriert. Nur die H1-Rezeptorantagonisten der 1. Generation mit ihren bekannten, sedierenden Nebenwirkungen sind zur Behandlung der Anaphylaxie zugelassen. Diese (Dimetinden und Clemastin) gibt es auch nur als intravenöse Applikationsform (Tab. 13.3). Antihistaminika stellen aber NICHT das „first-line treatment" dar, da ihr Wirkungseintritt zu langsam ist (ca. 20 Minuten).

Glukokortikoid: Das gleiche gilt für Glukokortikoide. Sie weisen in hoher Dosierung eine membranstabilisierende Wirkung auf. Allerdings haben sie auch nur einen langsamen Wirkungseintritt. Die Wirkung konnte eigentlich auch nur bei Asthma bislang verifiziert werden und nicht bei Anaphylaxie. Trotzdem wird nach Stabilisierung des Patienten (Adrenalin-/Volumengabe, Sauerstoffapplikation) empfohlen, auch Glukokortikoide möglichst i. v. zu verabreichen (Tab. 13.3).

> Simon erhielt bei Eintreffen in die Notaufnahme und bei Diagnose der Anaphylaxie als Sofortmaßnahme 150 µg Adrenalin i. m. in den linken seitlichen Oberschenkel mittels Adrenalin-Autoinjektor bei einem geschätzten Gewicht von 20 kg appliziert. Außerdem erhielt er 100 % Sauerstoff über eine Atemmaske mit Reservoir im Sitzen. Darunter kam es zügig zu einem Anstieg der O2-Sättigung auf 96 %. Er erhielt einen intravenösen Zugang, über den 2 mg (= 2 ml) Dimetinden und 100 mg Prednisolon appliziert wurde. Gleichzeitig inhalierte er 2 Hübe Salbutamol über Spacer durch die Schwester der Notaufnahme, eine Feuchtinhalation mit 6 Tropfen Salbutamol in 2 ml NaCl 0,9 % wurde vorbereitet. Zum Offenhalten des i. v. Zugangs wurde NaCl 0,9 % (Flussrate: 10 ml/h) angehangen. Nach ca. 5 Minuten kam es zu einer Besserung der Dyspnoe, die Bauchschmerzen und Urtikaria besserten sich erst nach ca. 45 Minuten. Simon wurde stationär über Nacht (ca. 15 Stunden) aufgenommen und Herz-Kreislauf (plus O2-Sättigung) überwacht.

13.1.7 Auslöser/Augmentationsfaktoren/Risikofaktoren

Wenn die Diagnose der Anaphylaxie gestellt wurde und der Patient adäquat therapiert und stabilisiert wurde, kann eine ausführlichere anamnestische Abklärung erfolgen. Dazu ist es wichtig, die Hauptauslöser und evtl. Augmentationsfaktoren der Anaphylaxie im Kindesalter abzufragen (Abb. 13.3).

13.1.7.1 Auslöser
Im Gegensatz zu Erwachsenen sind im Kindesalter Nahrungsmittelallergene der häufigste Auslöser einer Anaphylaxie. In 66 % der 1970 Fälle von Kindern und Jugendlichen mit Anaphylaxie, die im europäischen Anaphylaxieregister berichtet wurden, waren Nahrungsmittelallergene als Auslöser angegeben worden [1]. In 19 % war als Trigger der Anaphylaxie Insektenstiche angegeben worden. Davon war die Hälfte durch Wespenstiche und die andere Hälfte durch Bienen- und Hornissenstiche ausgelöst. Nur in 5 % wurden Arzneimittel als Auslöser der Anaphylaxie angegeben, davon waren 41 % Analgetika. In 2,5 % wurde eine spezifische Immuntherapie als Auslöser registriert. Früher war auch ein seltener Auslöser Latex – besonders bei Kindern, die wiederholt gastrointestinale, urogenitale und neurologische Operationen (Spina bifida) erhielten. Im Gegensatz zu der Verteilung der Auslöser im Kindesalter sind die Hauptauslöser der Anaphylaxie im Erwachsenenalter zu über 50 % Insektengift-Allergene, gefolgt von ca. 20 % Arzneimittel und nur ca. 15 % Nahrungsmittelallergene [10]. Somit ist es sehr wahrscheinlich, dass der Junge erstmalig auf ein Nahrungsmittelallergen reagiert hat. Im Europäischen Anaphylaxieregister zeigte sich außerdem, dass die Hauptauslöser einer Nahrungsmittel- induzierten Anaphylaxie bei 0 bis 2-jährigen Kuhmilch und Hühnerei sind und bei Vorschulkindern Haselnuss, Cashew und Walnuss [1]. Während der gesamten Kindheit und Adoleszenz

Auslöser*:	Symptome:	Augmentationsfaktoren:
· **Nahrungsmittel:**	· Welche?	· körperliche Belastung
Erdnuss	· zeitlicher Verlauf?	(„exercise-induced
Kuhmilch	· Fieber?	anaphylaxis")?
Hühnerei	· In welcher Situation	· Infekt/Fieber?
Haselnuss	genau?	· nicht steroidale
Cashewnuss		Antiphlogistika
Walnuss		· Alkohol
andere Baumnüsse/Pistazien	**ausführliche**	· gleichzeitige Exposition von
Früchte (z. B. Ananas, Apfel, Banane,	**Anamnese**	anderem Allergen
Birne, Kiwi)		· Stress
Weizen		· Hitze
Garnelen		
Dorsch	**Risikofaktoren:**	
Sesam	· Asthma bronchiale (schweres oder unkontrolliertes)	
· **Insektengifte:**	· Jugendliche (mit Nahrungsmittelallergie)	
Wespe	· spezifische Allergene (Erdnuss, Baumnüsse, Fisch)	
Biene	· eher im Erwachsenenalter:	
Hornisse	kardiovaskuläre Erkrankungen	
· **Arzneimittel:**	hohes Lebensalter (> 60 Jahre)	
Analgetika	Mastozytose	
Immuntherapie	Einnahme von nichtsteroidalen Antiphlogistika	
Antibiotika	Einnahme von Beta-Blocker	

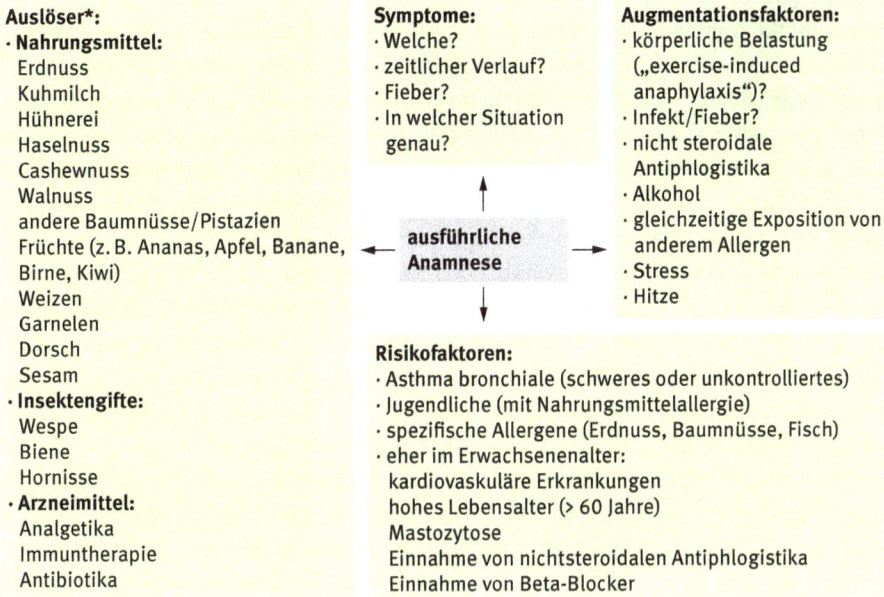

Abb. 13.3: Ausführliche Anamnese: Symptome, Auslöser im Kindesalter, Augmentations- und Risikofaktoren. *Häufigkeit in absteigender Reihenfolge angelehnt an Daten zur Anaphylaxie im Kindesalter des europäischen Anaphylaxieregisters [1].

wird diese „Hitliste" der Nahrungsmittelallergene als Auslöser allerdings angeführt von der Erdnuss. Im europäischen Register wurde zu 25 % die Erdnuss als Auslöser aller angegebenen Nahrungsmittelallergene angegeben [1].

Aufgrund der häufigsten Auslöser ist auch die orale Route des Allergenkontaktes die häufigste. Ein Allergenkontakt kann natürlich auch parenteral (Medikamente, Infusion) oder hämatogen (Insektenstich, subkutane Immuntherapie) erfolgen. Selten, z. B. bei der Latexallergie bei Kindern mit Spina bifida, kann eine Anaphylaxie auch über Haut- oder Schleimhautkontakt des Allergens erfolgen. Allergenhautkontakte bei Nahrungsmittelallergie haben in Studien aber nur zu milden, lokalen Reaktionen geführt. Es wird immer wieder berichtet, dass auch eine Allergenaufnahme durch Inhalation (z. B. Fischallergen bei Zubereitung in der Umgebung oder Öffnen von Erdnussflips-Tüten im Flugzeug) zu einer Anaphylaxie führte. Dies ist bei hochallergischen Kindern theoretisch möglich, aber bei sehr geringem nachgewiesenen Allergengehalt eher unwahrscheinlich.

13.1.7.2 Augmentationsfaktoren
Die Schwere einer allergischen Reaktion hängt auch von Augmentationsfaktoren ab (Abb. 13.3). Zum Beispiel kann es bei Nichtvorhandensein von Augmentationsfak-

toren zu gar keiner Reaktion oder nur einer milden allergischen Reaktion nach Allergenkontakt kommen, währenddessen es bei Vorliegen von Augmentationsfaktoren zu einem Summationseffekt mit anaphylaktischer Reaktion kommt. Bekannte Augmentationsfaktoren sind z. B. körperliche Belastung (*exercise-induced anaphylaxis*), wobei die weizenabhängige belastungsinduzierte Anaphylaxie (*wheat-dependent exercise-induced anaphylaxis*) – eher im Erwachsenenalter vorkommend – die bekannteste Form dieser Art Anaphylaxie darstellt [11]. Weizen wird von den Patienten immer gut vertragen. Wenn dies aber kurz vor körperlicher Belastung verspeist wird, kann es ein Trigger einer anaphylaktischen Reaktion sein, da die Reaktionsschwelle des Patienten wahrscheinlich durch eine gesteigerte intestinale Allergenresorption herabgesetzt wurde. Weitere Nahrungsmittel, die nur in Zusammenhang eines Kofaktors wie körperliche Belastung als Auslöser einer Anaphylaxie meist im Erwachsenenalter berichtet wurden, sind Pfirsich, Apfel, Soja, Sellerie, Kuhmilch, Geflügelfleisch und Galakotose-alpha-1,3-Galaktose in roten Fleischsorten.

Ein weiterer Augmentationsfaktor kann der Kontakt mit einem zweiten Allergen darstellen. Ein Beispiel dafür, welches auch im Kindesalter auftreten kann, sind Birken-Pollen-allergische Jugendliche mit saisonaler allergische Rhinokonjunktivitis, die nach Konsum von z. B. muskelaufbauenden Sojaprodukten (kreuzreagierend zu Birkenpollen) in der Birkenpollen-Zeit (1. Augmentationsfaktor) meist auch noch in Kombination mit körperlicher Belastung (2. Augmentationsfaktor) plötzlich eine Anaphylaxie erleiden. Im Winter werden die Sojaprodukte ohne Probleme vertragen. Weitere bekannte Augmentationsfaktoren sind Infekte/Fieber, Alkoholkonsum, Medikamente wie nicht-steroidale Antiphlogistika, psychischer Stress, Übermüdung und hormonelle Änderungen wie zur Menstruation [11]. Bevor die Diagnose einer idiopathischen Anaphylaxie gegeben wird, sollten immer mögliche Augmentationsfaktoren zu jeder beschriebenen Episode genau erfragt werden – besonders, wenn die Episoden nur sehr sporadisch aufgetreten sind.

13.1.7.3 Risikofaktoren

Es konnten Faktoren identifiziert werden, die das Risiko des Auftretens einer schweren allergischen Reaktion erhöhen (Abb. 13.3). So ist bekannt, dass bestimmte primäre Nahrungsmittelallergien wie die Erdnuss-, Baumnuss- oder Fischallergie ein erhöhtes Anaphylaxierisiko aufweisen. Es konnte auch gezeigt werden, dass Jugendliche oder auch Asthmatiker mit schwerem oder unkontrolliertem Asthma plus Nahrungsmittelallergien gefährdet sind, anaphylaktische und auch fatale Reaktionen bei Allergenkontakt zu erleiden. Weitere generelle, unabhängig vom auslösenden Allergen und eher bei Erwachsenen bekannte Risikofaktoren für eine schwere allergische Reaktion sind unkontrolliertes Asthma bronchiale, kardiovaskuläre Vorerkrankungen, hohes Lebensalter (> 60 Jahre), Mastozytose und die Einnahme von nicht-steroidalen Antiphlogistika oder Betablockern.

Mit diesem Wissen wurde nach Stabilisierung der Symptome nochmalig die Anamnese von Simon in Bezug auf Auslöser, Augmentationsfaktoren und Risikofaktoren erweitert (Abb. 13.3). Wie schon bekannt, war kein Insektenstich erinnerlich, auch waren keine Medikamente in den letzten Tagen eingenommen worden. Die einzelnen, häufigsten Nahrungsmittel, die als auslösende Allergene einer Anaphylaxie gelten, wurden auch abgefragt. So isst Simon regelmäßig Erdnussflips, Kuhmilch, Hühnerei, Nutella (Haselnüsse), Weizen und Fisch, was er auch immer vertragen hätte. Walnüsse und Krabben hätte der Junge noch nie wissentlich gegessen. Bei Nachfrage, ob Simon schon Cashewnüsse verspeist hat, gibt die Mutter an, dass er vereinzelt dies schon versucht hätte, aber sie irgendwie nicht gemocht hätte wegen einem Brennen im Mund, welches die Mutter aber auf die gesalzene Form der Cashewnüsse damals zurückführte. Nach genauem Nachfragen, wie das Pesto der Nudeln denn zubereitet worden sei, kam mittels Telefonat mit der besuchten Familie heraus, dass dieses Pesto mit Cashewnüssen anstelle von Pinienkernen zubereitet worden sei. Die Salatsoße sei mit Walnussöl unter anderem zubereitet worden. Ein Augmentationsfaktor wie Fieber/Infekt, körperliche Belastung (Simon spielte Lego) und Stress seien nicht erinnerlich.

Ob ein Asthma bronchiale mit Zweitallergenbelastung (Gräserpollen) vorliegt ist nicht klar. Ein unkontrolliertes Asthma besteht allerdings nicht. Somit wurden weitere diagnostische Schritte eingeleitet.

13.1.8 Diagnostik

13.1.8.1 Tryptasebestimmung

Zur Sicherung der Diagnose einer Anaphylaxie und evtl. bei unklarem Auslöser kann als weiterer Baustein in der Diagnosefindung auch eine Tryptasebestimmung im Serum wertvoll sein. Tryptase wird als Mediator in einer Anaphylaxie von den Mastzellen ausgeschüttet und erreicht den maximalen Wert innerhalb 60 bis 90 Minuten nach Eintreten einer Anaphylaxie. Da der Wert für ca. 4 Stunden weiterhin erhöht bleibt, sollte die Bestimmung in diesem Zeitfenster vorgenommen werden. 24 Stunden später sollte dann auch der Basalwert bestimmt werden. Falls dieser nämlich erhöht bleibt ($\geq$ 20 ng/ml), besteht der Verdacht auf eine Mastozytose. Falls der Wert wieder abgefallen ist (Normalwert 1–15 ng/ml), ist eine abgelaufene Anaphylaxie sehr wahrscheinlich. Eine Nichterhöhung der Tryptase innerhalb von 4 Stunden nach Anaphylaxie schließt sie allerdings auch nicht per se aus.

13.1.8.2 Sensibilisierungsdiagnostik

Vor Entlassung sollte eine erste, orientierende Abklärung einer allergologischen Ursache in Form eines Sensibilisierungsnachweises z. B. IgE-Bestimmung des vermuteten Allergens auf den Weg gebracht werden. Es sollte auch die Möglichkeit der Komponenten-basierten IgE-Bestimmung für das jeweilige Allergen in Betracht gezogen werden (siehe Kap. 9.1.1.3 und Kap. 14.1.2.2, Insektengiftallergie). Eine Serum-IgE-Bestimmung ist nicht nur wegen der Möglichkeit der gleichzeitigen Komponenten-basierten IgE-Diagnostik erstrebenswert, sondern sie wird auch nicht durch eine vorangegangene Therapie mit einem Antihistaminikum beeinflusst, wie es beim Pricktest der Fall ist. Eine vorangegangene Anaphylaxie auf das zu testende Allergen ist außerdem eine relative Kontraindikation für die Pricktestung. Je nach Befund und z. B. Nachweis einer multiplen Sensibilisierung mit unklarer klinischer Relevanz kann auch eine weiterführende allergologische Provokation sinnvoll sein. Bei vorausgegangener Anaphylaxie und somit relativer Kontraindikation ist dies allerdings unter großer Vorsicht nur stationär und mit gut geschultem Personal durchzuführen.

13.1.9 Differentialdiagnosen

Zur Abklärung anderer Differentialdiagnosen (Tab. 13.1) kann noch eine weitere Diagnostik nötig sein, z. B. die Bestimmung des CRPs und Blutbild mit Differentialblutbild bei Verdacht auf akute Infekturtikaria, bei unklaren abdominellen Symptomen eine Stuhldiagnostik oder Abdomensonographie, bei Verdacht auf Asthma bronchiale eine Lungenfunktion oder ein Methacholintest oder bei unklarer Bewusstlosigkeit ein EKG oder eine Echokardiographie.

- Tryptase 2 Stunden nach ersten Symptomen: 28 ng/ml
- Tryptase ca. 15 Stunden nach Symptomen: 16 ng/ml
- Cashew- IgE: 26 kU/l
- Ana o3-IgE: 18 kU/l
- Walnuss-IgE: 6,4 kU/l
- Jug r1-IgE: 0,8 kU/l
- Krabben-IgE: < 0,35 kU/l
- Birken-IgE: 14,5 kU/l
- Gräser-IgE: 8,9 kU/l
- Derm. pt.-, Derm. f.-, Beifuß-, Alternaria-, Katzenhaare-, Hundehaare-IgE < 0,35 kU/l

Die Bestimmung der Tryptase im Serum 2 Stunden nach dem Ereignis zeigte einen erhöhten Wert, der kurz vor Entlassung auf einen grenzwertigen Normalwert fiel. Dies macht eine Anaphylaxie noch wahrscheinlicher.
Die allergologische Diagnostik zeigte eine deutliche Sensibilisierung gegenüber Cashew mit auch deutlicher Sensibilisierung gegenüber dem Speicherprotein der Cashew (Ana o3, siehe auch Kap. 9.1.1.3). Der 95 %ige positive prädiktive Wert für das Vorliegen einer systemischen, Provokation-positiven Cashew-Allergie liegt in Deutschland bei > 2 kU/l für Ana o3-IgE (siehe auch Kap. 9.1.1.4). Damit ist es sehr wahrscheinlich, dass die Anaphylaxie aufgrund von Genuss von Cashew im Pesto bei einer bislang nicht bekannten, systemischen Cashew-Allergie ausgelöst wurde. Da Simon noch nie Walnüsse gegessen hatte, wurde eine IgE-Diagnostik diesbezüglich auch durchgeführt. Es zeigte sich eine leichte Sensibilisierung gegenüber Walnuss. Im raffinierten Walnuss-Speiseöl finden sich – wenn überhaupt – nur sehr geringe Mengen des Allergens. So ist es eher unwahrscheinlich, dass die Anaphylaxie aufgrund von Walnussöl bei unerkannter Walnussallergie ausgelöst wurde. Es kann diskutiert werden, ob im Verlauf eine orale Provokation auf Walnuss bei auch nur leichter Sensibilisierung gegenüber dem Speicherprotein (Jug r 1) zum Ausschluss einer Walnussallergie durchgeführt werden sollte.
Bei nachgewiesener Birkensensibilisierung und passendem Symptomintervall (April) scheint Simon unter einer saisonalen allergischen Rhinokonjunktivitis zu leiden. Ob die Gräsersensibilisierung klinisch irrelevant ist, muss der Verlauf in den anschließenden Wochen zeigen.

13.1.10 Verlauf

Stationäres Monitoring

Im europäischen Anaphylaxieregister waren 5 % der gemeldeten Anaphylaxien im Kindesalter als *biphasische Verläufe* registriert [1]. Von diesen wiesen 42 % erneute allergische Symptome > 12 Stunden nach initialen Symptomen auf. In einer anderen Studie zeigten sich bei 11 % der Kinder biphasische Verläufe im Median nach 9 Stunden (1,3 bis 20,5 Stunden) [12]. Ursächlich für das erneute Auftreten von eigentlich abgeklungenen Symptomen könnten die nachlassende Wirkung von Medikamenten oder die verspätete Ausschüttung von anderen Mediatoren wie Leukotrienen sein. Frühzeitigeres Aufflackern von erneuten Symptomen nach z. B. intramuskulärer Gabe von Adrenalin ist keine wirklich biphasische Reaktion, sondern hängt mit der nachlassenden Wirksamkeit der Therapeutika zusammen. So konnte für die i. m.-Gabe von Adrenalin gezeigt werden, dass die Plasmahalbwertszeit ca. 20 Minuten beträgt [9]. Aus den oben genannten Gründen empfiehlt sich eine stationäre Überwachung unter Monitoring der Vitalparameter von 6 bis 24 Stunden je nach Schwere der Anaphylaxie [5].

13.1.11 Entlassungsmanagement

13.1.11.1 Prävention

Fatale Anaphylaxien sind sehr selten. Die Inzidenz der fatalen Anaphylaxien wird auf 1–3 Fälle pro 1 Millionen Einwohner pro Jahr geschätzt [13]. Im Europäischen Anaphylaxieregister erlitten 1,3 % der registrierten Kinder- und Jugendlichen entweder eine schwere, intensivpflichtige oder fatale (5 von 1970 Fällen) Anaphylaxie [1]. Je nach Definition und Kodierung der Anaphylaxie wird die Inzidenz der Anaphylaxie mit 7–50 pro 100.000 Einwohner pro Jahr angegeben [14]. Es ist eine Zunahme der Anaphylaxien besonders im Bereich der Nahrungsmittel-assoziierten Anaphylaxien im Kindesalter und der Arzneimittel-assoziierten Anaphylaxie im Erwachsenenalter zu beobachten [14]. Im europäischen Anaphylaxieregister gaben außerdem ca. 70 % der Kinder/Eltern an, dass das auslösende Allergen vorher schon als „Allergen" bei Ihren Kindern bekannt war; ca. 30 % hatten schon allergische Symptome aufgrund von Allergenkontakt in der Vorgeschichte [1].

Aus den oben genannten Gründen sollten erneute und schwere allergische Reaktionen möglichst vermieden werden. Dies kann zum einen – bei bekanntem Allergen – durch striktes Meiden des Allergens und/oder durch therapeutische Maßnahmen wie eine systemische Immuntherapie zur Induktion einer Toleranz erfolgen. Zum anderen können schwere Verläufe verhindert werden, wenn frühzeitig pharmakotherapeutische Maßnahmen bei anaphylaktischen Symptomen eingeleitet werden.

13.1.11.2 Allergenkarenz

Am Anfang dieser Präventionsstrategien steht sicherlich als erstes, den Auslöser der Anaphylaxie zu finden (siehe Diagnostik). Wenn bekannt, sollte dieser zukünftig gemieden werden. Falls Nahrungsmittel Auslöser der Anaphylaxie sind, wird dringend empfohlen, dass der Patient/die Familie eine Ernährungsberatung erhält. Es reicht meist nicht, den Eltern einfach zu sagen, dass sie z. B. Nüsse meiden sollten. Es muss den Eltern genau erklärt werden, wie Zutatenlisten und Spurenkennzeichnung gelesen werden müssen und wo versteckt überall, z. B. in loser Ware, Nüsse enthalten sein können. Dies sollte mit Muße und individuell angepasst von einer allergologisch geschulten, zertifizierten Ernährungsfachkraft erfolgen (Auflistung dieser Fachkräfte z. B. über den deutschen Allergie- und Asthmabund [DAAB, www.allergiewegweiser.de/ernaehrungsberatung]).

Insektengiftallergikern kann Folgendes zur Vermeidung von Stichen empfohlen werden: Süße Speisen und Getränke im Auge behalten, Gefäße verschließen oder Trinkhalme verwenden, Vorsicht beim Obst- und Blumenpflücken oder Barfußlaufen durch Wiesen; Meiden parfümierter Kosmetika, weiter Kleidung, Nähe zu Mülleimern, evtl. Insektenschutzgitter an Fenstern anbringen. Im Fall eines Stichs den evtl. steckengebliebenen Stachel möglichst rasch entfernen. Kinder, die aufgrund eines Insektenstiches eine Anaphylaxie durchlitten haben, sollten unbedingt die Möglichkeit einer subkutanen, systemischen Immuntherapie wahrnehmen. Mehr als 95 % der so behandelten Kinder weisen nach erfolgter Therapie einen Schutz vor schweren allergischen Reaktionen nach erneutem Stich auf (siehe auch Kap. 14.3.2, Insektengiftallergie). Nach einer Anaphylaxie aufgrund eines Arzneimittels, sollte dies gemieden werden, es sollten Ersatzpräparate benannt werden und der Patient sollte einen dementsprechenden Allergiepass erhalten (siehe auch Kap. 15.1.3, Arzneimittelallergie).

13.1.11.3 Notfallset (mit Adrenalin-Autoinjektor)

Patienten, die eine Anaphylaxie auf nicht sicher zu vermeidende Allergene durchlitten haben (wie z. B. Patienten mit Anaphylaxie aufgrund von Insektengift oder Nüssen), benötigen ein Notfallset samt Adrenalin-Autoinjektor, um schnell ein medikamentöses Selbstmanagement beim nächsten Allergenkontakt und allergischer Reaktion durchführen zu können. Patienten, die eine Anaphylaxie aufgrund von z. B. Arzneimitteln erlitten haben oder aufgrund von seltenen, gut vermeidbaren Nahrungsmitteln, können dieses Allergen gut meiden und benötigen deswegen *kein* Notfallset samt Adrenalin-Autoinjektor. Folgende Patientengruppen sollten ein Notfallset erhalten und auch bei Entlassung rezeptiert kriegen [4]:
- Zustand nach anaphylaktischer Reaktion gegen nicht sicher vermeidbare Auslöser
- Patienten mit systemischer allergischer Reaktion und Asthma bronchiale (auch ohne Anaphylaxie in der Vorgeschichte)

- progrediente Schwere der Symptomatik der systemischen allergischen Reaktion
- systemische Allergie auf potente Allergene wie Erdnüsse, Baumnüsse, Milch, Sesam
- hoher Sensibilisierungsgrad ohne Reaktion bislang aber mit erhöhtem Anaphylaxierisiko und nicht sicher vermeidbarem Allergen (z. B. V. a. Erdnussallergie vor oraler Provokationstestung)
- Patienten, die bereits auf kleinste Allergenmengen reagieren
- Erwachsene mit Mastozytose
- Jugendliche mit systemischer, nicht Pollen-assoziierter Nahrungsmittelallergie [5]

Ein Notfallset sollte folgende Medikamente beinhalten:
- **Adrenalin-Autoinjektor:** zur i. m. Applikation, gewichtsadaptiert, dabei ist die genaue Zulassung der unterschiedlichen Präparate zu berücksichtigen, Dosis:
    - > 7,5 kg (15 kg) bis 25 kg (30 kg) Körpergewicht: 150 µg
    - > 25 kg (30 kg) bis 50 kg Körpergewicht: 300 µg
    - > 50 kg Körpergewicht: (300–)500 µg oder 2 × 300 µg
- **Evtl. β2-Adrenorezeptoragonist:** zur inhalativen Applikation, evtl. kindgerecht über Inhalierhilfe, sollten alle Asthmatiker und Patienten mit vorheriger Reaktion mit pulmonaler Obstruktion erhalten, Dosis: 2 Hübe.
- **H1-Antihistaminikum:** zur oralen Aufnahme als Tropfen (eher kein Saft, da zu große Flasche) oder Schmelztablette. Die Dosis kann auf das Vierfache der Normaldosis des H1-Antihistaminikums erhöht werden. Neuere, selektive H1-Rezeptorantagonisten der zweiten Generation sind zwar nicht für die Indikation Anaphylaxie zugelassen, weisen aber weniger sedierende Nebenwirkungen und einen schnelleren Wirkeintritt auf.
- **Glukokortikoid:** zur rektalen oder oralen Applikation je nach Alter des Patienten, Dosis: oral 1–2 mg/kgKG Prednisolonäquivalent, rektal 100 mg.
- **Evtl. Adrenalin mit Sprühkopf:** zur inhalativen Applikation z. B. Epinephrin-Lösung, sollten Patienten erhalten, die in vorheriger Reaktion eine Obstruktion der oberen Atemwege aufwiesen, Dosis: z. B. 7 Hübe.

Ein Notfallset sollte auch einen Notfallplan wie den Anaphylaxiepass beinhalten (Abb. 13.4, erhältlich z. B. unter https://www.gpau.de). Dieser sollte vom behandelnden Arzt ausgefüllt werden und auch erklärt werden. Der Anaphylaxie-Pass wurde in Zusammenarbeit mit führenden, allergologischen und Patientenverbänden entwickelt. Er bietet einen Handlungsplan für alle Anaphylaxie-gefährdeten Patienten an, wobei z. B. Medikamentendosierungen individuell eingetragen werden können. Der Handlungsplan ist bewusst so konzipiert, dass der Patient/die Eltern angewiesen werden, möglichst frühzeitig Adrenalin i. m. zu geben. Somit sind die Symptome, die eine schwere Reaktion für den Patienten/die Eltern definieren, etwas anders, als die Leitlinie für die ärztliche Gabe von Adrenalin vorsieht. Außerdem sollte mittels „Dummy/Trainer" die Applikation des Adrenalin-Autoinjektors mit dem Patienten/

Folgende Allergien können beim Inhaber dieses Notfallpasses eine Anaphylaxie (schwere allergische Reaktion) auslösen.

Bekannte Anaphylaxie-Auslöser:

Der Patient leidet unter Asthma:
☐ ja (höheres Risiko für schwere Reaktion)

Die oben genannten Auslöser müssen konsequent gemieden werden. Anaphylaktische Reaktionen können lebensbedrohlich sein. Anaphylaxiegefährdete Patienten müssen daher immer – auch im Flugzeug – ihre Notfallmedikamente verfügbar haben und bei einem Notfall die innen aufgeführten Maßnahmen durchführen.

Bitte bewahren Sie diesen Notfallpass bei Ihrem Notfallset auf.

Der Druck des Passes wurde ermöglicht durch:

Lassen Sie diesen Pass vom Arzt ausfüllen und abstempeln:

Arztstempel:

Datum   Unterschrift

PINA

DAAB
Deutscher Allergie- und Asthmabund e.V.

agate
anaphylaxie

GPA   NORA   AeDA
Ärzteverband Deutscher Allergologen e.V.

DGAKI

Anaphylaxie-Pass

Erste Hilfe bei schweren allergischen Reaktionen

Foto

Name

Geburtsdatum

Im Notfall benachrichtigen (Name, Telefonnummer)

Abb. 13.4: Anaphylaxiepass, abgedruckt mit freundlicher Genehmigung durch die Gesellschaft für Pädiatrische Allergologie und Umweltmedizin e. V.

Anzeichen beginnender Reaktion

Haut:
- Quaddeln (Nesselausschlag)/ Hautrötung
- Schwellung von Lippen und Gesicht
- Jucken (Handflächen/ Fußsohlen/ Genitalbereich)

oder

Magen-Darm:
- Übelkeit/ Erbrechen/ Bauchschmerzen/ Durchfall
- Kribbeln in Mund und Rachen

Sonstige:
- Fließschnupfen/ unbestimmtes Angstgefühl/ Schwindel

Erste Hilfe-Maßnahmen
1. Notruf absetzten! (112)
2. Antihistaminikum und Kortison aus dem Notfallset des Patienten verabreichen

(Name des Antihistaminikums und Menge eintragen)

(Name des Kortisons und Menge eintragen)

3. Adrenalin-Autoinjektor bereithalten und Patient auf weitere Anaphylaxie-Anzeichen hin beobachten

Anzeichen schwerer Reaktion

Atemwege:
- Plötzliche Heiserkeit/ Husten/ pfeifende Atmung/ Atemnot

Herz-Kreislauf:
- Blutdruckabfall/ Bewusstlosigkeit

Gleichzeitiges oder aufeinander folgendes Auftreten von Symptomen an unterschiedlichen Organen Haut/ Magen-Darm/ Atemwege/ Kreislauf

Jede Reaktion nach

(z.B. Wespenstich/ Verzehr von Kuhmilch/ Erdnuss ...)

Erste Hilfe-Maßnahmen
1. Adrenalin-Autoinjektor in den seitlichen Oberschenkelmuskel verabreichen (s. Abbildung).

(Name des Adrenalin-Autoinjektors eintragen)

2. Patientenlagerung:
- bei Atemnot: hinsetzen
- bei Kreislaufbeschwerden: hinlegen
- bei Bewusstlosigkeit: stabile Seitenlage

3. Bei Atemnot soweit verordnet zusätzlich Spray anwenden(ggf. kurzfristig wiederholen)

(Name des Sprays eintragen)

4. Notarzt (112) verständigen!
5. Antihistaminikum und Kortison verabreichen (siehe beginnende Reaktion)
Bei 2 Helfern parallel agieren/ Patient nicht allein lassen.

Im Zweifelsfall Adrenalin-Autoinjektor verabreichen!

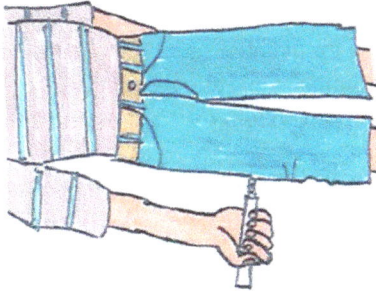

AUFKLEBER
ZUR ANWENDUNG DES VERSCHRIEBENEN
ADRENALIN-AUTOINJEKTORS AUFBRINGEN

Abb. 13.4: Fortsetzung

den Eltern geübt werden. Es gibt unterschiedliche Autoinjektoren auf dem Markt, die eine unterschiedliche Handhabung voraussetzen. Somit sollte die Instruktion mit dem jeweils zutreffenden Präparate-Trainer erfolgen. Außerdem sollte dann darauf geachtet werden, dass der Patient auch wirklich das Präparat erhält, auf welches er geschult wurde. Auf dem GKV-Rezept sollte somit das „Aut-idem-Kästchen" markiert werden. Das Notfallset sollte immer am Patienten mitgeführt werden. Andere Personen des sozialen Umfelds (z. B. Großeltern) sollten auch in die Handhabung des Notfallsets eingewiesen werden.

Bei dem Entlassungsgespräch sollte auch auf die Möglichkeit einer Anaphylaxie-Gruppenschulung nach AGATE (Arbeitsgemeinschaft Anaphylaxie-Training und Edukation e. V., www.anaphylaxieschulung.de) sowohl für Patienten selber als auch für Eltern von betroffenen Patienten hingewiesen werden, da meist nach der kurzen Instruktion bei Entlassung noch viele Fragen aufkommen und der Patient oder die Eltern unsicher sind, z. B. bei welchen Symptomen genau die Notfallmedikamente eingenommen werden sollten. Hilfreich könnte es auch sein, den Patienten/die Eltern auf die Möglichkeit der Hilfestellung durch Patientenorganisationen wie dem DAAB (Deutscher Allergie und Asthmabund) aufmerksam zu machen.

Beim Entlassungsgespräch sollte eine Wiedervorstellung bei einem allergologisch weitergebildeten Kinderarzt empfohlen werden, um aufkommende Fragen weiter zu beantworten und weitere Diagnostik wie z. B. orale Provokationen zu planen.

Vor Entlassung am nächsten Tag erhielt Simon ein Rezept für ein Notfallset: Adrenalin-Autoinjektor 150 μg (bei Gewicht 22 kg), Cetirizintropfen (10 mg bei Bedarf), Prednisolonsaft (40 mg bei Bedarf), Salbutamol Autohaler (2 Hübe bei Bedarf) plus ausgefüllten Anaphylaxiepass. Die Familie erhielt eine kurze Instruktion des Anaphylaxiepasses, und die Anwendung des Adrenalin-Autoinjektors wurde mittels Trainer geübt. Der Trainer wurde der Familie zum weiteren Üben mit z. B. den Großeltern oder den Lehrern in der Schule mitgegeben. Es wurde Informationsmaterial zur Anaphylaxie-Gruppenschulung mitgegeben. Da Cashewnüsse und vorerst auch Walnuss strikt gemieden werden sollten, wurde ein Termin bei einer allergologisch geschulten Ernährungsfachkraft wohnortnah empfohlen (Internetlink mitgegeben). Da evtl. die Indikation für eine orale Walnussprovokation gestellt werden sollte und ein Asthma bronchiale sicher ausgeschlossen werden sollte, wurde eine Vorstellung bei einem Kinderpneumologen/Allergologen auch wohnortnah empfohlen.

Take Home Message

– Anaphylaxie erkennen! Meist treten allergische Symptome plötzlich, gleichzeitig oder auch sukzessiv innerhalb von Minuten, an mehreren Organsystemen und in Abwesenheit von Fieber auf.
– Differentialdiagnosen sollten beachten werden wie z. B. virale Gastroenteritis, infektbedingte Urtikaria, Asthma-Exazerbation und Panikattacke.
– Die initiale Therapie beinhaltet das Stabilisieren des Patienten nach ABCDE Schema.
– Das wichtigste, lebensrettende Medikament in der Anaphylaxie ist Adrenalin.
– Die einzelnen Therapiemaßnahmen richten sich nach dem führenden Leitsymptom: Bei z. B. arterieller Hypotension, Bewusstlosigkeit, Heiserkeit, inspiratorischem Stridor, Tachydyspnoe oder Giemen intramuskuläres Adrenalin als „first line"-Therapie; bei Herz-Kreislaufstillstand Reanimation und Adrenalin i. v.; bei gastrointestinalen oder Hautsymptomen Dimetinden und Glukokortikoid i. v.
– Hauptauslöser für die Anaphylaxie im Kindesalter sind Nahrungsmittel (Erdnuss, Kuhmilch, Hühnerei, Haselnuss, Cashewnuss, Walnuss) gefolgt von Insektenstichen und Arzneimittel.
– Augmentationsfaktoren wie z. B. körperliche Belastung oder Infekte können mittels Summationseffekt das Risiko für das Auftreten einer Anaphylaxie erhöhen.
– Es sollte eine zügige Abklärung der allergologischen Ursache der Anaphylaxie in Form eines Sensibilisierungsnachweises (meist IgE-Bestimmung) gegen das vermutete Allergen erfolgen.
– Zur Prävention einer erneuten Anaphylaxie sollte das Allergen gemieden werden. So ist bei Nahrungsmittelallergikern eine Ernährungsberatung sehr wichtig. Bei nachgewiesener sehr guter Wirksamkeit sollten Insektengiftallergiker einer Immuntherapie zugeführt werden.
– Patienten, die eine Anaphylaxie auf nicht sicher zu vermeidende Allergene durchlitten haben, sollten immer ein Notfallset mit sich führen.

Referenzen

[1] Grabenhenrich LB, Dolle S, Moneret-Vautrin A, et al. Anaphylaxis in children and adolescents: The European Anaphylaxis Registry. J Allergy Clin Immunol. 2016;137:1128–37 e1.
[2] de Silva IL, Mehr SS, Tey D, Tang ML. Paediatric anaphylaxis: a 5 year retrospective review. Allergy. 2008;63:1071–6.
[3] Pumphrey RS. Lessons for management of anaphylaxis from a study of fatal reactions. Clin Exp Allergy. 2000;30:1144–50.
[4] Ring J, Beyer K, Biedermann T, et al. Guideline for acute therapy and management of anaphylaxis: S2 Guideline of the German Society for Allergology and Clinical Immunology (DGAKI), the Association of German Allergologists (AeDA), the Society of Pediatric Allergy and Environmental Medicine (GPA), the German Academy of Allergology and Environmental Medicine (DAAU), the German Professional Association of Pediatricians (BVKJ), the Austrian Society for Allergology and Immunology (OGAI), the Swiss Society for Allergy and Immunology (SGAI), the German Society of Anaesthesiology and Intensive Care Medicine (DGAI), the German Society of Pharmacology (DGP), the German Society for Psychosomatic Medicine (DGPM), the German Working Group of Anaphylaxis Training and Education (AGATE) and the patient organization German Allergy and Asthma Association (DAAB). Allergo J Int. 2014;23:96–112.
[5] Muraro A, Roberts G, Worm M, et al. Anaphylaxis: guidelines from the European Academy of Allergy and Clinical Immunology. Allergy. 2014;69:1026–45.
[6] Simons FE, Ardusso LR, Bilo MB, et al. World Allergy Organization anaphylaxis guidelines: summary. J Allergy Clin Immunol. 2011;127:587–93 e1-22.

[7]   Sampson HA, Munoz-Furlong A, Campbell RL, et al. Second symposium on the definition and management of anaphylaxis: summary report–Second National Institute of Allergy and Infectious Disease/Food Allergy and Anaphylaxis Network symposium. J Allergy Clin Immunol. 2006;117:391–7.

[8]   Truhlar A, Deakin CD, Soar J, et al. European Resuscitation Council Guidelines for Resuscitation 2015: Section 4. Cardiac arrest in special circumstances. Resuscitation. 2015;95:148–201.

[9]   Simons FE, Gu X, Simons KJ. Epinephrine absorption in adults: intramuscular versus subcutaneous injection. J Allergy Clin Immunol. 2001;108:871–3.

[10] Worm M, Eckermann O, Dolle S, et al. Triggers and treatment of anaphylaxis: an analysis of 4,000 cases from Germany, Austria and Switzerland. Dtsch Arztebl Int. 2014;111:367–75.

[11] Hompes S, Kohli A, Nemat K, et al. Provoking allergens and treatment of anaphylaxis in children and adolescents–data from the anaphylaxis registry of German-speaking countries. Pediatr Allergy Immunol. 2011;22:568–74.

[12] Mehr S, Liew WK, Tey D, Tang ML. Clinical predictors for biphasic reactions in children presenting with anaphylaxis. Clin Exp Allergy. 2009;39:1390–6.

[13] Turner PJ, Gowland MH, Sharma V, et al. Increase in anaphylaxis-related hospitalizations but no increase in fatalities: an analysis of United Kingdom national anaphylaxis data, 1992–2012. J Allergy Clin Immunol. 2015;135:956–63 e1.

[14] Lee S, Hess EP, Lohse C, et al. Trends, characteristics, and incidence of anaphylaxis in 2001–2010: A population-based study. J Allergy Clin Immunol. 2017;139:182–8 e2.

14 Insektengiftallergie

Thomas Spindler

Kasuistik

Der 12-jährige Manuel wird ambulant unter der Fragestellung der Indikation für eine allergenspezifische Immuntherapie gegen Insektengift vorgestellt.

Er wurde von einem unbekannten Insekt beim Fußballspielen in die Fußsohle gestochen. Zunächst klagte er über Schmerzen und Schwellung im Bereich der Stichstelle, dann entwickelte sich eine deutliche Rötung. Ein Stachel war nicht zu sehen. Manuel kann auch nicht genau sagen, wie das Insekt aussah.

Nach etwa 10 Minuten trat ein „komisches Kribbeln" am Körper und Urtikaria im Bereich des Abdomens und des Rückens mit ausgeprägtem Juckreiz auf. Kurz danach kam es zu Übelkeit und Erbrechen sowie Atemnot.

Manuel war bei Eintreffen des durch die Trainer informierten Notarztes kreislaufstabil und bewusstseinsklar mit ausgeprägter Urtikaria und Dyspnoe. Der Notarzt verabreichte Salbutamol inhalativ und 100 mg Prednisolon i. v. sowie Volumen und transportierte ihn in die Kinderklinik.

Bei Eintreffen dort zeigte sich Manuel in stabilem Zustand. Die Urtikaria war deutlich abgeblasst und die Atemnot gebessert. Kaum noch Dyspnoe, keine Übelkeit, kein Erbrechen. Die Vitalparameter waren unauffällig.

Manuel wurde stationär aufgenommen und über insgesamt 24 Stunden ohne weitere Auffälligkeiten überwacht. Entlassung nach 24 Stunden klinisch komplett unauffällig.

Die in der Klinik durchgeführte erste Blutentnahme zeigte ein deutlich erhöhtes Gesamt-IgE sowie eine CAP-Klasse 2 gegen das Gesamtallergen von Biene und Wespe bei einer Tryptase im Normbereich.

Bei Entlassung wurde Manuel ein Notfallset mit einem Adrenalin-Autoinjektor (AI), einem Antihistaminikum und einem systemischen Kortikosteroid verordnet. Ein Anaphylaxiepass wurde mitgegeben, genauso ein Notfallplan.

14.1 Diagnostik

Vorbemerkung

Eine Allergie auf Insektengift ist eine potenziell lebensbedrohliche Reaktion nach Stich einer Biene, Wespe oder eines anderen Insektes wie Hummel oder Hornisse. Die große Mehrzahl der Bevölkerung erleidet im Laufe des Lebens mindestens einen Stich durch ein Insekt. Systemische Reaktionen werden bei bis zu 7,5 % der Erwachsenen und bis zu 3,4 % der Kinder nach dem Stich berichtet [1].

https://doi.org/10.1515/9783110644029-014

14.1.1 Anamneseerhebung

Die jetzt bei der ambulanten Vorstellung 14 Tage nach dem Ereignis erhobene Anamnese mit den Eltern zusammen ergibt, dass Manuel als Kleinkind unter rezidivierenden obstruktiven Bronchitiden litt und mit dem 9. Lebensjahr ein derzeit unter ICS kontrolliertes allergisches Asthma diagnostiziert wurde. Es besteht eine Sensibilisierung gegen Hausstaubmilbe, Frühblüher und Katze mit klarer klinischer Relevanz.
Bekannt ist eine familiäre atopische Vorbelastung durch den Vater. In der Eigenanamnese keine Neurodermitis. Haustiere werden nicht gehalten, Manuel lebt in einem Nichtraucherhaushalt.
Die bereits vorhergegangenen Stichereignisse, sowohl durch Bienen als auch Wespen, zeigten recht ausgeprägte lokale Reaktionen, jedoch keine systemische Reaktion.

Da aus jeder Diagnostik auch eine therapeutische Konsequenz erwachsen muss, ist die Anamnese zentraler Baustein zur primären Entscheidung, ob eine Diagnostik überhaupt sinnvoll ist oder ob ganz darauf verzichtet werden sollte.

Insbesondere geht es um die Entscheidung, ob eine klare systemische Reaktion vorlag. Diese ist Voraussetzung zur Indikation einer Allergen-Immuntherapie (AIT). Außerdem ist sie hilfreich bei der Identifikation des in Frage kommenden Insektes und zur Verordnung eines Notfallsets.

Die Diagnostik einer Sensibilisierung mittels Hauttestung oder Bestimmung des spez. IgE ohne diese Voraussetzungen führt zu unnötigen Irritationen, unbegründeter Angst und in therapeutische Sackgassen. Insbesondere wichtig ist die Differenzierung zwischen einer verstärkten Lokalreaktion im Areal des Stiches und einer tatsächlichen systemischen oder anaphylaktischen Reaktion, die über eine rein kutane Reaktion (Urtikaria) hinausgeht.

Vor einer Diagnostik muss geklärt werden, ob es sich tatsächlich um eine systemische Reaktion gehandelt hat. Verstärkte Lokalreaktionen oder rein kutane Reaktionen sind ebensowenig eine Indikation dafür wie der Wunsch der Eltern [2].

Ersteres ist aufgrund des geringen Risikos einer schweren Anaphylaxie bei zukünftigen Stichen keine Indikation für eine AIT. Eine weitere Diagnostik ist hier eindeutig kontraindiziert. Auf keinen Fall sollte man sich zu einer Diagnostik nur auf Wunsch der Eltern oder Patienten verleiten lassen, z. B. weil diese Sorge haben, ihr Kind könne allergisch gegen Insekten sein oder der Großvater eine Imkerei betreibt.

Welche Bausteine sollte die Anamnese bei V. a. Allergie auf Insektengift enthalten?
Zunächst sollte erfragt werden, wann welche Symptome aufgetreten sind (siehe Abb 14.1) und wann welche Medikamente eingesetzt wurden. Letzteres ist wichtig, um eine Differenzierung zwischen tatsächlicher Klinik und eventuellen Medikamentenwirkungen zu ermöglichen. Um eine korrekte Aussage hierüber tätigen zu können, müs-

Diagnostik bei Verdacht auf eine Insektengiftallergie:

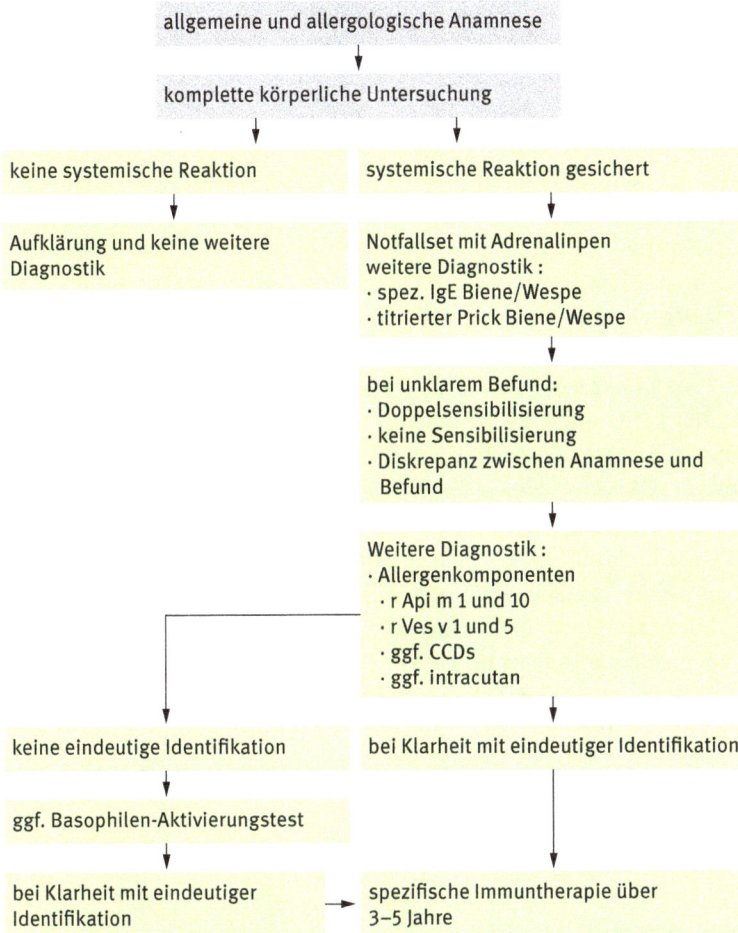

allgemeine und allergologische Anamnese

komplette körperliche Untersuchung

keine systemische Reaktion

Aufklärung und keine weitere
Diagnostik

systemische Reaktion gesichert

Notfallset mit Adrenalinpen
weitere Diagnostik:
· spez. IgE Biene/Wespe
· titrierter Prick Biene/Wespe

bei unklarem Befund:
· Doppelsensibilisierung
· keine Sensibilisierung
· Diskrepanz zwischen Anamnese und
  Befund

Weitere Diagnostik:
· Allergenkomponenten
  · r Api m 1 und 10
  · r Ves v 1 und 5
  · ggf. CCDs
  · ggf. intracutan

keine eindeutige Identifikation

ggf. Basophilen-Aktivierungstest

bei Klarheit mit eindeutiger
Identifikation

bei Klarheit mit eindeutiger Identifikation

spezifische Immuntherapie über
3–5 Jahre

Abb. 14.1: Diagnostik bei Verdacht auf eine Insektengiftallergie.

sen die Zeiten bis zum Wirkungseintritt der verabreichten Medikamente berücksichtigt werden. Eine Remission der Symptome innerhalb weniger Minuten spricht für einen spontanen Verlauf ohne schwere Reaktionen, da mit einem Wirkungseintritt von Antihistaminika oder systemischen Steroiden erst nach 30–60 Minuten zu rechnen ist. Lediglich Adrenalin sorgt für eine minutenschnelle Besserung der Symptomatik.

Spricht dieser Teil der Anamnese gegen eine systemisch schwere Reaktion oder für eine ausgeprägte Lokalreaktion, ist keine weitere Diagnostik indiziert. Dies ist nicht immer einfach. Insbesondere ist die Unterscheidung zwischen einer rein kutanen Reaktion mit begleitenden unspezifischen Symptomen und einer echten systemischen Reaktion unter Beteiligung mehrerer Organsysteme herausfordernd. So können Tachykardie oder Schwindel durchaus ein Korrelat einer Kreislaufreaktion sein. Andererseits kann es sich aber auch um eine unspezifische Angst- oder Vagusreaktion handeln. Kann hier keine Klarheit erzeugt werden, so sollte dies offen mit den Eltern und/oder dem Patienten besprochen und eine gemeinsame Entscheidung pro oder kontra AIT herbeigeführt werden.

Bei nachgewiesener schwerer systemischer Reaktion oder gemeinsamer Entscheidung zu einer AIT sollte die Anamnese vertieft werden, um Hinweise auf die Art des Insektes zu bekommen. Hierbei ist zu beachten, dass die Angaben der Patienten bezüglich der Art des Insektes nur eingeschränkt verwertet werden können, da, wie eine Studie aus dem Jahre 2014 zeigte, die Differenzierung zwischen Biene und Wespe vielen Erwachsenen nicht gelingt [3].

Hinweise auf die Insektenart können Fragen geben wie: Ist der Stachel stecken geblieben oder ist das Insekt nach dem Stich weitergeflogen. Dies gab aber in unserem Fall mit Manuel keine eindeutigen Hinweise. Auch Fragen nach dem Ort, an dem gestochen wurde, können wertvolle Hinweise geben. So halten sich Wespen vor allem in der Nähe von Essbarem oder in der Nähe von Mülleimern auf, während Bienen eher in Wiesen oder auf Rasenflächen zu finden sind. Bei Manuel würde die Tatsache, auf einer Wiese in das Insekt getreten zu sein, eher für eine Biene sprechen.

Erfragt werden sollten anschließend noch Risikofaktoren, z. B. ob bereits schwere allergische Reaktionen gegen andere Allergene vorlagen, ob ein Asthma diagnostiziert wurde und ob dieses kontrolliert ist oder ob eine erhöhte Expositionsgefahr gegen Insekten vorliegt, sei es in Freizeit oder Ausbildung/Beruf. Auch Patienten mit Mastozytose oder Mastzellerkrankungen haben ein erhöhtes Risiko für schwere Reaktionen, auch wenn dies bei Kindern und Jugendlichen eher selten der Fall ist.

Bausteine einer Anamnese bei V. a. Allergie auf Insektengift
- Welche Symptome traten in welchem Zeitraum auf?
- Wie sah das Insekt aus? Ist es weitergeflogen, war ein Stachel zu sehen?
- Wo fand das Stichereignis statt?
- Gab es bereits vorherige Stiche und wie war die Reaktion?
- Welche Medikamente wurden verabreicht?
- Gibt es relevante Vorerkrankungen?
- Bestehen weitere Allergien?
- Wurde bereits eine Diagnostik durchgeführt und mit welchem Ergebnis?
- Wurde ein Notfallset verordnet und mit welchen Medikamenten?

Bei Manuel zeigt sich als Risikofaktor ein diagnostiziertes Asthma bronchiale. Da es aber unter einer Dauertherapie kontrolliert ist, ist dies keine Kontraindikation für die geplante AIT.

14.1.2 Sensibilisierungsdiagnostik

Neben der Anamnese erfolgt im Rahmen der Vorstellung eine weitergehende serologische Labordiagnostik, die eine spezifische Sensibilisierung gegen Biene mit CAP-Klasse 4 und Wespe mit CAP-Klasse 3 ergibt. Die Tryptasewerte sind weiter normal. Bei Doppelsensibilisierung gegen Biene und Wespe erfolgt zusätzlich eine Bestimmung der Allergenkomponenten, die bei Biene einen Wert für r Api m1 der CAP-Klasse 5 und für r Api m10 einen der CAP-Klasse 2 aufweist. Bei Wespe zeigen sich bzgl. r Ves v1 eine CAP-Klasse 2 und bzgl. r Ves v5 eine CAP-Klasse 0. Somit ist bei dem signifikanten Unterschied der CAP-Klassen im Zusammenhang mit der Anamnese von einer Allergie Manuels gegen Bienengift auszugehen. Bei Manuel handelt es sich zweifelsfrei um eine höhergradige systemische Reaktion, sodass die Indikation zu einer AIT gegen Bienengift gegeben ist.

Eine weitergehende Diagnostik soll nur erfolgen, wenn sich eine therapeutische Konsequenz ergibt, d. h. nach gesicherter systemischer Reaktion mit der Indikation zu einer AIT. Keine Indikation zur Diagnostik besteht bei einer verstärkten Lokalreaktion. Da bei Manuel sicher eine systemische Reaktion vorliegt muss weiter abgeklärt werden.

Als optimaler Zeitpunkt für die Diagnostik gilt ein Abstand von 4–6 Wochen nach dem Stichereignis. Da bis zu 12 % der Patienten eine negativen Pricktest entwickeln und auch die sIgE-Titer im Laufe der Zeit abfallen können, werden größere Abstände nicht empfohlen [4]. Die häufig ausgesprochene Empfehlung, man solle nicht direkt nach dem Stich testen, scheint nach neueren Daten nicht korrekt zu sein, da augenscheinlich kein signifikanter IgE-Verbrauch stattfindet [5]. Insofern wird auch ein zeitnah nach dem Stich durchgeführter Test zu einem korrekten Ergebnis führen.

14.1.2.1 Hauttestung (Pricktest/Intrakutantestung)

Diese kann, alternativ zur serologischen Diagnostik, als erste Testung erfolgen; in der Regel zunächst als titrierte Pricktestung mit dem Gesamt-Allergenextrakt Biene und Wespe als Fertiglösung. Ist das Ergebnis eindeutig und passend zur Anamnese, ist keine weitere Diagnostik erforderlich. Um schwere Reaktionen zu vermeiden, wird die Testung titriert in unterschiedlichen Konzentrationsstufen (1 µg/ml, 10 µg/ml und 100 µg/ml) durchgeführt. Bei einer klar positiven Reaktion mit einer Quaddel von 3 mm und mehr wird die Testung beendet. Bei einer Reaktion auf beide Insektenarten (Doppelsensibilisierung) wird die Titrationsstufe der Reaktion bei beiden Insekten dokumentiert. Bei negativer Reaktion kann auch ein Intrakutantest (0,1 µg/ml) durchgeführt werden. Dieser ist sensitiver, aber auch mit einer höheren Rate an systemischen Nebenwirkungen verbunden. Auf Grund der Schmerzhaftigkeit sollte gerade bei Kindern die Indikation dazu sorgfältig abgewogen werden.

Da bei Manuel bereits eine serologische Diagnostik erfolgte, wurde auf die Hauttestung verzichtet.

14.1.2.2 Serologische Diagnostik

Immer noch am häufigsten angewandt wird hier die Messung des spezifischen IgE gegen den Gesamtextrakt der Biene und der Wespe. Diese Methode zeigt eine ausgesprochen gute Sensitivität. Allerdings ergibt sich in nahezu der Hälfte der Messungen eine Doppelsensibilisierung gegen Biene und Wespe. Dies war auch in unserem Fall mit Manuel gegeben.

Hilfreich ist dann die Bestimmung der „Markerallergene" der einzelnen Insekten mittels der Komponentendiagnostik. Die kommerziell erhältlichen und bestimmbaren Markerallergene der Biene sind: Api m 1 und Api m 10, die der Wespe Ves v 1 und Ves v 5. Mittels Bestimmung dieser rekombinanten Allergenkomponenten gelingt, wie auch in unserem Fall, in den meisten Fällen die Differenzierung bei Doppelsensibilisierungen. Zu diskutieren ist deshalb, ob man nicht primär die Komponenten bestimmen sollte und auf die Messung des Gesamtextrakt-IgEs verzichten kann. Insbesondere bei der Wespengiftsensibilisierung zeigt die Kombination der Markerallergene Ves v 1 und Ves v 5 eine hervorragende Sensitivität, wohingegen die alleinige Bestimmung von Api m 1 deutlich schlechtere Ergebnisse zeigt, die durch die Kombination mit Api m 10 deutlich verbessert werden können [4]. Die Bestimmung von Api m 10 hat den zusätzlichen Vorteil, dass die Hypothese postuliert wird, dass die schlechtere Responderrate auf die AIT gegen Bienengift auf der Tatsache beruht, dass diese Patienten vorwiegend auf Api m 10 reagieren, das in den Gesamtextrakten und manchen AIT-Lösungen nicht in ausreichender Menge vorhanden ist. Mit der Bestimmung von Api m 10 kann dann ein geeignetes AIT-Präparat ausgesucht werden.

Im seltenen Fall einer trotz eindeutiger Anamnese negativen serologischen IgE-Diagnostik steht in hochspezialisierten Zentren noch der sogenannte Basophilen Aktivierungstest (BAT) zur Verfügung. Ob dieser Test tatsächlich ein klareres Ergebnis im Vergleich zu den üblichen Testverfahren bringt, ist nicht sicher. Trotzdem ist in diesen Fällen bei eindeutiger Anaphylaxie nach Stich ein Versuch der Diagnostik mittels BAT gerechtfertigt [2].

14.1.2.3 Stichprovokationen bei Kindern und Jugendlichen

Diese werden bei Kindern und Jugendlichen grundsätzlich nicht empfohlen. Weder zur Diagnostik bzgl. klinischer Relevanz einer Sensibilisierung oder bei fehlendem Nachweis einer solchen, noch zur Überprüfung des Therapieerfolges nach durchgeführter Hyposensibilisierung. Neben der Gefährdung des Patienten durch diese Maßnahme liefert eine Provokation kein zuverlässiges Ergebnis und trägt somit mehr zur Verunsicherung der Patienten bei als dass es Klarheit schafft. Eine negative Stich-provokation schließt eine spätere Anaphylaxie nicht aus [2].

Stichprovokationen werden bei Kindern und Jugendlichen nicht empfohlen – weder zur Diagnostik noch zur Überprüfung des Therapieerfolges

---

14.2 Differentialdiagnosen

s. Kap. 13.1.4 und 13.1.9.

14.3 Therapie der Insektengiftallergie

14.3.1 Akuttherapie

Zunächst sollte hier definiert werden, ob es sich um eine lokale, eine systemische oder eine anaphylaktische Reaktion handelt.

14.3.1.1 Akuttherapie der Lokalreaktion

Hier handelt es sich um eine auf die Einstichstelle begrenzte Hautrötung oder Schwellung. Sind diese besonders stark ausgeprägt (> 10 cm um die Einstichstelle herum) oder lange anhaltend (> 24 h) spricht man von verstärkter Lokalreaktion. Lo-kalreaktionen sind harmlos, können aber durchaus unangenehm sein. Die Therapie erfolgt symptomatisch. Hier werden neben kühlenden Umschlägen auch topische Kortikosteroide oder orale Antihistaminika eingesetzt. Die beste Wirksamkeit zeigt der kurzfristige Einsatz systemischer Steroide, die bei anhaltender Symptomatik auch nach 12 oder 24 Stunden erneut gegeben werden können. Eine weitere Diagnos-tik wird auf Grund der fehlenden klinischen Konsequenzen nicht empfohlen.

Anamnestisch war dies bei Manuel augenscheinlich bei den vorherigen Stichereignissen der Fall.

Eine reine lokale Reaktion, unabhängig von deren Schweregrad, rechtfertigt keine erweiterte Diag-nostik.

14.3.1.2 Akuttherapie der systemischen Reaktion/anaphylaktischen Reaktion

Von einer systemischen Reaktion wird dann gesprochen, wenn die klinische Reakti-on auf den Stich an einer anderen Lokalisation auftritt als der Stich selbst. Die schwerste Form einer systemischen Reaktion ist die Anaphylaxie. Diese tritt in aller Regel sehr rasch nach dem Stichereignis auf und kann sämtliche Organsysteme

(Haut, Atemwege, Gastrointestinaltrakt, Herz-Kreislaufsystem, Nervensystem) betreffen. Fast in allen Fällen kommt es zu einer raschen Hautreaktion mit Juckreiz in Form eines Exanthems oder einer Urtikaria, die anderen Organsysteme können in unterschiedlicher Häufigkeit und Schwere zusätzlich betroffen sein [6]. Die Einteilung des Schweregrades dieser systemischen Reaktionen erfolgt in Deutschland zumeist in der Skala nach Ring und Messmer von Grad 1 bis 4. Da letztere bei Kindern auf Grund der notwendigen eigenen Symptombeschreibung häufig nicht uneingeschränkt einsetzbar ist, sollten hier einfachere und objektivierbare Beschreibungen der Reaktion (z. B. Urtikaria, Obstruktion) und die klinische Einschätzung des Arztes zur Entscheidungsfindung und Risikobewertung herangezogen werden [7].

Wird die Diagnose einer anaphylaktischen Reaktion gestellt, so muss neben der Notfalltherapie (siehe dort) möglichst sofort ein Notfallset einschließlich Adrenalin-Autoinjektor verordnet werden. Dieses ist in aller Regel die einzige Möglichkeit der aktiven Intervention in Abwesenheit ärztlicher Hilfe im Falle eines erneuten Sticherignisses. In diesem Zusammenhang ist eine Instruktion in den Gebrauch des Adrenalin-Autoinjektors unabdingbar, desweiteren die Ausstellung eines Anaphylaxiepasses und eines schriftlichen Notfallplanes (siehe auch Kap. 13.1.11.3).

Bei Diagnose einer schweren systemischen Reaktion braucht der Patient:
- Notfalltherapie
- stationäre Überwachung über 24 Stunden
- Notfallset
- Anaphylaxiepass
- Anaphylaxie-Instruktion/-schulung

Nach einem Insektenstich mit anaphylaktischer Reaktion ist eine stationäre Überwachung über 24 Stunden klar indiziert, da es, wenn auch selten, zu zweizeitigen Symptomen im Rahmen einer sogenannten Spätreaktion kommen kann.

Bei Manuels Notfallvorstellung in der Kinderklinik wurden all diese Vorgaben vorbildlich erfüllt.

Das Notfallset soll konsequent mitgeführt werden, zumindest bis eine Allergenimmuntherapie erfolgte oder nach mehreren Wildstichen keine systemischen Reaktionen mehr auftraten. Im letzteren Fall entspricht dann das Risiko schwerer Reaktionen dem der Allgemeinbevölkerung [8].

14.3.2 Allergen-Immuntherapie

14.3.2.1 Indikation

Die AIT bei Bienen- oder Wespengiftallergien ist eine bewährte und ausgesprochen wirksame Therapieoption. Die Verträglichkeit ist bei beiden Insektenarten sehr gut. Man kann bei korrekter Indikation und Durchführung von einer Erfolgsquote von > 90 % ausgehen, wobei die Wespengift-AIT etwas besser abschneidet als die AIT mit Bienengift [8,9].

Die Indikation zur Durchführung einer AIT bei Kindern und Jugendlichen besteht dann, wenn nach Insektenstich eine eindeutige systemische Reaktion erfolgte, die über eine kutane Reaktion hinausgeht. Da kutane Reaktionen (Urtikaria) in aller Regel auftreten, ist nach der Reaktion eines weiteren Organsystems (Atemwege, Gastrointestinaltrakt, Herz-Kreislaufsystem, Nervensystem) zu fragen. Bei zusätzlicher (oder isolierter) Symptomatik eines dieser Organsysteme ist die Indikation zu einer AIT und zur Verordnung eines Notfallsets mit Adrenalinautoinjektor gegeben.

Die Indikation zur AIT sollte bei Kindern und Jugendlichen kritisch überprüft werden, da insbesondere nach systemischen Reaktionen niedrigeren Schweregrades das Risiko schwerer Reaktionen bei erneutem Sticherereignis als gering einzustufen ist.

Anders zu beurteilen ist die Situation bei Kindern und Jugendlichen mit zusätzlichen Risikofaktoren wie Z. n. schwerer Anaphylaxie oder permanenter Exposition zu Bienen oder Wespen auf Grund von Hobbies oder Ausbildung (Imker, Bäckereien). Da bei Manuel sowohl ein recht hoher anaphylaktischer Schweregrad vorlag als auch durch das bekannte Asthma ein eindeutiger Risikofaktor vorhanden ist, besteht hier allerdings die eindeutige Indikation zur AIT über mindestens 3 Jahre (s. Tab. 14.1).

Tab. 14.1: Entscheidungshilfe zur Indikation einer Allergenimmuntherapie bei Insektengift-Allergie bei Kindern und Jugendlichen (nach [10]).

Art der Indexreaktion	spezifische Sensibilisierung (IgE/Hauttests)	Allergenimmun- therapie
normale lokale Reaktion	positiv	nein
verstärkte lokale Reaktion	positiv	nein
	negativ	nein
ausschließlich kutane Reaktion (Urtikaria, Quincke-Ödem)	positiv	nein*
	negativ	nein
systemische Reaktion	positiv	ja
	negativ	nein**

* Im Einzelfall JA: Patienten mit erhöhtem Risiko (z. B. Imkerei, Bäckerei) oder in besonderen Situationen (z. B. Schwierigkeiten, das Notfallset anzuwenden). Entscheidung nach Aufklärung mit den Eltern und den Jugendlichen gemeinsam; ** Initial Notfallset, mindestens bis Differentialdiagnostik abgearbeitet ist.

14.3.2.2 Kontraindikationen

Grundsätzlich ist die AIT bei nachgewiesener systemischer/anaphylaktischer Reaktion auf Insektengift die Therapie der Wahl. Sorgfältig abgewogen werden sollte die Indikation bei schweren immunologischen oder Autoimmunerkrankungen sowie onkologischen oder kardiovaskulären Erkrankungen [11].

Bei nicht- oder teilweise kontrolliertem Asthma oder akuten asthmatischen Beschwerden sollte erst ein kontrollierter Zustand erreicht sein. Auch während eines akuten Infektes sollte keine AIT begonnen werden, eine laufende AIT kann jedoch je nach klinischem Zustand fortgesetzt werden.

Die obengenannten Kontraindikationen liegen bei Manuel nicht vor, sodass nichts gegen die Einleitung einer AIT spricht.

14.3.2.3 Durchführung

Der Beginn einer AIT mit Hymenopterengiften kann konventionell wie auch mittels einer raschen Aufdosierung (Schnellhyposensibilisierung) erfolgen. Da es sich um eine Therapie nach einer systemischen Reaktion handelt, ist in der Initialphase mit entsprechenden Reaktionen zu rechnen. Aus diesem Grunde wird die Aufdosierung unter stationärer Überwachung empfohlen. Hierbei wird innerhalb weniger Tage das Insektengift in wässriger Lösung mit steigender Dosierung bis zur geplanten Erhaltungsdosis von 100 µg verabreicht. Die Geschwindigkeit der Aufdosierung erfolgt individuell nach Verträglichkeit des Patienten zwischen 2 und 5 Tagen. Durch dieses Vorgehen werden eine rasche klinische Immunität und somit ein schneller Schutz des Patienten erreicht. Die Fortsetzung der Therapie erfolgt dann in aller Regel mit Depotpräparaten in einem Abstand von monatlichen Injektionen.

Nach ausführlichem Gespräch mit Manuel und seinen Eltern wird deshalb ein Termin zur stationären raschen Aufdosierung über eine Woche in der Kinderklinik vereinbart. Es wurde mit der Familie auch besprochen, dass, je nach Verträglichkeit der Injektionen, der Aufenthalt kürzer, aber auch länger dauern kann.

14.3.2.4 Behandlungsdauer

Wenn die AIT ohne Probleme vertragen wird und ggf. auch zwischenzeitliche Stiche ohne Komplikationen erfolgten, wird eine Therapiedauer von 3 Jahren empfohlen. Nach schweren Reaktionen, wenn zusätzliche Risikofaktoren vorhanden sind, oder bei deutlichen lokalen und/oder systemischen Reaktionen auf die AIT selbst sollte die Therapiedauer auf 5 Jahre verlängert werden. Eine Verlängerung auf 5 Jahre ist bei Manuel wegen der fehlenden Risikofaktoren wie instabiles Asthma oder Mastzellerkrankungen nicht absolut indiziert, kann aber nach individueller Entscheidung bei bekanntem kontrolliertem Asthma bronchiale trotzdem durchgeführt werden.

Ein Sonderfall stellen die kindliche Mastozytose oder andere Mastzellerkrankungen dar. Bei entsprechendem Verdacht oder erhöhten Serumtryptasewerten sollte die Vorstellung in einem spezialisierten Zentrum erfolgen und dort eine individuelle Entscheidung getroffen werden. Da diese Werte bei Manuel unauffällig waren, besteht hierzu allerdings keine Veranlassung.

Werden die AIT-Injektionen und natürliche Stiche problemlos vertragen, so kann die Hyposensibilisierung nach 3 Jahren beendet werden.

! **Take Home Message**
- Eine systemische Reaktion auf Insektengift ist potenziell lebensbedrohlich.
- Eine verstärkte Lokalreaktion nach Stich ist weder eine Indikation zur weiteren Diagnostik noch zu einer Allergenimmuntherapie (AIT).
- Bei nachgewiesener systemischer Reaktion, die über eine Hautreaktion hinausgeht, muss ein Notfallset einschließlich Adrenalin-Autoinjektor verordnet werden.
- Bei nachgewiesener systemischer Reaktion, die über eine Hautreaktion hinausgeht, ist die Indikation zur AIT klar gegeben.
- Kontraindikationen sind ein nichtkontrolliertes Asthma und evtl. schwere Allgemeinerkrankungen oder Immunsuppression.
- Die Diagnostik erfolgt dann in Form der Bestimmung der spez. IgEs gegen die Gesamt-Insektengifte oder die entsprechenden Allergenkomponenten.
- Die AIT bietet einen hervorragenden Schutz gegen weitere Reaktionen.
- Die Aufdosierung erfolgt über mehrere Tage als Schnellhyposensibilisierung unter klinisch-stationärer Kontrolle.
- Die Dauer der AIT beträgt im Normalfall 3 (–5) Jahre.
- Eine Stichprovokation wird bei Kindern und Jugendlichen nicht empfohlen.

Referenzen

[1]   Sturm GJ, Varga EM, Roberts G, et al. EAACI guidelines on allergen immunotherapy: Hymenoptera venom allergy. Allergy. 2018;73:744–764.
[2]   Gernert S, Lange L. Diagnostik der Insektengiftallergie. Pädiatrische Allergologie. 2018;3:4–9.
[3]   Baker TW, Forester JP, Johnson ML, et al. The HIT study: Hymenoptera identifying test – how accurate are people at identifying stinging insects? Ann Allergy Asthma Immunol. 2014;113:267–70.
[4]   Jakob T, Rafei-Shamsabadi D, Spillner E, et al. Diagnostics in Hymenoptera venom allergy: current concepts and developments with special focus on molecular allergy diagnostics. Allergo J Int. 2017;26:93–105.
[5]   Sturm GJ, Kranzelbinder B, Schuster C, et al. Sensitization to hymenoptera enoms is common, but systemic sting reactions are rare. J Allergy Clin Immunol. 2014;133:1635–43.
[6]   Grabenhenrich LB, Dölle S, Moneret-Vautrin A, et al. Anaphylaxis in children and adolescents: The European Anaphylaxis Registry. J Allergy Clin Immunol. 2016;137(4):1128–1137.
[7]   Niggemann B, Beyer K. Time for a new grading system for allergic reactions? Allergy. 2016;71:135–1.
[8]   Stritzka AI, Eng PA. Age dependent sting recurrence and outcome in immunotherapy-treated children with anaphylaxis to hymenoptera venom. Clin Exp Allergy. 2013;43:950–955.

[9]   Umit MS, Durham SR. Hymenoptera Venom Allergy: How Does Venom Immunotherapy Prevent Anaphylaxis From Bee and Wasp Stings? Front Immunol. 2019;10:1959.
[10] Fischer PJ, Forster J, Urbanek R. Therapie der allergischen Reaktionen auf Hymenopterenstiche. Pädiatrische Allergologie. 2018:10–16.
[11] Bauer A, Rueff F. Umgang mit absoluten und relativen Kontraindikationen bei der spezifischen Immuntherapie mit Hymenopterengiften. Allergo J Int. 2017;26:122–8.

15 Medikamentenallergie, Kontaktallergie

Albrecht Bufe, Heinrich Dickel

15.1 Medikamentenallergie

Kasuistik

Der 4 Jahre alte Andre stellt sich in der Allergieambulanz vor. Bei ihm war vor 3 Wochen im Rahmen einer klassischen Grippe-Symptomatik Influenza 2 A nachgewiesen worden. Im Laufe der Erkrankung entwickelten sich symptomatisch und radiologisch Zeichen einer Pneumonie, die acht Tage lang mit Amoxicillin und Mukolytika behandelt wurden. Unter der Behandlung kam es zu einer raschen Besserung der Symptomatik.

Die Mutter kommt nun mit Andre eine Woche später in die Ambulanz und berichtet, er habe seit einigen Tagen immer wieder Fieberschübe und seit 24 Stunden einen Hautausschlag entwickelt, der sich über den gesamten Körper erstreckt. In der Anamnese bestehen keine Hinweise auf Vorerkrankungen außer harmloser Erkältungskrankheiten. Als Säugling hatte er einmal einen Fieberkrampf erlitten, in dessen Zusammenhang er einmalig mit Carbamazepin für drei Tage behandelt wurde. Es fanden sich keine Hinweise für ein Krampfleiden. Der Junge hat alle Standardimpfungen erhalten und sich altersentsprechend körperlich und psychosozial entwickelt. Wegen des anhaltenden Hustens gibt die Mutter dem Jungen weiterhin einen Acetylcystein enthaltenden Hustensaft.

Vorgestellt wird ein altersentsprechend entwickelter Junge in reduziertem Allgemeinzustand mit leicht erhöhter Körpertemperatur und einem auf dem gesamten Integument verteilten, makulopapulösen, am Stamm betonten Exanthem. Ausgespart sind die Handflächen, Fußsohlen, Mund- und Anogenitalschleimhäute. Es finden sich keine kutanen Blasen oder Purpura, keine Kratzspuren. Auskultation von Herz und Lunge sowie abdominale Untersuchung sind unauffällig. Es sind keine Lymphknotenvergrößerungen zu tasten. Neurologisch bestehen keine Auffälligkeiten, insbesondere kein Hinweis auf Krampfbereitschaft und Meningismus.

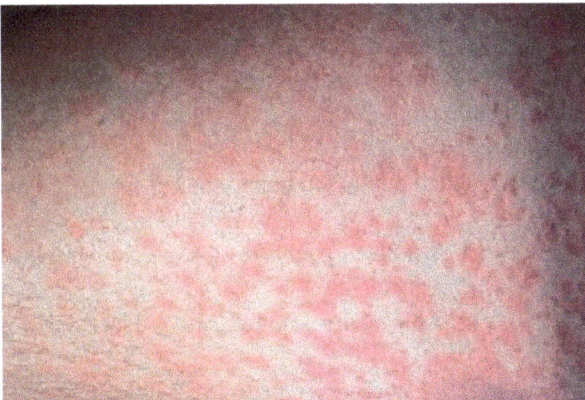

Abb. 15.1: Typisches Bild eines makulopapulösen Exanthems, hier am Unterarm.

https://doi.org/10.1515/9783110644029-015

15.1.1 Diagnostik

15.1.1.1 Anamneseerhebung

Bei Verdacht auf Medikamentenallergie [1] müssen in der Anamnese folgende Fragen gezielt geprüft werden:

1. Wie ist der zeitliche Abstand zwischen Medikamenteneinnahme und Auftritt der Symptomatik?
2. Wie gestaltet sich die Morphologie der Hautveränderung (z. B. Bullae, Purpura, Pusteln oder Mukosabeteiligung etc.)?
   - Ein kurzer Abstand (< 1 h) zur Medikamenteneinnahme (Auslöser) spricht eher für eine *Arzneimittelallergie* vom Soforttyp und ist zumeist mit einer Anaphylaxie und/oder einer Urtikaria/einem Angioödem assoziiert.
   - Ein längerer Abstand zur Medikamenteneinnahme (Auslöser) zumeist von 1–3 Wochen spricht für eine *Arzneimittelintoleranz* im Sinne einer para-infektiösen Immunmodulation und ist oft mit makulopapulösen Exanthemen verknüpft.
3. Gibt es mehrere, also weitere Medikamente, die für die Symptomatik verantwortlich sind?
   - Aus der Erfahrung sind unterschiedliche Medikamente und Medikamentengruppen mit verschiedenen Symptomen und Verläufen assoziiert (Tab. 15.1).
4. Welche ursprüngliche Erkrankung hat zu der Medikamenteneinnahme geführt, die für die allergische Reaktion verantwortlich gemacht wird, und wurde das jeweilige Medikament bereits vorher und schon des Öfteren eingenommen?
   - Bei einer Anaphylaxie gelten die Grunderkrankungen und die zu deren Behandlung gegebenen Medikamente als Augmentationsfaktoren.
   - Es ist wichtig, ob die Patienten das jeweilige Medikament häufiger erhalten haben.
     - Eine wiederholte Gabe spricht eher für eine Arzneimittelallergie.
     - Die erstmalige Gabe des Medikamentes im Zusammenhang mit einer Infektionserkrankung spricht im Kindesalter eher für eine Arzneimittelintoleranz, die häufig mit Ausnahme der Überempfindlichkeitsreaktion auf NSAR dann auch nur einmalig auftritt.
5. Gibt es Zeichen einer systemischen Erkrankung?
   - Bestehen ein undulierendes Fieber oder Arthralgien wie bei einer Serumkrankheit?
   - Bestehen respiratorische und/oder kardiale Symptome, die auf eine Anaphylaxie oder eine Sepsis hinweisen?
6. Hat das Kind eine Anamnese für neurologische Erkrankungen, insbesondere Krampfanfälle?
   - Gerade bei Kleinkindern ist wichtig, nach einer neurologischen Anamnese wie zum Beispiel Fieberkrämpfen und der Gabe von Antikonvulsiva zu fragen. Diese sind häufiger mit Überempfindlichkeitsreaktionen assoziiert.

Tab. 15.1: Häufigste Auslöser bei entsprechender Reaktionsform der Haut.

Reaktionsform	mögliche Auslöser
Haut allein	
Urtikaria und Angioödem	Antibiotika, NSAR[1], Muskelrelaxantien
Serumkrankheit-ähnliche Reaktionen	Cefaclor, andere Betalaktam-Antibiotika
makulopapulöse Arzneimittelexantheme	Aminopenicilline, Antikonvulsiva
fixe Arzneimittelreaktionen	Carbamazepin, NSAR[1], Tetrazykline
fotoallergische Reaktionen	Sulfonamid-Antibiotika, Chloroquin
allergische Kontaktekzeme	Glukokortikoide, Antibiotika (Gentamycin)
systemische Reaktionen mit Hautbeteiligung	
Anaphylaxie, anaphylaktoide Reaktionen	Antibiotika, NSAR[1], Muskelrelaxantien
DRESS[2]	Carbamazepin, Phenytoin, Abacavir
AGEP[3]	Betalaktam-Antibiotika, Clindamycin
SJS/TEN[4]	Antikonvulsiva, Sulfonamide

[1] Nicht steroidale Antirheumatika; [2] Drug rash with eosinophilia and systemic symptoms; [3] Akute generalisierte exanthematische Pustulose; [4] Stevens-Johnson-Syndrom/Toxische epidermale Nekrolyse.

Andre hatte in naher Vergangenheit (3 Wochen vor der vermuteten allergischen Reaktion) die Symptomatik einer Virusinfektion und klinische Zeichen einer beginnenden Pneumonie. Er wurde deshalb mit Amoxicillin und Mukolytika behandelt. Akut präsentiert er sich mit undulierendem Fieber und mit einem makulopapulösen Exanthem. In seinem Fall ergibt sich also eine *Arzneimittelintoleranz*.

15.1.1.2 Besonderheiten der klinischen Untersuchung

Bei der klinischen Untersuchung ist auf folgende Unterschiede zu achten:
1. Welche Symptomatik insbesondere der Haut liegt vor?
   a) Urtikaria/Angioödem?
   b) Chronische Urtikaria, also Erytheme wie bei der Vaskulitis, die länger als 24 h bestehen?
   c) Makulopapulöses Exanthem?
   d) Ekzem/Dermatitis?
   e) Systemische Reaktionen wie undulierendes Fieber wie bei einer Serumkrankheit?
   f) Zeichen der Sepsis wie Petechien oder Hauteinblutungen?

15.1.1.3 Sensibilisierungsdiagnostik

Zum Nachweis einer Sensibilisierung wird versucht, spezifische *IgE-Antikörper* gegen die Allergene, die zumeist als Haptene (siehe Kap. 2, Immunologie) auftreten, zu bestimmen. Häufig (in fast 90 %) lassen sich keine IgE-Antikörper finden. Dann muss die Diagnostik vertieft werden und mittels *Fluoreszenzimmunoassays* (FEIA), wenn diese für das jeweilige Medikament existieren, nach IgE- oder auch IgG Antikörpern gesucht werden. Wenn eine bestehende Hautsymptomatik abgeklungen ist, kann ein *Pricktest* durchgeführt werden, wenn entsprechende diagnostische Substanzen vorhanden sind. Fehlen diese, kann ein *„Prick to Prick"-Test* mit dem nativen Originalpräparat durchgeführt werden. Fallen beide Tests negativ aus, können *Intrakutantestungen* folgen. Wenn klinisch erforderlich, z. B. wegen der besonderen Gefahr einer perioperativen Anaphylaxie, kann ein *Basophilenaktivierungstest* notwendig werden. **Achtung**: ein positives Testergebnis lässt aber nicht auf die Schwere der zu erwartenden Medikamentenreaktion schließen. Sollte in allen Untersuchungen kein Beleg für eine Arzneimittelallergie gefunden sein, kann zum Ausschluss der allergischen Reaktion auf eine bestimmte Substanz die *Provokationstestung* notwendig werden. Die Provokationsuntersuchung besitzt in unserem Fall einen negativen Vorhersagewert von 95 % (Durchführungsprinzip siehe Kap. 6.4.3). Die Provokationstestung kann oral oder intravenös erforderlich sein. Kinder, die eine schwere Anaphylaxie oder andere schwere Reaktionen erlebt haben, sollten *nicht* provoziert werden.

Um eine Serumkrankheit, also eine Typ-III-Reaktion (siehe Kap. 2.1.1.2) zu diagnostizieren, müssen Immunkomplexe nachgewiesen werden. Dafür verwendet man bis zum heutigen Tag immer noch den *Ouchtalony-Test*, mit dem man in einem Agarose-Gelsystem präzipitierende IgG-Antikörper gegen das jeweilige Arzneimittel nachweisen kann. Bei Arzneimittelreaktionen spricht man dann von Serumkrankheit-ähnlichen Reaktionen (*serum sickness-like reaction*, SSLR). Der Nachweis gelingt aber nur in wenigen Fällen.

Bei Andre war die IgG-Fraktion im Antikörpertest erhöht, das Gesamt-IgE normal, es konnten keine spezifischen Sensibilisierungen bei der Bestimmung spezifischer IgE-Antikörper und im später durchgeführten Prick-to-Prick-Test nachgewiesen werden.
Bei unserem Patienten besteht eindeutig der Verdacht auf eine *Serum sickness-like reaction*, da er im Anschluss an die Pneumonie mit undulierendem Fieber vorgestellt wurde. Weitere typische Symptome wie Arthralgien und urtikarielle Exantheme mit geringem Juckreiz fehlten allerdings. Somit spricht weiterhin alles für eine Arzneimittelintoleranz.

15.1.1.4 Labordiagnostik

Diese dient neben der notwendigen Routinediagnostik dem Nachweis von Zeichen der systemischen Infektion und Inflammation, als da sind die Blutsenkungsgeschwindigkeit (BSG), das C-reaktive Protein (CRP), Enzyme der Leber, etwaige Autoantikörper wie Antistreptolysin-Titer, antinukleäre oder Rheumafaktoren.

Andres Blutbild zeigte eine mäßige Leukozytose ohne Linksverschiebung mit einer leichten Eosinophilie (9 %), weiterhin keine Hinweise auf eine Anämie. Die Infektionsdiagnostik war unauffällig, eine Gerinnungsdiagnostik war nicht erforderlich.

15.1.2 Differentialdiagnosen

15.1.2.1 Arzneimittelallergien

Arzneimittel verursachen entweder Überempfindlichkeiten oder pharmakologische Effekte und Nebenwirkungen. Überempfindlichkeiten sind entweder spezifisch (*Arzneimittelallergie*) und können in allen vier Reaktionstypen nach Coombs und Gell (siehe oben) auftreten oder sie sind unspezifisch (z. B. *Arzneimittelintoleranz*) und entsprechen einer Aktivierung immunologischer Mediatoren und einer resultierenden Entzündungsreaktion.

Bei der allergischen Reaktion treten die Arzneimittel zumeist als Haptene auf. Es sind kleinmolekulare Substanzen, die durch die Konjugation mit einem Protein zum Allergen werden (siehe oben) und entsprechend als Allergen zur Sensibilisierung führen. Der Typ der Allergie hängt entsprechend davon ab, welche spezifischen Antikörper (IgE = Anaphylaxie; IgG = Hämolyse; IgG/Immunkomplexe = Serumkrankheit) oder spezifische T-Zellen (Spätreaktionen) induziert und klonal vermehrt werden. Gerade bei den Arzneimitteln können auch sogenannte Pro-Haptene auftreten, die in der Leber vor allem durch Cytochrom-P-450-Enzyme zu einem Hapten metabolisiert werden, dann erst an ein Transportprotein koppeln und schließlich zur Sensibilisierung führen.

15.1.2.2 Urtikaria und Angioödem

Diese Symptomatik stellt mit 15–20 % die häufigste Reaktionsform einer Arzneimittelallergie dar. Anamnese, typisch wechselnder Hautbefund, das Vorkommen von Angioödemen und der Nachweis eines spezifischen Allergens in den oben genannten Testverfahren, führen zur Sicherung der Diagnose. Die im Zusammenhang mit Arzneimitteln auftretende Urtikaria kann, wenn auch selten, auch bei einer nicht allergischen Überempfindlichkeit oder einer Intoleranzreaktion vorkommen.

15.1.2.3 Serumkrankheit

Wie oben bereits angeführt, spricht man bei Medikamentenallergien von Serumkrankheit-ähnlichen Reaktionen (*serum sickness-like reaction*, SSLR). Es ist die systemische Form der Typ-III-Reaktion, die mit der Bildung von Immunkomplexen einhergeht. N-Acetylcystein ist eine der Substanzen, für die SSLRs beschrieben sind, und
die unser Patient eingenommen hat.

15.1.2.4 Kontaktallergie

Arzneimittelallergien können auch als Kontaktallergie im Sinne einer Spätreaktion
(Typ IV nach Coombs & Gell) auftreten. Dies ist bei unserem Patienten nicht der Fall.
Der Nachweis gelänge über die Epikutantestung (siehe 2. Kasus in diesem Kapitel).

15.1.2.5 Arzneimittelintoleranzen

Die *Arzneimittelintoleranz* kann entweder direkt zur Mastzelldegranulation führen
oder durch Aktivierung von Antigen präsentierenden Zellen, sowie von Endo- und
Epithelzellen die Produktion von pro-inflammatorischen Mediatoren auslösen. Dies
führt dann zu einer unspezifischen und überschießenden Entzündungsreaktion, die
dem klinischen Bild einer Allergie entsprechen kann. Gerade bei den unspezifischen
Reaktionen spielt die Verstärkung der Prozesse durch Gefahrensignale aus Mikroben
bei Infektionen – wie möglicherweise in unserem Fall – oder von endogen nach
Zellzerstörung (Zellnekrosen z. B. im Falle einer Pneumonie) eine wichtige Rolle.

Wenn eine allergische Reaktion mit dem verdächtigten Medikament ausgeschlossen werden kann, spricht vor allem das Auftreten der Hautreaktion (makulopapulöses Exanthem) nach der Infektionskrankheit für eine Arzneimittelintoleranz,
wie oben ausgeführt. Diese kann durch die Immunreaktion bei einer Infektion signifikant verstärkt und dann erst zu der Symptomatik führen. Solche Reaktionen sind
häufig selbstlimitierend und stellen somit eine *Ausschlussdiagnose* dar. Je nach Risiko einer Wiederholung sollte die Diagnostik zum Nachweis des Auslösers entsprechend intensiv, nötigenfalls bis zur *Provokationstestung* erfolgen.

15.1.2.6 Makulopapulöses Exanthem

Das makulopapulöse Exanthem stellt nach der Urtikaria die häufigste Haut-assoziier-
te Symptomatik bei Arzneimittelallergie und -intoleranz dar. Wie bei unserem Patienten erkennt man es an dem typischen Verteilungs- und Erscheinungsbild als rötlich-
fleckiger und zum größten Teil papulöser Hautausschlag, der meist nicht juckt und
über dem ganzen Integument außer den Plantar- und Palmarflächen verteilt ist. Typisch ist das Auftreten des Exanthems im Verlaufe der zweiten Therapiewoche. Häufig fehlt der Nachweis des Auslösers, der in der Regel nur anamnestisch gefunden
werden kann. Gleichzeitig müssen differentialdiagnostisch zahlreiche andere Auslöser und chronische Erkrankungen berücksichtigt werden. Dazu zählen neben vira-

len (z. B. EBV, Parvoviren, HHV und Adenoviren) und bakteriellen Infektionen (z. B. *Streptokokkus pyrogenes, Treponema pallidum*) die *Autoimmunreaktionen und -krankheiten* wie der Morbus Still, Systemische juvenile Arthritis, das Kawasaki-Syndrom und die Purpura Schönlein-Henoch.

15.1.2.7 Schwere Arzneimittelreaktionen

Zu den schweren Arzneimittelreaktionen zählen die Anaphylaxie, das DRESS-Syndrom und das Steven-Johnson-Syndrom bzw. die toxische epidermale Nekrolyse.
- Die Anaphylaxien werden in Kap. 13 behandelt.
- Das DRESS-Syndrom steht für „drug rash with eosinophilia and systemic symptoms". Ausgelöst vor allem durch aromatische Antikonvulsiva wie auch sehr selten von Antibiotika (Vancomycin) und Nicht-steroidalen anti-inflammatorischen Medikamenten wie Sulfasalazin, tritt das DRESS-Syndrom maximal verzögert im Sinne einer Typ-IV-Reaktion nach Coombs und Gell auf. Nach unspezifischen Vorzeichen kommt es neben systemischen Symptomen wie Fieber und Tachykardie vor allem zu Hauterscheinungen wie makulopapulösen Exanthemen, polymorph vor allem fazial. Die Exantheme können beim DRESS-Syndrom bei einigen Patienten bis zu einer Erythrodermie, vesikulobullösen, und teilweise epidermolytischen Veränderungen fortschreiten, zusätzlich kommt es häufig zu Gesichtsödemen. In unserem Fall lassen sich die anfänglichen Hautsymptome und die wegen der Infektion vorliegenden systemischen Symptome zwar nachweisen, der weitere Verlauf spricht aber eindeutig gegen ein DRESS-Syndrom. Nur wenn alle der folgenden Kriterien erfüllt sind, spricht man von einem sicheren DRESS-Syndrom: makulopapulöses Exanthem mehr als 3 Wochen nach Einsatz des verdächtigten Arzneimittels; Symptompersistenz nach Absetzen des verdächtigten Arzneimittels; Fieber > 38° C; Hepatitiszeichen mit Erhöhung der Leberenzyme; Leukozytose und/oder Eosinophilie und/oder atypische Lymphozytose; Lymphadenopathie; Reaktivierung einer Herpesvirus HHV6 Infektion.
- Das Stevens-Johnson-Syndrom und die toxische epidermale Nekrolyse (TEN) sind bedingt unterschiedlich verlaufende Syndrome von an sich gleichen Arzneimittelreaktionen. Sie enden beide in einer dramatisch ablaufenden exfoliativen Dermatitis, die in unserem Fall eindeutig nicht vorliegt. Kinder mit SJS und/oder TEN erleben anfangs eher eine Phase mit unspezifischen Symptomen und dann relativ schnell eher großflächige dunkelrote Exantheme, druckschmerzhaft mit zentraler Blasenbildung, die durch Scherkräfte induziert werden können (Nikolski-Phänomen). Im Verlauf kommt es zur besagten Epidermolysis, die dann je nach Schwere mit einer Hypothermie, Dehydratation, Superinfektion und einem septischen Verlauf einhergehen kann.

15.1.3 Therapie

15.1.3.1 Allergenkarenz
Wichtigster erster Schritt der Therapie der Arzneimittelallergien und -intoleranzen ist die sofortige Allergenkarenz, das heißt unter Umständen das komplette Absetzen der laufenden medikamentösen Behandlung. Wenn notwendig, wie zum Beispiel bei einer Antibiotikatherapie oder bei Narkosen, müssen Alternativpräparate gefunden werden.

15.1.3.2 Symptomatische Behandlung
Urtikaria, Angioödeme und Anaphylaxien werden entsprechend der Schwere wie an anderer Stelle beschrieben mit nicht sedierenden Antihistaminika, systemischen Glukokortikoiden und einer parenteralen Adrenalingabe, Volumensubstitution und weiteren Maßnahmen behandelt.

15.1.3.3 Topische Behandlung
Das Makulopapulöse Arzneimittelexanthem bedarf in der Regel keiner Behandlung, zumal es bei Absetzen des Auslösers zumeist selbstbegrenzend ist. Bei erheblichem und beeinträchtigendem Juckreiz kann lokal mit kühlenden Emollentien und/oder topischen Glukokortikoiden behandelt werden.

15.1.3.4 Notfallbehandlung
Das SJS und die TEN bedürfen intensivmedizinischer Behandlung idealerweise auf einer Verbrennungseinheit. Systemische Glukokortikoide und intravenöse Immunglobuline werden bei beiden Syndromen oft eingesetzt, es gibt aber keinen klaren Beleg für deren Wirksamkeit.

15.1.3.5 Allergen-Immuntherapie
Selten kann bei einer sicher nachgewiesenen IgE-vermittelten Allergie eine Hyposensibilisierungstherapie mit dem entsprechenden Arzneimittel indiziert sein, so zum Beispiel bei lebenswichtigen Antibiotika. Unter diesen Umständen verfährt man wie bei einer klassischen subkutanen Allergen-Immuntherapie (AIT), bei der man in einer Induktionsphase mit einer sehr niedrigen, stark verdünnten Anfangsdosis (zunächst $1 \times 10\text{-}3$ bis $1 \times 10\text{-}6$) beginnt und sich über mehrere Wochen an eine Erhaltungsdosis annähert, die dann über lange Zeit, aber mindestens ein Jahr vierwöchentlich appliziert wird.

! **Take Home Message**
- Eine präzise Anamneseerhebung besonders der vorangegangenen Medikamententherapie führt zumeist schnell zu dem verdächtigen Präparat.
- Die Allergiediagnostik ist zumeist aufwendig und vor allem dann erforderlich, wenn schwerwiegende Symptome bestehen mit Medikamenten, die lebensnotwendig werden können und die ein Patient unbedingt bei seiner Grunderkrankung benötigt.
- In den meisten Fällen liegt eine Arzneimittelintoleranz (auch Arzneimittel-Überempfindlichkeit) vor, die mit einer Karenz gut zu behandeln ist.
- Insbesondere bei Antibiotika und neurologischen Medikamenten sollte die Alternativpalette an Therapeutika bekannt sein.
- Arzneimittelallergien können sehr unterschiedlich verlaufen und müssen deshalb immer differentialdiagnostisch berücksichtigt werden.

15.2 Kontaktallergie

Kasuistik
Die 15-jährige Chantal wurde an die Hautklinik mit Bitte um Ausschluss einer Kollagenose überwiesen. Die mitgegebenen Befundprotokolle wie orientierendes Serumlabor, kleines Blutbild, ENA-Screen, Gesamt-IgE und spezifisches IgE auf den Inhalations- und Nahrungsmittel-Screen waren allesamt unauffällig. Lediglich Antinukleäre Antikörper (ANA-Screen) waren mit 1:160 (Referenzbereich < 1:80) niedrig-titrig positiv ausgefallen.

15.2.1 Diagnostik

15.2.1.1 Anamneseerhebung

Bei Verdacht auf Kontaktallergie müssen in der Anamnese folgende Fragen gezielt geprüft werden:
1. Wie ist der zeitliche Abstand zwischen Allergenexposition und Auftritt der Symptomatik?
   - Achtung, Kontaktallergien sind Spätreaktionen, deshalb treten die Symptome zumeist deutlich verzögert auf.
2. Wie gestaltet sich die Morphologie der Hautveränderung?
   - Die Kontaktallergie erscheint zumeist als Ekzem, wobei im akuten Stadium Form und Verteilung oft auf das Kontaktallergen hinweisen.

Chantal, in Begleitung ihrer Mutter, berichtete über seit mittlerweile neun Monaten immer wieder auftretende Beschwerden an den Fingerstreckseiten mit Hautrötungen und Hauteinrissen. Einen Juckreiz, mal stärker und mal schwächer ausgeprägt, würde sie dort eigentlich ständig verspüren. Auch die Mutter konnte sich das nicht erklären, achte Chantal doch immer sehr auf Reinlichkeit und seien vergleichbare Hautbeschwerden in der Familie bislang nicht bekannt.

Auf unsere Nachfrage wurde von Chantal ein weiteres Krankheitsgefühl wie Abgeschlagenheit, Gelenk- oder Muskelschmerzen verneint. Vorbekannte Allergien bestünden nicht, auch seien bislang weder Beugeekzeme noch Heuschnupfen oder asthmatische Beschwerden aufgetreten. Neben der Schule gab Chantal als Hobbies Tanzen und Fahrradfahren an.

15.2.1.2 Besonderheiten der klinischen Untersuchung

Im Rahmen der Ganzkörperuntersuchung, die ansonsten keine pathologischen Hautveränderungen objektivieren ließ, fielen an allen Fingerstreckseiten unter Betonung der Finger II–IV der linken Hand erythematöse Hautveränderungen mit einzelnen Fissuren auf (Abb. 15.2). An der Daumenstreckseite der linken Hand war eine ausgeprägte Lichenifikation festzustellen, die bis zum Daumenballen reichte. Zusätzlich imponierten sauber modellierte künstliche Fingernägel.

Mit Verwunderung auf unsere weitere Nachfrage reagierend, wurde von der Patientin ergänzend angegeben, dass sie sich schon seit über einem Jahr künstliche Fingernägel modelliere. Einen Zusammenhang mit ihren Beschwerden an den Fingern sehe sie nicht, seien diese doch erst gut drei Monate später aufgetreten und wäre die direkte Nagelumgebung auch gar nicht mitbetroffen. Zudem würden in der Tanzschule alle Mädchen künstliche Fingernägel tragen.

15.2.1.3 Sensibilisierungsdiagnostik

Bei gründlicher Inspektion ließen sich an den Händen keine für die Dermatomyositis pathognomonischen Zeichen objektivieren: keine Gottron-Papeln, Keining-Zeichen (gelblich-hyperkeratotische Nagelfalz) negativ. Auch in der sich anschließenden Auflichtmikroskopie aller Finger zeigten sich keine hyperkeratotische Nagelfalze oder pathologisch vermehrte und vergrößerte, torquierte Kapillaren. Somit ließen sich keine charakteristischen, die Diagnose „Kollagenose" nahezu beweisenden Hautveränderungen an den Hand- und Fingerrücken nachweisen.

Nach Erläuterung der Notwendigkeit einer Epikutantestung zur weiteren Ursachenabklärung und Einwilligung beider Elternteile, führten wir einen Epikutantest mit den DKG (Deutsche Kontaktallergie-Gruppe)-Reihen Standard (für Erwachsene), Gummi, Kunstharze/Kleber und Desinfektionsmittel am Rücken sowie der Reihe Eigene Substanzen an der rechten Oberarmaußenseite durch. In der DKG-Reihe Kunstharze/Kleber (Abb. 15.3) ließen sich Kontaktsensibilisierungen auf drei Methacrylate und ein Acrylat nachweisen. Auf fünf der 11 zur Nagelmodellage verwendeten und teils (Meth-)Acrylate enthaltenden Produkte ließen sich ebenfalls positive Hautreaktionen nachweisen (Abb. 15.4). Unsere Nachforschungen bei den Herstellerfirmen

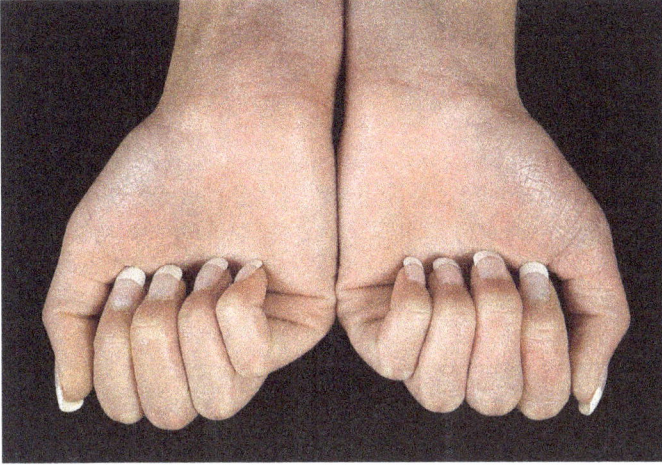

Abb. 15.2: Chronifiziertes Handekzem mit Betonung an allen distalen Fingerstreckseiten (mit freundlicher Genehmigung, ©Dickel, Heinrich/St. Josef-Hospital, UK RUB, alle Rechte vorbehalten).

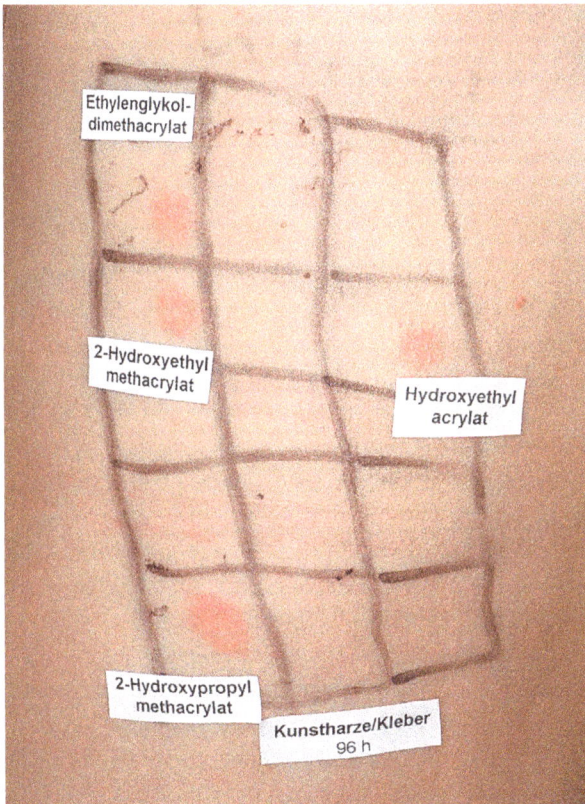

Abb. 15.3: DKG (Deutsche Kontaktallergie-Gruppe)-Epikutantestreihe Kunstharze/Kleber an der linken unteren Rückenhälfte mit einfach positiven Spätreaktionen in der 96 Stdn.-Ablesung auf Ethylenglycol-dimethacrylat (EGDMA) 2 % Vaseline (Vas.), 2-Hydroxyethylmethacrylat (HEMA) 1 % Vas., 2-Hydroxypropylmethacrylat (HPMA) 2 % Vas. und Hydroxyethylacrylat 0,1 % Vas. (mit freundlicher Genehmigung, ©Dickel, Heinrich/St. Josef-Hospital, UK RUB, alle Rechte vorbehalten).

zur Aufschlüsselung und dann etwaigen Nachtestung der einzelnen Inhaltsstoffe blieben erfolglos.

Sensibilisierung

In der Sensibilisierungsphase werden kurz nach Kontakt der Haut mit dem Antigen Keratinozyten sowie dermale Mastzellen zur Produktion großer Mengen von Interleukin-1 und Tumornekrosefaktor-α angeregt. Diese Zytokine sind für die Ausreifung von Langerhans-Zellen in immunstimulierende dendritische Zellen verantwortlich. Antigenbeladene dermale dendritische Zellen gelangen in die drainierenden Lymphknoten. Dort präsentieren sie naiven T-Zellen, die den zum Antigen passenden T-Zell-Rezeptor tragen, den Haupthistokompatibilitäts-Antigen-Komplex. Dadurch wird eine Th1/Tc1- und Th17/Tc17-prädominierte T-Zell-Antwort ausgelöst.

Erkrankung

Erst der wiederholte Hautkontakt mit demselben Antigen nach zuvor stattgefundener Sensibilisierung führt zur Manifestation eines allergischen Kontaktekzems, einer Kontaktallergie. Antigenspezifische T-Memory-Zellen, die nach neuerlichem Antigenkontakt aktiviert werden und sich in Effektorzellen umwandeln, sind hierbei die Initiatoren der Entzündungsreaktion (in der akuten Phase klinisch: Erythem, Ödem, Infiltrat, Vesikel, ggf. Blasen; subjektiv: Juckreiz), nicht aber deren Exekutoren. Als Exekutoren fungieren unspezifische Entzündungszellen, wie z. B. neutrophile Granulozyten, Mastzellen und Makrophagen.

Epikutantestung

Der Epikutantest gilt als diagnostischer Standard zum Nachweis von Kontaktsensibilisierungen bei Spättyp-/Typ-IV-Allergien, wie dem allergischen Kontaktekzem [5]. Seine leitliniengerechte Durchführung findet sich anderenorts ausführlich beschrieben [5–7]. Bislang konnte kein anderes, gleichwertiges Testverfahren etabliert werden, das eine Kontaktallergie mindestens genauso zuverlässig diagnostiziert [8]. Bei Patienten mit allergischen Kontaktekzemen, die frühzeitig mittels Epikutantest untersucht wurden, ergab sich eine deutliche Verbesserung der Lebensqualität und eine Reduktion der Behandlungskosten [9,10].

Es gibt keine evidenzbasierten Daten, ab welchem Alter eine Epikutantestung bei Kindern durchgeführt werden kann. Für die Diagnostik der Kontaktallergie bei Kindern gibt die DKG in ihrer aktuellen S3-Leitlinie [7] folgende Hinweise:

- Kinder sollten in jedem Fall nur anamnesegeleitet epikutan getestet werden; unter 6 J. nur bei entsprechend dringendem klinischen Verdacht, über 12 J. wie bei Erwachsenen.
- Geeignet für Kinder von 6–12 J. ist hierfür die DKG-Standardreihe für Kinder (https://dkg.ivdk.org/testreihen.html#a002; letzter Zugriff: 15.10.2020).

- Da eine erhöhte Irritabilität der kindlichen Haut vermutet wird, können die Epikutantestpflaster statt nach 48 bereits nach 24 Stdn. entfernt werden.
- Die Testablesungen erfolgen obligatorisch nach 24 bzw. 48 und nach 72 Stdn. Eine zusätzliche Spätablesung bspw. nach 168 Stdn. ist fakultativ.

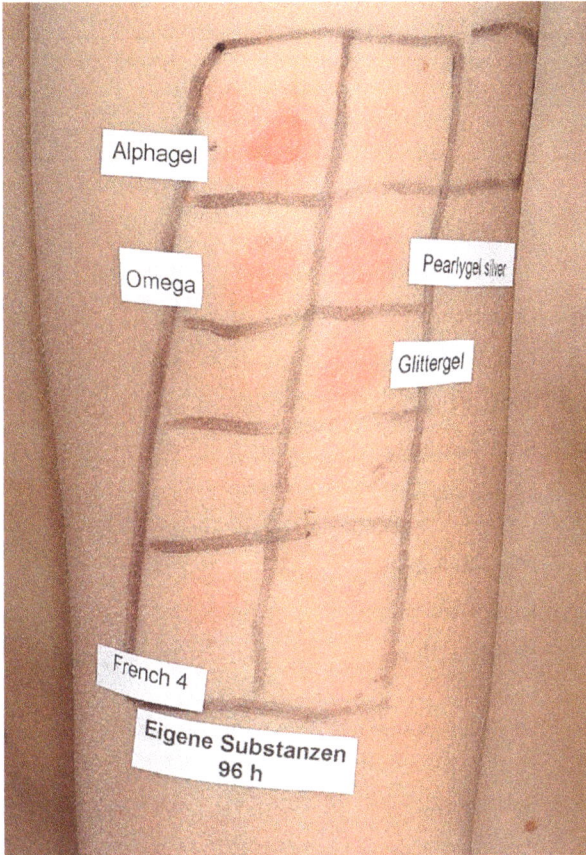

Abb. 15.4: Epikutantestung der eigenen Produkte zur Nagelmodellage an der rechten Oberarmaußenseite mit in der 96 Stdn.-Ablesung dreifach positiver Spätreaktion auf Alphagel sowie einfach positiven Spätreaktionen auf Omega, French 4, Pearlygel silver und Glittergel (mit freundlicher Genehmigung, ©Dickel, Heinrich/ St. Josef-Hospital, UK RUB, alle Rechte vorbehalten).

Hitliste der Kontaktsensibilisierungen im Kindesalter

Das Sensibilisierungsspektrum bei Kindern und Jugendlichen mit einer Kontaktallergie unterscheidet sich nicht grundsätzlich von dem Erwachsener, ist aber in verschiedener Hinsicht eingeschränkt, weil bestimmte Kontaktallergenexpositionen, wie z. B. gegenüber Epoxidharz, bei Kindern und Jugendlichen in der Regel (noch) nicht gegeben sind.

In den, dem Informationsverbund Dermatologischer Kliniken (IVDK) angeschlossenen Hautkliniken wurden in den Jahren 2009–2018 insgesamt 149 Kinder unter 6 J. und 723 Kinder im Alter von 6–12 J. getestet [11]. Die relative Häufigkeit positiver Reaktionen auf die Kontaktallergene der DKG-Standardreihe für Kinder in beiden Altersgruppen ist in Tab. 15.2 dargestellt. Die DKG-Standardreihe für Kinder wurde dabei nicht immer vollständig und nicht bei allen Kindern getestet.

Tab. 15.2: Informationsverbund Dermatologischer Kliniken (IVDK), 2009–2018, positive Reaktionen auf die Kontaktallergene der DKG (Deutsche Kontaktallergie-Gruppe)-Standardreihe für Kinder (modifiziert nach [11]).

Testsubstanz	Konz. und Vehikel	Substanzgruppe	in der Testreihe	Kinder < 6 J.	Kinder 6–12 J.
				% pos.	% pos.
Nickel (II)-sulfat	5 % Vas.	Metallsalz	seit 2007	15,1	7,1
Neomycinsulfat	20 % Vas.	Arzneimittel	2007–2015	9,2	3,1
Duftstoff-Mix	8 % Vas.	Duftstoff	seit 2007	6,8	5,3
Sorbitansesquioleat	20 % Vas.	Emulgator	seit 2016	4,8	4,5
Bufexamac	5 % Vas.	Arzneimittel	2007–2014	4,7	0,3
Duftstoff-Mix II	14 % Vas.	Duftstoff	seit 2007	4,5	3,8
Thiuram-Mix	1 % Vas.	Gummiinhaltsstoff	seit 2007	4,5	1,2
(Chlor)-Methylisothiazolinon	0,01 % Aqu.	Konservierungsstoff	seit 2007	4,5	2,1
Kolophonium	20 % Vas.	Pflanzeninhaltsstoff	seit 2007	3,4	3,1
Dibromdicyanobutan	0,2 % Vas.	Konservierungsstoff	2008–2014	3,2	1,5
Mercapto-Mix ohne Mercaptobenzothiazol	1 % Vas.	Gummiinhaltsstoff	seit 2007	2,3	1,9
Mercaptobenzothiazol	2 % Vas.	Gummiinhaltsstoff	2007–2015; seit 2018	1,3	1,6
Mercaptobenzothiazol	1 % Vas.	Gummiinhaltsstoff	2016–2017	0,0	0,0
Propolis	10 % Vas.	Pflanzeninhaltsstoff	seit 2016	0,0	2,3
Compositae Mix	5 % Vas.	Pflanzeninhaltsstoff	2007–2011	0,0	2,3
Methylisothiazolinon	0,05 % Aqu.	Konservierungsstoff	seit 2015	0,0	1,5
Compositae Mix II	5 % Vas.	Pflanzeninhaltsstoff	seit 2012	0,0	1,4

Konz.: Konzentration; pos.: positiv; Vas.: Vaseline; Aqu.: Wasser.

Die hier vorgestellten Daten belegen, dass die DKG-Standardreihe für Kinder in der immer wieder aktualisierten Form eine sinnvolle Allergenauswahl für die Basisdiagnostik der Kontaktallergie im Kindesalter ist.

In Zusammenschau von Anamnese und erhobener Befunde diagnostizierten wir ein chronifiziertes allergisches Kontaktekzem an allen distalen Fingerstreckseiten bei im Rahmen der Nagelselbstmodellage erworbener Spättypsensibilisierung vor allem gegenüber (Meth-)Acrylaten.

15.2.2 Differentialdiagnosen

15.2.2.1 Irritatives Kontaktekzem

Das irritative Kontaktekzem und die verschiedenen Formen des atopischen Ekzems stellen die wichtigsten Differentialdiagnosen des allergischen Kontaktekzems dar [12]. Auch wenn allergische Kontaktekzeme häufiger stärker entzündlich im Vergleich zu den Differentialdiagnosen verlaufen, ist dies ein unsicherer Parameter. Nur aus der Gesamtschau aus klinischem Bild, nachvollziehbarer Allergenexposition der betroffenen Hautregion und dem klinischen Verlauf in der Anamnese lässt sich ein Verdacht ableiten, der mit der Epikutantestung idealerweise bestätigt oder ausgeräumt werden kann.

Bleibt nun der Epikutantest negativ und lässt sich damit ein allergisches Kontaktekzem weitgehend ausschließen, kann in der überwiegenden Anzahl dieser Fälle differentialdiagnostisch von dem Vorliegen eines irritativen Kontaktekzems ausgegangen werden. Es handelt sich hierbei um eine zwar gleichfalls exogen ausgelöste, akut oder chronisch verlaufende Entzündung der Haut, die aber im Gegensatz zum allergischen Kontaktekzem rein toxisch und nicht durch eine vorherige Kontaktsensibilisierung ausgelöst wird und im Allgemeinen auch streng auf den Expositionsort begrenzt bleibt. Ansonsten imponiert das klinische Bild vergleichsweise mit flächigen, schuppenden und juckenden Erythemen, gruppierten Knötchen und Plaques. Hinzutreten können Erosionen, Krusten und Kratzeffekte.

15.2.2.2 Atopisches Ekzem

Neben der allergischen Rhinokonjunktivitis und dem allergischen Asthma bronchiale zum „Atopie-Syndrom" zählende, chronisch persistierende bzw. chronisch rezidivierende, meist sehr stark juckende Entzündung der Haut unterschiedlicher Akuität, die multifaktoriell auf Grund komplexer Wechselwirkungen von anlage- und umweltbedingten Faktoren entsteht oder durch diese getriggert wird.

Das atopische Ekzem zeigt in den einzelnen Lebensabschnitten ein topographisch und morphologisch unterschiedlich ausgeprägtes klinisches Erscheinungsbild. Im Säuglingsalter lassen sich eher wenig charakteristische diffuse ekzematöse Hauterscheinungen im Gesicht und an den Streckseiten der Extremitäten objektivieren. Im Kindes- und Jugendalter sind die Prädilektionsstellen Gesicht, Hals und Nacken. Mit zunehmendem Lebensalter verstärkt sich die Lichenifikation und es sind bevorzugt Kniekehlen und Ellenbeugen befallen – sog. Beugeekzem. Im Erwachsenenalter findet sich schließlich ein äußerst mannigfaltiges klinisches Bild. Es zeigen sich sowohl lokalisierte Minusvarianten des atopischen Ekzems mit Befall von Lidern, Genitalien, Händen bzw. Nacken, als auch großflächige bis hin das gesamte Integument betreffende Ekzemvarianten – sog. erythrodermisches atopisches Ekzem.

15.2.3 Therapie

15.2.3.1 Allergenkarenz

Die wichtigste Voraussetzung für den Therapieerfolg ist die Allergenmeidung, die sog. „Allergenkarenz". Dies erfordert zu Beginn oft eine unselektive Vermeidung potenzieller Auslöser und idealerweise nach erfolgreicher Diagnostik die konsequente Elimination des Kontaktstoffs aus dem unmittelbaren Umfeld oder zumindest effektive Schutzmaßnahmen. Gelingt es nicht, das auslösende Kontaktallergen zu identifizieren und zu meiden, wird ein befriedigender und vor allem nachhaltiger Therapieerfolg ausbleiben.

> Nach Erläuterung des Epikutantestbefundes wollte die Patientin trotz kommerzieller Verfügbarkeit (Meth-)Acrylat-freier Gele zur Befestigung künstlicher Nägel sofort auf jegliche Verschönerung ihrer Fingernägel verzichten

15.2.3.2 Topische Glukokortikoide

Topische Glukokortikoide stellen das Rückgrat der symptomatischen Therapie des allergischen Kontaktekzems dar [12]. Ein breites Spektrum an Wirkstoffen unterschiedlicher Potenz in diversen galenischen Grundlagen erlaubt letztlich immer eine Anpassung an den Ausprägungsgrad und die Lokalisation des Ekzems.

Wir rezeptierten eine Prednicarbat-haltige Creme. Die Creme war in der ersten Woche 2 × tägl. dünn auf die erkrankten Hautstellen aufzutragen, dann nur noch 1 × tägl. für zwei weitere Wochen, um sie danach abzusetzen. Unkompliziert und zu erwägen kann auch die kurzfristige Stoßtherapie mit systemischen Glukokortikoiden sein. Sie hilft ausgeprägte, vor allem streuende allergische Kontaktekzeme rasch einzudämmen und wird bei konsequenter Allergenmeidung auch nur kurzfristig nötig sein. Dies war in unserem Fall nicht erforderlich.

15.2.3.3 Weitere symptomatische Behandlung

Gegen den Juckreiz empfahlen wir die bedarfsadaptierte Einnahme des Antihistaminikums Desloratadin 1 × tägl. Es schloss sich eine blande Hautpflege mit einer geringgradig rückfettenden Creme an.

Bei der letzten Wiedervorstellung zur Hautbefundverlaufskontrolle zeigte sich ein vollständig abgeheilter und rezidivfreier Hautbefund an den Händen.

15.2.4 Verlauf

Das akute allergische Kontaktekzem zeichnet sich oftmals durch eine flammende Rötung, Papeln und kleine Bläschen, die zu Blasen konfluieren können, aus. Chronifiziert das allergische Kontaktekzem unter fortwährendem Allergenkontakt, wie bei unserer jungen Patientin, zeigt sich die Rötung abgeblasster, und es können neben Schuppung offene Hautstellen wie oberflächliche Fissuren hinzutreten.

Dass nun auch das kontaktallergische Handekzem, bei dem gemeinhin ja eher eine berufliche Genese vermutet wird, allzu häufig durch Kosmetika verursacht wird, gerät leicht in Vergessenheit. Als Ursache kommen besonders Hautpflegemittel, Nagelkosmetika wie bei der Patientin, Make-up-Präparate, Parfüms, Haarkosmetika und Deodorantien in Betracht. So breitet sich auch die Exposition gegenüber (Meth-)Acrylaten zunehmend vom industriell-handwerklichen Bereich – Kontakte zu entsprechenden Klebern, Beschichtungen und Plastikgrundstoffen – auf Konsumenten aus, bspw. in Form künstlicher Nägel oder Wimpernverlängerungen [2].

Nicht nur in den Klebstoffen für künstliche Nägel stellten die (Meth-)Acrylate bei der Patientin die wesentliche Sensibilisierungsquelle dar. Die künstlichen Nägel selbst bestehen im Wesentlichen aus Acrylharzen, polymerisierten (Meth-)Acrylaten und Ethyl-Cyanacrylaten. Auch sie können im noch nicht gehärteten Zustand oder als noch vorhandenes Monomer, das bei der Formgebung durch Feilen freigesetzt wurde, die Patientin sensibilisiert haben.

Wie im vorgestellten Fall sollte die anamnesegeleitete allergologische Diagnostik mittels Epikutantestung neben einschlägigen Testreihen (hier: Standard, Gummi, Kunstharze/Kleber, Desinfektionsmittel) nötigenfalls, d. h. wenn kommerzielle Testsubstanzzubereitung nicht zur Verfügung stehen, auch die angeschuldigten patienteneigenen Produkte einschließen [2]. Die Arbeitsanweisung der DKG zur Epikutantestung mit patienteneigenem Material (https://dkg.ivdk.org/dok/Arbeitsanweisung_Epikutantestung_pateigenes_Material_2019-02-20.pdf; letzter Zugriff: 15.10.2020) sollte hierfür als Grundlage herangezogen werden. So konnte auch bei unserer Patientin erst durch die adäquate allergologische Diagnostik die Diagnose einer (Meth-)Acrylat-Allergie gesichert und die Basis für die nachfolgenden erfolgreichen sekundärpräventiven Interventionsmaßnahmen geschaffen werden.

Bereits als Jugendliche weist unsere Patientin mit Ethylenglycol-dimethacrylat (EGDMA), 2-Hydroxyethylmethacrylat (HEMA), 2-Hydroxypropylmethacrylat (HPMA) und Hydroxyethylacrylat ein typisches Sensibilisierungsspektrum auf (Abb. 15.3), wie es üblicherweise im beruflichen Bereich bei Mitarbeitern und Nagelmodellistinnen in Nagelstudios gefunden wird [3]. Nicht zuletzt aufgrund der Potenz dieser Kontaktallergene, wird die schon in jungen Jahren erworbene Sensibilisierung unsere Patientin lebenslang begleiten und beachtliche Einschränkungen im Alltagsleben mit sich bringen.

Nun gelten lange Nägel als schick und werden immer beliebter. Geschätzt jede zweite bis dritte Frau zwischen 15 und 50 J. verschönert sich mit natürlich gestalteten oder fantasievoll verzierten künstlichen Fingernägeln. Für Acrylat-Allergiker, die auf die Verschönerung ihrer Fingernägel partout nicht verzichten wollen, finden sich als „Acrylat-frei" ausgeworbene Produkte auf dem Markt, die möglicherweise zu einer weitgehenden Beschwerdefreiheit führen können.

❗ Take Home Message
- Die Kontaktallergie mit ihrem Prototyp, dem allergischen Kontaktekzem, betrifft nicht nur Erwachsene, sondern auch Kinder und Jugendliche.
- Das allergische Kontaktekzem zählt zu den häufigsten Hauterkrankungen und ist als „Volkskrankheit" einzuordnen [4].
- Das allergische Kontaktekzem ist eine entzündliche Hauterkrankung, die durch antigenspezifische T-Zellen vermittelt wird.
- Die Möglichkeit einer (Meth-)Acrylat-Sensibilisierung besteht im privaten Bereich vor allem bei der Modellage künstlicher Nägel und Wimpern, dem Auftragen von mehreren Wochen haltbarem Nagellack, sowie durch den Kontakt zu Dentalkunststoffen.
- Der Goldstandard zum Nachweis einer Kontaktsensibilisierung ist der Epikutantest.
- Das irritative Kontaktekzem und das atopische Ekzem stellen die wichtigsten Differentialdiagnosen des allergischen Kontaktekzems dar.
- Die Kontaktsensibilisierung bleibt in der Regel lebenslang nachweisbar und in der Folge die Kontaktallergie lebenslang auslösbar.
- Eine unabdingbare Voraussetzung für einen nachhaltigen Therapieerfolg bei der Kontaktallergie ist die vollständige Allergenkarenz.
- Topische Glukokortikoide stellen das Rückgrat der symptomatischen Therapie des allergischen Kontaktekzems dar.
- Bei klinisch sehr ausgeprägtem, beispielsweise streuendem allergischen Kontaktekzem ist eine kurzfristige systemische Glukokortikoidtherapie empfohlen.

Referenzen

[1] Ott H, Kopp M, Lange L. Kinderallergologie in Klinik und Praxis. Berlin: Springer, 2014. Online verfügbar unter http://gbv.eblib.com/patron/FullRecord.aspx?p=1697175
[2] Uter W. Methacrylate, Cyanoacrylate, Acrylate. Allergo J. 2017;26(8):16–17.
[3] Uter W, Geier J. Contact allergy to acrylates and methacrylates in consumers and nail artists – data of the Information Network of Departments of Dermatology, 2004–2013. Contact Dermatitis. 2015;72:224–228.
[4] Klimek L, Vogelberg C, Werfel T. Weißbuch Allergie in Deutschland, 4. Auflage, Springer Medizin Verlag, Berlin, Heidelberg, 2019.
[5] Dickel H, Mahler V. Leitliniengerechte Diagnostik der Kontaktallergie in der Praxis. Hautarzt. 2020;71:182–189.
[6] Mahler V, Nast A, Bauer A, et al. S3 guidelines: Epicutaneous patch testing with contact allergens and drugs – Short version, Part 1. J Dtsch Dermatol Ge.s 2019;17:1076–1093.
[7] Mahler V, Nast A, Bauer A, et al. S3 guidelines: Epicutaneous patch testing with contact allergens and drugs – Short version, Part 2. J Dtsch Dermatol Ges. 2019;17:1187–1207.
[8] Johansen JD, Aalto-Korte K, Agner T, et al. European Society of Contact Dermatitis guideline for diagnostic patch testing – recommendations on best practice. Contact Dermatitis. 2015;73:195–221.

[9]   Rajagopalan R, Anderson R. Impact of patch testing on dermatology-specific quality of life in patients with allergic contact dermatitis. Am J Contact Dermat. 1997;8:215–221.

[10] Rajagopalan R, Anderson RT, Sarma S, et al. An economic evaluation of patch testing in the diagnosis and management of allergic contact dermatitis. Am J Contact Dermat. 1998;9:149–154.

[11] Geier J. Kontaktsensibilisierungen im Kindesalter – aktuelle Hitliste. Allergo J. 2019;28(5):14–15.

[12] Becker D. Allergic contact dermatitis. J Dtsch Dermatol Ges. 2013;11:607–622.

Stichwortverzeichnis

www.ingramcontent.com/pod-product-compliance
Lightning Source LLC
Chambersburg PA
CBHW081511190326
41458CB00015B/5338